生と死, そして法律学

町野　朔

生と死, そして法律学

学術選書
132
医事法・刑法

信山社

はしがき

　本書は，医事法，生命倫理に関係する私の論文を収録したものであり，具体的なテーマは，ヒト胚，人の出生，安楽死・尊厳死，死の概念，自己決定権論である。収録した論文の中で最も古いものは「患者の自己決定権」（第4部第1章）であり，これは1974年の日本医事法学会第5回シンポジウムでの私の報告を基礎としている。最も新しいものは2013年の「ケアリングの倫理」（第5部第9章）であり，その間の隔たりは40年近くもある。

　すでに，私にはこの関係の書物として，次のようなものがある。
・町野朔『患者の自己決定権と法』(東京大学出版会，1986年)
・町野朔＝長井圓＝山本輝之(編)『臓器移植法改正の論点』(信山社，2004年)
・町野朔＝山本輝之＝辰井聡子(編)『移植医療のこれから』(信山社，2011年)
・町野朔『生命倫理の希望 —— 開かれた「パンドラの箱」の30年』
　(上智大学出版，2013年)

　上記の4冊の書物は，それぞれ，その時点での私の考え方をまとめた「報告書」であるのに対して，本書は，私の40年の「履歴書」である。本書のタイトルは『生と死，そして法律学』であるが，その内容は，簡単にいうと，"人間の生と死について私が考えてきたこと"である。本書各部の冒頭には解題にあたる「論文収載にあたって」を書いたので，それぞれの論文の成り立ちについては，そちらをお読みいただけたら幸いである。

　各論文を読み直してみると，その時点での自分の思考の未熟さに恥じ入るところが随所にある。他方，自分なりの積み重なりに納得するところもあり，まだもう少し考えなければならないと思うところもある。

　いずれにせよ，本書の出版は私の研究生活のひとつのエピソードにすぎないのであり，私の法律学履歴書もこれでおしまいではない。これまで私の研究者生活を理解し支援してくれた私の家族，友人には心から感謝しているが，まだしばらくお付き合いをお願いしたい。すでにこの世を去られた私の先生

はしがき

たち，友人たちには，ただただ，感謝だけを申し上げる。

　最後に，本書の出版にあたって，信山社の今井守氏には各論文を丁寧に読んでいただき，的確なアドバイスを頂戴した。厚く御礼申し上げたい。

　2014年4月5日
　　　　　　　　　　　　　八王子の書斎から晴れた空を見ながら
　　　　　　　　　　　　　　　　　　　　　　　　　町野　朔

〈目　次〉

はしがき (v)

初出・原題一覧 (xiii)

◆ 第1部 ◆ 医事法と生命倫理

〈第1部の論文収載にあたって〉 ……………………………… 5

◆ 第1章 ◆ 生と死の権利 —— 生命とは何か ——————— 7
　　　Ⅰ 問題状況 (7) ／Ⅱ 安楽死の問題 —— 死なせる権利・死ぬ権利 (10) ／Ⅲ 堕胎の問題 —— 生まれる権利・生まない権利 (16) ／Ⅳ 人の生命の概念 (22)

◆ 第2章 ◆ 生命医療技術と日本刑法 ————————— 29
　　　Ⅰ はじめに (29) ／Ⅱ 日本における医事法の主要な動向 (30) ／Ⅲ 日本刑法における生命医療技術 (39) ／Ⅳ 生命倫理と刑法 (49)

◆ 第3章 ◆ ヒトに関するクローン技術等の規制に関する法律 —— 日本初の生命倫理法 ————— 53
　　　Ⅰ 日本初の生命倫理法 (53) ／Ⅱ 生命倫理の強制 (57) ／Ⅲ クローン・キメラ・ハイブリッド個体産生禁止の根拠 (60) ／Ⅳ ヒト胚の生命と刑法 (65)

◆ 第4章 ◆ 動物性集合胚の動物胎内への移植は解禁されるべきか ————————————————— 67
　　　Ⅰ 特定胚指針の改正 (67) ／Ⅱ「特定胚」と順列・組み合わせ (68) ／Ⅲ クローン技術規制法と特定胚指針との振り分け (70) ／Ⅳ 法律と指針 (71) ／Ⅴ クローン技術規制法・特定胚指針による着床の禁止 (72) ／Ⅵ 着床禁止措置の目的 (73)

目次

／Ⅶ 特定胚の「ヒト胚性」と着床の禁止（75）／
Ⅷ 国会附帯決議の射程（76）／Ⅸ 着床解除のための3要件（77）／Ⅹ 最後に（78）

◆ 第2部 ◆ ヒト胚の「取扱い」

〈第2部の論文収載にあたって〉 ……………………… 81

◆ 第1章 ◆ 胎児とヒト胚 —— 着床前診断をめぐって ——— 83
Ⅰ 着床前診断について（83）

◆ 第2章 ◆ 治療クローニングの論理,「人の生命の萌芽」——— 87
Ⅰ 補足意見（87）／Ⅱ 修正意見（92）

◆ 第3章 ◆ 治療クローニングとヒト胚研究規制の枠組み ——— 95
Ⅰ 人クローン胚の倫理的地位と治療クローニング（therapeutic cloning）の倫理（95）／Ⅱ ヒト胚研究規制の枠組み（96）

◆ 第4章 ◆ 総合科学技術会議報告書『ヒト胚の取扱いに関する基本的考え方』を支持する ——— 99
Ⅰ 治療クローニング基礎研究開始の条件と「モラトリアム」（99）／Ⅱ ヒト受精胚作成とガイドライン規制（100）／Ⅲ 生命倫理の基本概念とヒト胚（101）

◆ 第3部 ◆ 出生をめぐる問題

〈第3部の論文収載にあたって〉 ……………………… 105

◆ 第1章 ◆ 最高裁判例における「胎児性致死傷」 ——— 107

Ⅰ 水俣病刑事事件の確定（*107*）／Ⅱ 母体の傷害と子の死亡（*108*）／Ⅲ 「胎児性致死傷」の制限（*111*）／Ⅳ 裁判による立法（*113*）

◆ 第2章 ◆ 「独立呼吸説」の旅路 ─────────── *117*
Ⅰ ヒトはいつから「人」か（*117*）／Ⅱ 刑法学説としての独立呼吸説（*119*）／Ⅲ さまざまな刑法学説（*121*）／Ⅳ 輸入された独立呼吸説（*122*）／Ⅴ 独立呼吸から産声へ（*123*）／Ⅵ 民法学説としての独立呼吸説（*125*）／Ⅶ 旅路のはて（*128*）

◆ 第3章 ◆ 日本学術会議報告書の意義 ─────── *131*
Ⅰ 報告書とその周辺（*131*）／Ⅱ 生殖補助医療と日本学術会議（*132*）／Ⅲ 代理懐胎に関する5つの立場（*134*）／Ⅳ 代理懐胎の禁止と処罰（*135*）／Ⅴ 代理懐胎の「試行的実施」（*136*）／Ⅵ 「分娩者＝母ルール」（*138*）／Ⅶ 「報告書」が出たことの意味（*139*）

◆ 第4部 ◆ 生と死と自己決定

〈第4部の論文収載にあたって〉──────────────── *143*

◆ 第1章 ◆ 患者の自己決定権 ──────────── *145*
Ⅰ 問題状況（*145*）／Ⅱ 業務権説（*146*）／Ⅲ 専断的治療行為の意味（*147*）／Ⅳ 傷害説（*147*）／Ⅴ 非傷害説（*147*）／Ⅵ 民事責任の問題（*149*）／Ⅶ 患者の同意の内容（*149*）／Ⅷ 治療行為と一般の傷害行為との相違（*150*）／Ⅸ 人体実験（*151*）／Ⅹ 治療行為における同意の要件（*152*）／Ⅺ 同意の代理（*152*）／Ⅻ 緊急状態における同意（*152*）／XIII 自殺者（*154*）／XIV 同意権の濫用（*155*）／XV 患者の死ぬ意思（*155*）／XVI エホバの証人の例（*156*）／XVII 医師の説明義務（*157*）／XVIII 治療行為

目　次

の危険性についての医師の説明義務（*158*）／XIX 診断についての説明義務（*159*）／XX 医師の裁量権（*160*）／XXI 説明義務と医師の裁量権（*160*）／XXII 補　論（*162*）

◆ 第2章 ◆ 患者の自己決定権と刑法 ────── *167*
　　Ⅰ 問題状況（*167*）／Ⅱ 同意と説明義務（*169*）／Ⅲ 刑法における自己決定権の保護（*177*）

◆ 第3章 ◆ 患者の自己決定権と医療のパターナリズム ────── *179*
　　Ⅰ 問　題（*179*）／Ⅱ 患者の自己決定権と医療のパターナリズム（*181*）／Ⅲ パターナリズムの限界（*183*）

◆ 第4章 ◆ 自己決定と他者決定 ────── *185*
　　Ⅰ 「本人の利益」と自己決定，他者決定（*185*）／Ⅱ 治療行為と他者決定（*187*）／Ⅲ 非治療的行為における他者決定（*189*）／Ⅳ 自己決定の補完と代替（*190*）

◆ 第5部 ◆ 安楽死と尊厳死

〈第5部の論文収載にあたって〉────── *195*

◆ 第1章 ◆ 安楽死──ひとつの視点 ────── *199*
　　Ⅰ 本稿の目的（*199*）／Ⅱ 安楽死論の新たな動き（*202*）／Ⅲ プライバシーの権利──アメリカの場合（*211*）／Ⅳ 安楽死と自己決定──西ドイツの場合（*220*）／Ⅴ 安楽死論への視点（*227*）

◆ 第2章 ◆ 法律問題としての「尊厳死」────── *231*
　　Ⅰ 安楽死と尊厳死（*231*）／Ⅱ 尊厳死と自己決定？（*244*）／Ⅲ 尊厳死の限界（*261*）／Ⅳ 尊厳死論の残したもの（*276*）

目 次

◆ 第3章 ◆ 「東海大学安楽死判決」覚書 ─────── 281
　　　Ⅰ「最新の安楽死判例」とその背景，周辺（281）
　　　／Ⅱ 事実と判旨（287）／Ⅲ 意　義（295）

◆ 第4章 ◆ 違法論としての安楽死・尊厳死
　　　　　── 複合的な視点 ─────────── 301
　　　Ⅰ 安楽死・尊厳死と違法論（301）／Ⅱ 消極的・
　　　限定的 ── 日本の安楽死・尊厳死論（306）／Ⅲ 安
　　　楽死・尊厳死の基本的視点（309）

◆ 第5章 ◆ 〈書評〉『安楽死と刑法』（甲斐克則著）─── 315

◆ 第6章 ◆ 終末期医療の現段階
　　　　　── 老人医療と終末期医療ガイドライン ─── 319
　　　Ⅰ 終末期医療に関する調査等検討会と報告書
　　　（319）／Ⅱ「終末期」の類型と意思決定の在り方
　　　（320）／Ⅲ 終末期医療ガイドラインについて
　　　（325）

◆ 第7章 ◆ 患者の自己決定権と医師の治療義務
　　　　　── 川崎協同病院事件控訴審判決を契機として
　　　　　─────────────────── 329
　　　Ⅰ「治療行為の中止」による尊厳死（329）／Ⅱ 川
　　　崎協同病院事件と各裁判所の判断（330）／Ⅲ 終末
　　　期医療と刑法（333）

◆ 第8章 ◆ 法的立場からみた延命医療 ───────── 341
　　　Ⅰ はじめに（341）／Ⅱ 法律的基礎（341）／Ⅲ
　　　「ガイドライン時代」の背景（345）／Ⅳ 終末期医
　　　療ガイドラインの効果（348）／Ⅴ 川崎協同病院事
　　　件最高裁決定の意義（349）／Ⅵ おわりに（352）

◆ 第9章 ◆ ケアリングの倫理
　　　　　── 法律の立場から ─────────── 355
　　　Ⅰ 生命倫理，ケアリングの倫理（355）／Ⅱ 法律

xi

目 次

学とケアリング（358）／Ⅲ 終末期医療とケアリング（361）

◆ 第6部 ◆ 死

〈第6部の論文収載にあたって〉 369

◆ 第1章 ◆ 脳死論の覚え書き ─────────── 371
Ⅰ 社会的合意論（371）／Ⅱ 死の種類の選択権（372）／Ⅲ 脳死と臓器移植（373）／Ⅳ 判定基準，手続（374）／Ⅴ 脳死と心臓死（375）

◆ 第2章 ◆ 「死」の決定の必要性？ ─────────── 379
Ⅰ 法適用の先決問題としての人の「生・死」の概念（379）／Ⅱ 生けるが如く，死せるが如く（380）／Ⅲ 社会的プロセスとしての死（384）／Ⅳ 権利主体としての人，死者（386）

◆ 第3章 ◆ 脳死と個体死 ─────────── 387
Ⅰ はじめに（387）／Ⅱ 法律における死（387）／Ⅲ 脳死は法的な死か（392）

〈初出・原題一覧〉

〈第1部〉

［第1章］「生と死の権利——生命とは何か」
　　自由人権協会編『現代の人権』（日本評論社，1978年）
［第2章］「生命医療技術と日本刑法」
　　警察研究58巻8号（1987年）
［第3章］「ヒトに関するクローン技術等の規制に関する法律——日本初の生命倫理法」
　　法学教室247号（2001年）
［第4章］「「動物性集合胚」について」
　　第71回生命倫理専門調査会（2013年）における報告を加筆・修正

〈第2部〉

［第1章］「胎児とヒト胚——着床前診断をめぐって」
　　総合科学技術会議・生命倫理専門調査会『ヒト胚の取扱いに関する基本的考え方（中間報告書）』（2003年）における「町野朔委員意見」〈http://www8.cao.go.jp/cstp/tyousakai/life/pubcom/chukan.pdf〉を加筆・修正
［第2章］「治療クローニングの論理，「人の生命の萌芽」」
　　第32回生命倫理専門調査会（2004年）資料3『最終報告書素案作成に向けた意見書』（2004年）における「『ヒト胚の取扱いに関する基本的考え方』に関する意見」〈http://www8.cao.go.jp/cstp/tyousakai/life/haihu32/siryo3.pdf〉を加筆・修正
［第3章］「治療クローニングとヒト胚研究規制の枠組み」
　　第37回生命倫理専門調査会（2004年）参考資料3「報告書『ヒト胚の取扱いに関する基本的考え方』に関するメモ」〈http://www8.cao.go.jp/cstp/tyousakai/life/haihu37/sankosiryo3.pdf〉を加筆・修正
［第4章］「総合科学技術会議報告書『ヒト胚の取扱いに関する基本的考え方』を支持する」
　　第38回総合科学技術会議（2004年）資料2-3における「『報告書』に対する意見」〈http://www8.cao.go.jp/cstp/siryo/haihu38/siryo2-3-2.pdf〉を加筆・修正

〈第3部〉

［第1章］「最高裁判決における「胎児性致死傷」」
　　警察研究59巻4号（1988年）
［第2章］「「独立呼吸説」の旅路」
　　ソフィア164号（1992年）
［第3章］「日本学術会議報告書の意義」
　　櫻田嘉章ほか『生殖補助医療と法 学術会議叢書19』（日本学術協力財団，2012年）

〈第4部〉

［第1章］「患者の自己決定権」
　　日本医事法学会編『医事法学叢書 第1巻 医師・患者の関係』（日本評論社，1986年）
［第2章］「患者の自己決定権と刑法」

〈初出・原題一覧〉

　　　　刑法雑誌 22 巻 3・4 号（1979 年）
[第 3 章]「患者の自己決定権と医療のパターナリズム」
　　　　生命倫理 7 号（1996 年）
[第 4 章]「自己決定と他者決定」
　　　　年報医事法学 15 号（2000 年）

〈第 5 部〉

[第 1 章]「安楽死 ── ひとつの視点」
　　　　ジュリスト 630・631 号（1977 年）
[第 2 章]「法律問題としての『尊厳死』」
　　　　加藤一郎 = 森島昭夫編『医療と人権 ── 医師と患者のよりよい関係を求めて』
　　　　（有斐閣，1984 年）
[第 3 章]「「東海大学安楽死判決」覚書」
　　　　ジュリスト 1072 号（1995 年）
[第 4 章]「違法論としての安楽死・尊厳死 ── 複合的な視点」
　　　　現代刑事法 2 巻 6 号（2000 年）
[第 5 章]「書評　甲斐克則著『安楽死と刑法』」
　　　　法学教室 275 号（2003 年）
[第 6 章]「終末期医療の現段階 ── 老人医療と終末期医療ガイドライン」
　　　　終末期医療に関する調査等検討会編『今後の終末期医療の在り方』
　　　　（中央法規出版，2005 年）
[第 7 章]「患者の自己決定権と医師の治療義務 ── 川崎協同病院事件控訴審判決を
　　　　契機として」
　　　　刑事法ジャーナル 8 号（2007 年）
[第 8 章]「法的立場からみた延命医療」
　　　　精神神経学雑誌 25 巻　第 108 回学術総会特別号電子版（2013 年）
[第 9 章]「ケアリングの倫理」
　　　　『生命と倫理』創刊号（2013 年）

〈第 6 部〉

[第 1 章]「脳死論の覚え書き」
　　　　ジュリスト 904 号（1988 年）
[第 2 章]「「死」の決定の必要性？」
　　　　法哲学年報 1993（1994 年）
[第 3 章]「脳死と個体死」
　　　　日本臨牀 68 巻 12 号（2010 年）

生と死, そして法律学

第 1 部
医事法と生命倫理

〈第 1 部の論文収載にあたって〉

　第 1 部冒頭の 2 つの論文（第 1 章，第 2 章）は，医事法，生命倫理に関する論文である。私がこの方面の勉強を始めたころに書いた古いもので，古い法律，古いデータ，古めかしい訳語，結論を先送りにする態度，不用意な叙述には，恥ずかしさと懐かしさを覚える。
　いずれも未熟なものであるが，私の考え方の基本的枠組みはここでできあがっていたように思われる。もちろん，その後書いた私の論文には変化があり，結論を変更したところさえもあるが，それもこれらの論文からは予測のつく範囲である。このことにも若干の不満を感じながら，あえて収録することにした。
　第 3 章は比較的新しいが，それでも 13 年前のものである。突然に，生殖クローニングの法規制，ヒト胚研究のあり方を勉強しなければならなくなり，同学の士と議論を重ねながら，私は第 2 章を出発点としながらも，苦労しながら書いたものである。結果的に，第 1 章・第 2 章で主張されていた「法介入の謙抑性」をかなり見直すことになった。この点についてはご批判，ご議論をいただけたらと思っている。第 4 章は依然として混乱を続けるクローン技術規制法・特定胚指針の理解について改めて述べたもので，第 3 章を補うものとなっている。問題がよりクリアになることを祈っている。

◆第1章◆ 生と死の権利——生命とは何か——

◆ I ◆ 問題状況

1 生命の神聖さと絶対性

　個人は出生によって権利を享有する主体となる（民法1条ノ3）。一定の場合には，出生以前の胎児も，権利の主体となりうる（同721条・886条・965条）。また，国民としての個人は，憲法上の基本的人権享有の主体である（憲法11条）。個人を個人たらしめ，このような権利の主体たらしめているのは，その者の生命である。われわれの社会では，人間の生命こそが，まさにすべての権利の基盤だということになる。当然，憲法も，国民の生命についての権利を「立法その他の国政の上で，最大の尊重を必要とする」ものとしている（同13条）。刑法は多くの条文をさいて，人の生命，胎児の生命を違法に侵害し，あるいはそれに対して危険を与える行為を厳格に処罰することによって，生命の保護をはかろうとしている（刑法26章～30章）。
　個人の人権とその尊厳を前提として成り立つ近代社会においては，その基盤たる個人の生命の不可侵性は，「公理」である。死刑の制度を憲法に違反するものではないとした最高裁判所も，次のようにいったことがある。「生命は尊貴である。一人の生命は，全地球より重い。死刑は，まさにあらゆる刑罰のうちで最も冷厳な刑罰であり，またまことにやむを得ざるに出ずる窮極の刑罰である。それは言うまでもなく，尊厳な人間存在の根本である生命そのものを永遠に奪い去るものだからである」[1]。

---

(1) 最大判昭和23年3月12日刑集2巻3号191頁。

2　生命の価値の世俗性

　以上のような絶対・神聖な生命の価値の根拠は，宗教的教義にではなく世俗的な基盤の上に求められなければならない。神が人間に与えた生命だから，それは神のみが奪いうるものであり，人間はそれを絶対に尊重しなければならないという宗教的な考え方が正しいとしても，それは，無宗教の人達に対しては，説得力を持たないであろう。そればかりではなく，宗教的権威によって，生命保護についての法律的妥当性を基礎づけることは，政教分離を基本とする日本国憲法20条3項のもとでは，許されないことである。だが，生命の価値の基礎から宗教的権威が取り去られることによって，生命の絶対性・不可侵性の公理も，その具体的適用については不明確な点が生じ，あるいは動揺がおこることも，また避けられないことになる。

　生命の保護は絶対だといっても，例外がないわけではない。たとえば正当防衛により違法な攻撃者を殺害する行為は許される。例外はそれ以外にもないのか。もしあるとしたなら，そのような例外が認められるのはいつで，それはどのような理由に基づくのであろうか。

　また，われわれは日常生活で，「人」あるいは「人の生命」の意味と内容を自明なものとして考えている。しかし，それがどのような生物学的状態を指しているのかについては，問題に直面してみると，はっきりしない点が多い。たとえば，出生前の胎児も人であるのか。もしそうだとしたら，いつからか。人間の精子と卵子が結合した受精時からそうなのか。また，生命が終り，保護されるべき人の生命が存在しなくなるときは，いつか。「死」の概念は何か。肉体を構成する細胞の全部が完全に死滅するときまで「生」があるとは，誰も考えない。それでは，その以前のどのような状態のときに人が死んだと考えるべきなのか。

　以上のような問題の解決は，すべて宗教的な価値観からではなく，世俗的な考慮によってなされなければならない。そして，どのような世俗的価値をわれわれが選ぶかによって，解答は様々に異なってくるのは，避けがたいところなのである。

3　宿命から道徳へ

　かつては，人間の生と死は，大部分，自然の支配するところであった。男

◇第1章　生と死の権利

女の性的な営みが生殖行為となり，女性が妊娠することを避ける手段は限られていた。妊娠が出産に至ることについても，そうである。出生した人間の資質は，両親・祖父母等からの遺伝によって規定される。人間の生命が終了し死が到来する時期は，その人間の肉体的な強弱や，病気，天災地変の発生などに，大幅に左右された。「人間は死すべきものである」ということは，現在でも真実であるが，過去においては，死に方についても，人間の支配する余地は少なかった。死んで行く過程で人間が経験しなければならない，ときには恐ろしい苦痛は，その人間とまわりの人々が耐えるしかないというのが，ほとんどであった。

　だが，現在はそうではない。避妊知識，避妊薬，避妊器具は，われわれの手の届くところにある。すなわち，性行為は必然的に生殖行為ではない。妊娠したとしても，母体の健康を損なうことなく中絶することができる。逆に，人工授精の方法により，父の生殖機能に欠陥があるときでも，子供を出産することができるようになった。子どもの遺伝的因子を事前に操作することも，科学的に可能になりつつある。未熟児医療の進歩により，従来なら生きることができなかった新生児も，助けることができる。また，かつては致命的であった疾病も，そのうちの幾つかは克服された。たとえば，結核は，すでに恐ろしい病気ではなくなっている。癌も，近い将来，同じようになるかも知れない。蘇生術・延命術の発達により，死期を相当長期間引き延ばすことさえ可能になっている。麻酔術により死苦は緩和され，安らかな死を迎えることができるようになった。

　このように，大雑把に見ただけでもわかるように，人間が生と死の領域に立ち入りうる範囲は，きわめて広いものとなっているのである。「神の摂理」を語ることは宗教的信仰の告白であって，前にも述べたように，少なくとも法的には許されないのであるが，それは現実にも不可能な事態になってきているのである。人間は自分自身で，どこまで，そしてどのように支配すべきかを決定しなければならなくなってきているのである。まさに現代は「宿命から道徳へ」の時代である[2]。

---

(2) ジョーゼフ・フレッチャー（岩井祐彦訳）『医療と人間』（誠信書房，1965年）6頁以下。

◆ II ◆ 安楽死の問題——死なせる権利・死ぬ権利

1 安楽死はなぜ許されないのか

　以上のような事情がきわめて尖鋭に現われているのが，安楽死の問題である。前にも述べたように，鎮痛剤・麻酔剤の開発は，われわれに安らかな死を迎えることを可能とした。それにもかかわらず，癌の末期症状にある患者など，死苦の除去あるいは緩和でさえもほとんど不可能な例があることも，依然として事実である。このような患者に対して，苦痛をコントロールする最後の医学的手段として，本人の生命を絶ち，彼を苦痛から解放してやることは，許されないのか。医師であり小説家であった森鷗外は，明治31年に「甘瞑の説」として安楽死論を紹介して，次のように書いている。「甘瞑は医の当に力を致すべき所のものなり。Bacon曰く。医術は死を遅くするを以て得たりとすべからず，能く死を安くするに至りて始て備れると。……医の病人に施すことは概ね3つあり。曰外科手術，曰投薬，曰看護，而して甘瞑は看護法中の忽にすべからざる一部分なり」。

　『ガリヴァー旅行記』（1726年）で知られるジョナサン・スウィフトは，8年の長きにわたって，不治の病による苦痛にさいなまれた。彼の眼の痛みは激烈で，彼が自分の手で自分の眼をむしりとることを防ぐために，5人がかりで彼をおさえつけたこともあった。人々は彼が自殺するのを恐れて，彼の手の届く範囲には刃物を置かなかったという。人の生命は神のみが奪うことができる，というキリスト教の立場は別として，世俗的な考慮からするなら，個人の生命はその人のものだから，本人が死によってまで苦痛から解放されることを望んでいるのなら，本人に刃物を持たせてやるべきではないのか。本人の体力が弱り刃物を使うことさえもできないのなら，誰かがかわりに本人を殺してやるべきではないのか。

　さらに，別の世俗的考慮によるならば，激痛にさいなまれ，ベッドに縛りつけられたままに送る短い生命は，この社会の中で価値のある，生きるに値する生命なのか。トーマス・モアの『ユートピア』（1516年）には，猛烈な苦痛を伴う不治の病にかかった病人に対して，司祭と役人が，「これ以上生きていても人間としての義務が果せるわけではないし，いたずらに生恥をさ

らすことは，他人に対して大きな負担をかけるばかりでなく，自分自身にとっても苦痛に違いない，だからいっそのこと思い切ってこの苦しい病気と縁を切ったらどうか」とすすめる話が書いてある[3]。

また鷗外の有名な小説『高瀬舟』（大正5年）には，自害をはかって死に切れずに苦しんでいる弟を「見てゐるに忍びなかった」喜助が，剃刀を抜き取って死なせた話が出ている。病者を見守る家族・看護婦・医師たちの苦痛の解消，患者へのこのようなあわれみ・同情心は，社会的にも尊重すべき価値ではないのか。

2 大胆な判決

以上のような論拠から，安楽死を合法なものと認めるべきであるという主張が，情熱的に述べられてきたのである。しかし，それでも，諸外国においては，正面から安楽死を許容する論調は，決して優勢ではなかった。裁判所は，安楽死は許されないという前提に立ちつつ，安楽死が行なわれたときはすでに患者は死んでいた，行為者は精神異常の状態であった，という，現実に存在したとは思われない事実を認定することによって無罪判決を下し，検察官も，安楽死行為は実際には死期を早めなかったとして，公訴を提起しなかったりする。また，有罪とされたときでも，刑罰はきわめて軽く，まったく名目的なことが多い。すなわち，生命保護の絶対性の原則は一応維持しつつも，安楽死を行なった者の立場に対する理解を態度で示そうとしているのである。

わが国の裁判例でも，具体的な安楽死行為は，いずれも違法とされ，被告人はすべて有罪判決を受けているが，すべて執行猶予が付されている。しかし，わが国の裁判所は，安楽死が一定の場合には許容されることを前提としている点で，諸外国の裁判所とはきわだった対照を示している。そのうちでも，昭和37年12月22日の名古屋高等裁判所の見解[4]は，諸外国にも反響を呼び，外国の安楽死肯定論者からは「画期的なもの」だと歓迎されたのである。すなわち，同裁判所は，次のような6要件がすべて備わったときは，

---

(3) 訳文は，平井正穂訳の岩波文庫（トマス・モア著〔平井正穂訳〕『ユートピア』〔岩波書店，1950年〕）による。

(4) 高刑集15巻9号674頁。

安楽死は適法となる，としたのである。

① 病者が現代医学の知識と技術からみて不治の病に冒され，しかもその死が目前に迫っていること
② 病者の苦痛が甚だしく，何人も真にこれを見るに忍びない程度のものなること
③ もっぱら病者の死苦の緩和の目的でなされたこと
④ 病者の意識がなお明瞭であって意思を表明できる場合には，本人の真摯な嘱託または承諾のあること
⑤ 医師の手によることを本則とし，これによりえない場合には，医師によりえないと首肯するに足る特別な事情があること
⑥ その方法が倫理的にも妥当なものとして認容しうるものなること

　事案は，次のようなものであった。被告人の父は，脳溢血で倒れて全身不随となり，さらには激痛に悩まされ，息も絶え絶えになりながら，「早く死にたい」「殺してくれ」と口走るようになった。医師も，「おそらくはあと7日，よくもって10日だろう」と家人に告げた。その1週間後，子として堪えられないという気持にかられた被告人は，父の意思にそうのが「最後の孝養」であると考えて，有機燐殺虫剤を牛乳に混ぜ，それを父親に飲ませて死亡させた。名古屋高等裁判所は，被告人の行為は⑤⑥の要件をみたしていないとして，嘱託殺人罪（刑法202条）の責任を肯定した（懲役1年，執行猶予3年）。

3　人道主義的安楽死論

　この判決に影響を与えたと見られるのは，昭和25年に発表された小野清一郎博士の「安楽死の問題」という論文であった[5]。小野博士は，「純粋な人間的同情，惻隠の行為としての安楽死」を肯定すべきであるとして，すでにこの6要件をあげていたのである。安楽死を人道主義的立場からの要請であるとして，その観点から要件を考えるという小野博士の安楽死論は，右の名古屋高裁の判決を契機として，きわめて有力なものとなったのである。昭

---

[5] その後，論文集『刑罰の本質について・その他』（有斐閣，1955年）に収録。

◇ 第1章　生と死の権利

和51年8月下旬，東京で開かれた「安楽死国際会議」においても，日本側参加者を代表して，日本安楽死協会理事長の太田典礼博士は，安楽死を合法とする立法運動については，名古屋高裁の6要件を，ほぼその基準とすることが日本安楽死協会の方針であると述べている(6)。

　しかし，以上のような「人道主義的安楽死論」は，われわれには危険な考え方のように思われる。それは，「悲惨な生命が続くのは見ているにしのびない」という安楽死を行なう者のヒューマニズム的確信によって，病者本人の意思に無関係に「死なせる権利」を肯定するものである。名古屋高等裁判所の④の要件からも明らかなように，人道主義的安楽死論は，病者が意識不明で意思の表明ができないときにも安楽死を行なうことが許されるとするのである。かつてナチス政権下のドイツでは，精神障害者らの「生きるに値しない生命」に対して，ヒットラーの命令により，強制的安楽死が行なわれた。これは，ドイツ民族から「悪い種子」を除くというナチスの人種政策，国家的に無益な人間に費やされる資源を節約しようという戦時体制下での経済政策にも基づいていた。現在の安楽死肯定論は，これを苦い歴史の教訓として受け止め，社会的・功利主義的な観点から強制的安楽死を行なうことには反対の態度を示している。だが，ヒットラーの安楽死計画も，一応は精神障害者らに対する「深い同情心」からの慈悲殺として行なわれたのである。わが国の安楽死肯定論者のなかには，重症奇型児・未熟児・老人に対する延命的措置・医療的措置に対して消極的な態度を示すものもある(7)。

　このように，人道主義的安楽死論は，「人道的テロリズム」へと移行する危険を，本質的に内包しているのである。

4　死を選ぶ権利

　安楽死を認めるとしたら，その根拠は，苦痛に悩む病者の意思に求めるべきであろう。病者は，苦痛にさいなまれた短い生命を生きるか，それから解放された安らかな死を選ぶかを決定する。これは，家族や医師が，ましてや社会一般がなすべき決定ではなく，現実に生命を保持し，現実に苦しんでい

---

(6) 日本安楽死協会編『安楽死とは何か──安楽死国際会議の記録』(三一書房，1977年) 14頁以下。

(7) 太田典礼『安楽死のすすめ』(三一書房，1973年)。

る本人が決めるべきものなのである。いいかえると,「死を選ぶ権利」は本人のみに帰属する。諸外国で「死についての自己決定権」が主張されるのも,この意味である。

　そうはいっても,任意的安楽死を全面的に合法としてしまうのは,妥当ではなかろう。生命は,なんといっても個人の現世における窮極的存在であり,短い生命とはいっても,それを放棄することを簡単に認めるべきではない。「死にたい」「殺してくれ」という意思は,ときとして,慎重な考慮を経ることなく生ずることがある。刑法が,自殺自体は処罰しないが,一般の殺人罪より減軽された刑罰をもってではあれ,嘱託殺・自殺関与を依然として処罰している(刑法202条)のは,それなりの合理性があるのである。

　また,任意的安楽死一般を合法とすると,病者の存在を負担に感ずる家族ら周囲のものが,無言の圧力を加えることによって,本人に死を決意させるという事態もでてきうる。そこまでいかなくても,家族の苦痛に対する本人の配慮から,安楽死を希望することは,ありうるであろう。「死ぬ権利」を認めることが,事実上「死なせる権利」の肯定に至り,生命保護の原則をあやうくすることは,やはり避けられなくてはならない。

　こう考えると,「死ぬ権利」一般を認めることはできないばかりでなく,安楽死が肯定されるのも,苦痛の激しさ,その緩和の可能性,余命の短さ,本人の死を選ぶ意思の自発性と強さを考量したうえでの,狭い範囲に限られるのは,やむをえないことであろう。

5　カレン・アン・クィンランの場合

　蘇生器や生命維持装置の発達は,安楽死問題に新たな局面を付け加えた。いわゆる「植物人間」の問題である。

　1975年4月,当時21歳の女性カレン・アン・クィンランは,原因不明の事故により昏睡状態となり,病院に収容された。彼女は,意識喪失のまま人工呼吸器につながれ,人工栄養が管で流し込まれつつも,生物学的な生の徴候を示し続けている。体重は健康時の半分くらいに減り,衰弱状態がみられる。後に検討するような脳死の段階には到達していないものの,回復不能の脳の損傷があるため,彼女が将来意識を回復することは,まず考えられない。このような強制的な延命的措置を取り止め,カレンを自然な形で死なせてや

ることは，認められないのだろうか。彼女を機械に縛りつけ，悲惨な状態のまま生かし続けるのは，むしろ医学技術の専制なのではないのか。カレンの父親は家族や神父と相談のうえ，人工呼吸器の使用等の「通常外の」延命的措置を中止させる権能を自分に与えてくれるよう，裁判所に訴えを提起した。

　この事件はニュー・ジャージーの最高裁判所まで争われたが，結局，同裁判所は，父親をカレンの後見人に任命し，彼が延命措置の中止を拒んでいる現在の主治医から他の医師に主治医を変更することを認め，その医師は，病院の倫理委員会の同意を得て，延命的措置の中止を決定し，実行しうるとした。この手続に従って，カレンから人工呼吸器が取り外されたが，彼女は現在もまだ生きている[8]。

　問題は，カレンは意識不明であり，また意識回復の見込みがないことである。そのことについての本人の意思が不明であるのに，まわりの人間が治療の中止を決定して彼女を死なせることは，許されるのか。世界各地の安楽死協会は，「生者の意志」(living will)の制度の立法化のための運動をしている。精神の健全な状態にある個人は，自由意志によって，カレンのような状態になったときには，生命の無意味な人為的延長を中止することによって，「品位ある死」(death with dignity)をまっとうすることを望む旨を，事前に，一定の様式に従った書面にしておき，それに従って生命維持装置を取り外した医師には法的な責任は課されないというものである。

　植物状態にある患者の意思が依然として「生者の意志」のままであることを確認するために，当然，様々な法的な手当てがされることになる。カレン事件の発生を機縁として，カリフォルニア州は，1976年に「自然死法」を制定し，この提案を制度化した。このような，本人の治療中断の積極的意志を確保する手段がとられていれば，カレンの場合も，問題はより簡単であったろう。しかし，事実は，そうではなかった。

　それにもかかわらず，「社会構成員の圧倒的多数の人々」は，自分がカレンのような状態になったときは，治療措置の中止を求めるであろうと思われるから，カレンの中止を求める権利を後見人である父親が代行しうると裁判所は考えた。もっとも，新たな主治医，病院の倫理委員会が生命維持装置の

---

[8] 1985年6月11日に肺炎により死亡した。

取り外しに同意を与えない以上，父親の独断だけでそれはできないことを認めたところに，この判決の意味があるとも思われる。すなわち，植物人間の生と死は，本人の意思を最も良く知り本人のために行為すると思われる善良な家族，医学の倫理に忠実に従うと思われる医師たちに委ねられたのである。しかし，このような考え方が，家族と医師の「死なせる権利」の肯定になってしまうのではないかという危惧は，依然として残っている。

◆ Ⅲ ◆ 堕胎の問題——生まれる権利・生まない権利

1 「女性の腹」は誰のものか

人間の生命を終了させるか否かの決定権は誰が持つのか，という問題が尖鋭な形で現われてくるもう1つの重要な局面は，堕胎である。胎児の生命は，母親の処分に委ねられるべきものであるのか，それとも，胎児も，生成した生命である人間と同じように，自分が生きる権利を持つのか。いいかえると，女性は，妊娠しても，母親となることを拒否し，堕胎する権利を持つのか。「女性の腹は女性のもの」なのか，それとも，堕胎行為は胎児の生まれて生きる権利に対する違法な侵害行為なのか。世界各国における堕胎の自由化の趨勢は，すでに押し止どめられないものとなっているが，この問題については，基本的といってよいような意見の対立がある。

1973年，アメリカの連邦最高裁判所は，胎児は，生命身体についての基本的人権を享有しうる「人」（person）ではない，ただ，国の側が，胎児の出生についての期待権と母体の健康保護という観点から，妊娠期間が経過するに従って，堕胎を規制しうるに過ぎない，とした。すなわち，胎児が母体外で生育可能な時期には堕胎を禁止しうる，妊娠3カ月を過ぎた時点では母体の健康保護のために堕胎方法を規制しうる，しかし，それまでの期間は，堕胎は母親と医師の自由であって，それを規制するのは女性のプライバシーの侵害であって，合衆国憲法に違反する，としたのである。さらに1976年，堕胎について配偶者の同意，18歳未満の未婚の女性のときは親もしくは後見人の同意を必要とすることも，やはり彼女のプライバシー権の侵害になるとした。このようにして，アメリカでは，胎児の生命権が基本的に否定されるとともに，妊娠3カ月までの堕胎は完全に自由化されたのである。

ところが、1975年に、ドイツの連邦憲法裁判所は、胎児は母体とは独立の存在であって、彼は基本法の保護する「人」(Mensch) の生命身体不可侵の権利を享有する、国家は原則的に胎児の生命を保護する義務がある、として、妊娠12週までの堕胎を不可罰とした1974年の改正刑法の条項を、違憲無効であるとしたのである。連邦憲法裁判所の考え方によれば、母親に認識継続を要求することが不可能な場合にのみ、堕胎を不可罰とすることが許されるのであって、それは妊娠の継続が母体の生命・健康に対する危険をもたらす場合、胎児に奇型等の障害がある蓋然性が高い場合、強姦等の性犯罪による妊娠の場合である。胎児は母体から独立した生命であるというこの考え方は、ドイツでは有力なようである。たとえば、1970年に、アーヘン・ラント裁判所は、この考え方を前提として、サリドマイド系薬剤の販売により胎児に奇型をもたらした行為は、奇型児を出産した母親に対する傷害と考えることはできない、胎児に対する傷害が、その出生により人の傷害を成立させると考えるべきだとした。

2 日本における自由な堕胎

明治40 (1907) 年にできた現在の日本刑法は、堕胎を、全面的に、厳しく処罰している。しかし現在では、現実に処罰されているのは、闇堕胎を行なった非医師の場合だけであって、それも1年のうちに1件あるかないかである。堕胎を行なった医師あるいは女性が堕胎罪で処罰されたことは、この数年、全くない。日本では堕胎は実際上全く自由な状態にあるといってよい。戦後まもなく「優生保護法」が、人工妊娠中絶の自由化を、世界に先がけて、わが国で実現したからである。

この法律によると、「人工妊娠中絶」は、「胎児が、母体外において、生命を保続することができない時期に、人工的に、胎児及びその附属物を母体外に排出すること」であり（2条2項）、これは、当然、ほとんどの堕胎行為をカバーすることになる。現在の優生保護法14条1項は、「都道府県の区域を単位として設立された社団法人たる医師会の指定する医師」＝「指定医師」は、本人およびその配偶者の同意を得て、次のような場合に人工妊娠中絶を行なうことができる、と規定する。すなわち、本人またはその配偶者が、一定の身体的もしくは精神的疾患・障害を有しているとき（同条1号、3号）、

「妊娠の継続又は分娩が身体的又は経済的理由により母体の健康を著しく害するおそれのある」場合（同条4号），および妊娠が強姦による場合（同条5号）である。

最も問題なのは，14条1項4号の規定する上の第2のカテゴリーである。それは，子供がこれ以上いると家計が苦しくなるというような，単なる経済的理由による妊娠中絶を認めるものではない。しかし，法律が許容するカテゴリーにあたるかどうかの判断は，指定医師に委ねられている。そして，人工妊娠中絶を依頼された指定医師は，その要件が厳密には存在しない場合でも，通常，第2のカテゴリーにあたるとして，中絶手術を行なうのである。すなわち，優生保護法14条1項4号が，日本における自由な堕胎の基礎をなしているのである。

3　堕胎自由化の歴史

戦前は，刑法の堕胎処罰規定（212条～216条）は，国の人口を維持し，国力を維持・増強させるための規定であると理解されていた。昭和15年，ナチス・ドイツの法律の影響下に「国民優生法」が作られ，日本国民の身体的・精神的資質を向上させるという目的で，任意的・強制的な優生手術が規定された。だが，その反面で，この法律によって許容されない優生手術・堕胎は，国力を弱体化させるものだとして，さらに厳しく処罰されるべきだと考えられたのである。政府は，「生めよ殖やせよ」というキャンペーンを展開した。すなわち，戦前には，母親の権利としての堕胎が認められなかったのはもちろん，胎児自身の生命権も認められず，ただ，胎児の生命について国家の有する期待権のみが保護されていたのである。

敗戦後の日本は，窮乏した国民が狭い国土の中に押し込められるという事態になった。男性たちは戦場から戻ってきて，ベビー・ブームが始まった。それに加えて，敗戦後の性秩序の乱れから，望まれない妊娠も急増した。そのような状況のなかで，未熟で，資格のない者による危険な闇堕胎が蔓延し，女性の死亡・傷害事故が頻発するようになった。昭和23年に作られた優性保護法は，非合法な堕胎の危険性を避け，同時に人口の増加を抑えるためのドラスティックな方法だったのである。優生保護法は，国民優生法の基本的な趣旨をそのまま受け継ぎ，「優生上の見地から不良な子孫の出生を防止す

る」ために任意的・強制的優生手術を規定したが，それとともに，「母体の生命健康を保護する」ために，任意的な優生手術と人工妊娠中絶を合法化した。これらの手術は，すぐに，産児制限のための手段として，広く使用されるようになった。

4　法律の改正と中絶の増加

　成立当時の優生保護法の，現在の14条1項4号に対応する条項によると，「分娩後1年以内の期間にさらに妊娠し，かつ分娩によって母体の健康を著しく害する虞れがある」場合，「現に数人の子を有している者がさらに妊娠し，かつ分娩によって母体の健康を著しく害する虞れのある」場合にのみ，しかも地区の優生保護委員会の審査を経て，初めて人工妊娠中絶ができることになっていた。昭和24（1949）年に，分娩により家族生活が経済的に害されるときに中絶を認めようとする改正案が提出され，それはそのまま通過しなかったが，現在のような法文に改められた。この法律の改正により，人工妊娠中絶の届出件数は，昭和24年の24万6,104から，昭和25年の49万8,211と，約2倍にはね上がった。さらに，昭和26年に優生保護委員会の審査を不要とするように法律改正が行なわれた。これは，審査を申請して中絶の許可を得る手続が非常に手間がかかり，そのため闇堕胎が多くなっているという理由からである。このようにして，指定医師は，自分の判断のみによって中絶を行なうことができるようになった。昭和28年には，人工妊娠中絶の届出件数は，106万8,066となり，その後数年，上昇の一途をたどったのである。

　優生保護法の起草者たちは，この法律の許容する場合以外の人工妊娠中絶は堕胎罪として処罰されるのは当然である，と考えていた。しかし，指定医師の裁量のみによって年間100万以上の人工妊娠中絶が行なわれるようになると，取り締まる側も意欲をなくし，昭和23年の優生保護法施行後，堕胎罪で処罰される件数は減少しはじめ，昭和28年以降は年間10人以下となり，昭和45年以降は，せいぜい1人か2人となった。指定医師が起訴された例は，このところ皆無である。

　14条1項4号を根拠として行なわれる中絶件数は，毎年，全届出中絶件数の98％を超える。昭和25年に，厚生省は，妊婦の家族が生活保護を受け

ているか，分娩によって生活保護を受けざるをえなくなるような経済状態のときが，「経済的理由により母体の健康を著しく害するおそれ」のあるときにあたる，という公衆衛生局長通知を出したが，これは，ほとんど守られていない。

5　最近の情勢

胎児の生命は誰のものか，いつ，その生命を毀滅することが許されるのか，という困難な問題は，以上のようなわが国の現状では，倫理的な問題としては別かも知れないが，法的には現実性の薄い問題であるといえよう。しかし，最近では，情勢は微妙な変化を見せつつあるようである。

届出中絶件数は，昭和30 (1955) 年に117万143の頂点に達したが，その後一貫して減少し，昭和50 (1975) 年には67万1,597にまでなった。このような傾向は，国民の経済状態の向上のほかに，避妊手段・避妊知識の普及によるものであろう。しかし，このように「生まない権利」が行使される度合が減るに従って，堕胎自由の原則の正当性が，改めて問題にされるようになってきたのである。中絶件数は昭和30年のころの半分近くまでなったとはいえ，依然として大きい。しかもそれは，届出件数だけであって，実数はその倍以上であると推定されている。そうだとすると，毎年，まだ150万に近い堕胎が行なわれていることになる。優生保護法の立法を支持した人も，「これは薬の効きすぎだ」と感じるようになったのである。

6　堕胎は規制すべきか

昭和22 (1947) 年に3.43％を記録して以来，わが国の出生率は次第に減少しはじめ，この20年間は2％以下である。標準出生率は先進諸国のなかでもきわめて低い方に属する。日本の人口構成は老齢化し，老人福祉の問題は深刻になりつつある。しかし，出生率の減少は避妊方法の普及にもよるのであるから，優生保護法のみにその責任を押しつけるわけにはいかないであろう。

だが，堕胎は罪もない胎児の「生まれる権利」「生きる権利」を侵害する不道徳な行為であるという主張は，世論のなかに，ある程度の支持を得ているように見える。カトリック教会，生長の家等の宗教団体は，優生保護法の

◇第1章　生と死の権利

改正によって堕胎を規制するという運動を始めた。昭和49（1974）年，衆議院は，優生保護法14条1項4号の「経済的理由」を削除して，妊娠または分娩が身体的理由により母体の健康を著しく害する場合のみに中絶を認めるという改正案を通過させた。しかし，これは，参議院で審議未了のまま，廃案となった。

　もちろん，このような動きに対しては，反対も強い。日本医師会は，現行の優生保護法が望まざる分娩を防止し，わが国の人口増加を抑制することに効果のあったことを強調して，中絶を制限する方向の法案には，真向から反対している。また，ウーマン・リブの団体は，法律の改正は母親になるか否かを決定する女性の自律権を侵害するものである，と非難している。

　昭和51年の末，厚生省は，人工妊娠中絶の範囲についての厚生事務次官通知を出した。昭和25年の通知によると，「母体外で生命を保続することのできない時期」とは，「通常，妊娠8月未満をいう」。したがって，7カ月までの堕胎は許容される人工妊娠中絶でありえたのである。しかし，新しい通知は，それを6カ月まで引き下げ，7カ月以上の胎児の堕胎は許容されないとしたのである。このような態度の変更の背景には，7カ月の未熟児でも生育させることができるようになった医療技術の進歩もあった。もっとも，7カ月になった妊娠の中絶は，それまで全体の中絶件数の0.2%を占めるにすぎず，このような政府の指導方針の変更が，中絶の減少に寄与する程度はさほどのものではない。しかし，堕胎の自由に批判的な人々はもとより，一般的にいえば，世論も，このような政府の措置を，好意的に受け止めたようである。

7　「自由な堕胎」の将来

　だが，このようなモデストな規制以上に，わが国で堕胎を法的に規制することは，おそらく不可能であろうし，またすべきではないであろう。

　第1に，医師たちが優生保護法の改正に強く反対している状況では，それは不可能であろう。もし，昭和49年の改正案，あるいはそれ以上に厳格な改正法ができたとしても，その要件の判断が医師のみに委ねられる限りでは，依然として自由でルーズな運用がなされるであろう。

　第2に，法の改正と医師の協力により堕胎が大幅に規制されたとしても，

そのときには闇堕胎がはびこり，敗戦直後のように，母体に対する重大な危険が生じうる。わが国ばかりでなく，西欧諸国が堕胎を自由化した重大な理由の1つは，ここにあるのである。そして，妊婦や母親，歓迎されずして出生した子供に対する公的な援助の制度を設けたとしても，それが非合法の堕胎が行なわれるのを防止する効果をどれほど持つかは，きわめて不確かなのである。

第3に，堕胎の反倫理性を認める世論はかなり一般的であるかも知れないが，堕胎を犯罪とし，刑罰を加えるべきだとまでする議論は多数とは思われない。堕胎が自由な時代がすでに30年近くになろうとする現在，堕胎をいま処罰しようとすることは，1つのモラルを，それに賛成でない多くの人々に，法律によって強制することになろう。

昭和49（1974）年の法務省の「改正刑法草案」は，現在の刑法の堕胎処罰規定に若干手を加えただけで，これを刑法典に存続させることにしている（273条～277条）。しかし，これらの規定を実施する意志もなしに，「倫理的シンボル」として空文の規定を残しておくのは不当であり，女性の健康と権利を守るために，非医師による堕胎と，不同意堕胎とを処罰すれば十分であるという意見が強く主張されているのである。

◆ Ⅳ ◆ 人の生命の概念

1 生命の質

人間は，およそそれが生命を持っている以上，平等に，人として認められ，保護を受ける。西欧では，障害児・奇型児は動物と同じだから殺してよいという思想が，かつてはあった。キリスト教の支配に伴って，このような考え方は徐々に駆逐されていったが，人間の形態から著しくかけはなれた奇型児は人間ではない，という考え方は，依然として存在し，マルティン・ルーテルもそれを支持していたという。これらの者を殺したときを，特に軽く処罰する刑法もあった。しかし「女性から生まれた生命はすべて人間である」という原則は，遅くとも20世紀初頭には，すでに確立したといってよいであろう。

また，人間である以上，彼が社会的に有用であるか，あるいは社会にとっ

ての負担になるかという「生命の質」の軽重から，生きるべき生命を取捨選択することも，許されない。わが国での「姥捨」のようなことは，現在は認められないのである。

　1920年，第1次大戦における敗戦によって甚だしい経済状態の逼迫におちいったドイツにおいて，法律家ビンディングと医師ホッヘは，精神障害者・奇型児等は「生きるに値しない生命」であるから，一定の手続で殺害することを許すべきである，と提案した。前にも触れたヒットラーの「安楽死計画」は，これに基づくものとされていた。しかし，生きる権利は，このように社会的功利性との関係で相対化されてはならないということは，この歴史的事件を教訓として，一層強く確認されるに至ったのである。

　2　生命の始期
　以上のような原則は当然のこととしても，いつ人間の生命が存在するに至り，いつそれが終了するのか，という困難な問題は，残っている。さらに，医師による堕胎が原則として自由化されているとしても，非医師による堕胎が依然として処罰されるなら，いつから「生成中の人間の生命」としての胎児が存在し，保護されるのかも，決定されなければならない。
　卵子と精子が結合した受精の瞬間から，母体から独立の新たな生命が発生し，この生命を毀滅するのは堕胎になるという見解もある。しかし，このような考え方に従うと，受精卵が子宮に着床するのを妨げるような経口避妊薬を用いることも，堕胎になってしまう。このため，1974に改正されたドイツ刑法は，受胎後13日以降にのみ堕胎が成立しうるとすることによって，着床時からの生命を胎児として保護することにした。
　母体内の生命については，その成育度と母体への依存度によって，保護される程度に差異が認められるというのが，一般的な傾向であり，この点で，絶対的な保護を受ける人の生命との相違は著しい。着床した受精卵は，胎芽として順調に発育を続けると，約3カ月を過ぎたときに初めて，小指の先ぐらいの大きさではあるが，まごうことなき人間の形態を備えた胎児になる。だが，この時期までは自然流産の可能性は，相当に高い。アメリカの連邦最高裁判所，および違憲とされたドイツ刑法が，この時期までの堕胎を原則として不可罰としようとしたのは，このような事情を考慮したためである。

成長した胎児は、自然の分娩期に先立って母体外に排出されても、独立して生存しうるようになる。アメリカの連邦最高裁判所は、この時期になったときの堕胎を処罰するのは違憲でないとし、わが国の優生保護法が許容される「人工妊娠中絶」の範囲をこれ以前とし、厚生省の新しいガイド・ラインが、従来よりこの時期を1カ月だけ前にずらしたことは、すでに述べた。

以上のように成育してきた生命は、いつから、胎児としてではなく、人として保護されるようになるのか、という点についても、問題はある。

ドイツ刑法には嬰児殺の規定があり、それは「出生中あるいは出生直後」の婚外子を殺す行為を処罰しているため、母体が出産を開始した陣痛時に、その生命は完全に母体から分離・独立した人であるという考え方がとられているが、わが国では、それよりも遅く、母体内の存在が一部でも体外に露出し、外部から直接的に攻撃を加えることが可能になった時期から人であるという「一部露出説」がとられている。いずれにせよ、このような時期にある生命を毀滅すれば、堕胎罪ではなく、殺人罪になることになる。

3　生命の終期についての心臓死説

人の生命の終期はいつか、いいかえると、死とはどのような状態をいうのか、については、議論のあるところである。

生物学的には、人の身体の全細胞が一時に死滅し、あるいは全機能が一辺に停止することはない。個々の身体の器官が、その弱さに応じて、それぞれ異なった速さで死亡して行くのである。このような死亡の過程は、通常は、循環・呼吸機能の停止から始まる。それにより酸素が身体の各器官に供給されなくなり、それぞれの器官の機能低下が始まる。最も弱い部分は脳細胞であり、血液がとまってから6分間しか生きていない。通常、3、4分以上循環停止があると、意識の回復は不可能だといわれる。脳の機能停止は、他の重要な諸器官の機能停止をもたらし、最終的には全体的な肉体の死が到来することになる。

従来の医学は、右のような死の過程のうちで、「循環・呼吸系統の不可逆的停止」をもって死とし、法律概念としても、これが支持されてきたといえよう。このような「心臓死説」は、臨床的には、①自発呼吸の停止、②心臓の停止、③瞳孔反射機能等の喪失、という三徴候を基準として確認され

てきたので,「三徴候説」ともいわれる。

　心臓死説の前提には，人間の生命・活力の中心は心臓であるという非合理的な思想もあったかもしれないが，基本的にはプラグマティックな考え方が基礎となっていた。すなわち，心肺機能の回復が不可能になったあとでは，必然的に身体の各機能の停止がおこり，最終的には個々の細胞段階での死が到来せざるをえない。心臓死の段階で他の諸器官がまだ生きていたとしても，全体としての肉体の回復可能性は，ここで失なわれ，医学的には，すでに介入することは不可能となっているのである。

　4　脳死説の登場
　しかし，医学技術の進歩は，この心臓死説の妥当性を問題にするような事態を生じさせた。人工心肺につながれた患者の呼吸循環機能は，それを止めると自発的に機能を回復することなしに停止してしまうが，それが付けられている間は，相当長期間活動を維持する。このようなときは，医学技術的に心臓は動いているのであるから，その「停止」はないし，また，一旦停止した心臓であっても，機械につなぐことによってまた活動を開始するのであるから，「不可逆的」停止もない。だが，人工心肺がつながれるまでの循環系統の一時的停止の間に，脳に対する酸素供給が中断していたため，脳の死，すなわちその不可逆的機能停止がすでに到来している場合がある。
　このような患者には，意識回復の可能性が期待できないのはもちろん，ときには，長期間人工心肺につながれた後とはいえ，いずれ呼吸循環系統も停止し，全体としての肉体の死もやってくる。それでも，そのような時点が到来するまで，人工心肺をつけていなければならず，そのスイッチを切り機械を取り外す行為は殺人になってしまうのか。家族は，回復の見込みがゼロであるにもかかわらず，高価な医療費を払い続けねばならず，また医師は，他に人工心肺を必要とし，回復の見込みのある患者がいるときにも，それを取り外して付け替えることはできないのか。
　もう1つの問題は，心臓移植手術である。移植される臓器は，一般的にいって，新鮮なものでなければならない。しかし，心臓の不可逆的停止を確認してから，それを取り出していたら，別の肉体に移植されてもすでに役立たないような状態になっていることがありうる。停止した心臓が回復不能に

なるのには1時間半かかるが，心臓の細胞は，すでに停止後数分で破壊されはじめるといわれる。心臓の不可逆的停止がまだ確認できないときでも，酸素の供給を停止された脳は，すでに死の段階に入っていることがある。

　以上のような事情から，脳の死をもって人の死と考えるべきだとする「脳死説」が出てくることになる。それは，具体的には，「意識の不可逆的停止」を徴候として死を決定するものであり，脳波計により脳活動を確認することによってなされることになる。脳死説は，すでに西欧では，医学界で一般的にとられているものであり，アメリカのいくつかの州でも，立法によって，この新しい死の概念を採用している。

5　死の概念をきめるのは誰か

　脳死説は，知的精神活動をもって人間の生命の本質とするものであって，かつての，白痴等の精神障害者は人間としては低価値の「生きるに値しない生命」であるという主張と同じ考え方を前提にしている，という批判がある。たしかに，脳死説を主張する医師のなかには，そのような議論をするものもあったようである。しかし，脳死説としても，人間の中心的器官である脳の活動の不可逆的停止により，いずれ他の諸機能の停止，そして全体としての肉体の死が来ることを理由としているのである。

　むしろ問題は，脳の死を確定する明確な方法があるか，という実際的な点にある。その死が意識喪失の不可逆性を招来する脳幹の脳波は，直接には測定できない。ハーバード大学医学部の特別委員会は，1968年，大脳皮質からの脳波が平坦であることを少なくとも24時間確認することのほかに，刺激に対して何の反応もないこと，自発呼吸回復の可能性がないこと，瞳孔等の反射のないこと，などを確認の基準として用いることを提案した。これが，アメリカでは一般に用いられる脳死判定のための基準であり，ニュー・ジャージーのカレン事件でも，この基準によりカレンはまだ死んでいないとされたのである。

　だが，もし医学的に脳死の時期が確認しえ，「早すぎた埋葬」の危険，「生きている」人間から心臓が取り出される可能性がなくなったとしても，脳死説により，死の時期が前の時点までずらされたことは，間違いない。学説のなかには，心臓死説はすでに慣習法になっているのだから，それを変更する

ためには国民の合意による新たな立法を必要とし，それまでは慣習法たる心臓死説に従うべきである，とするものさえある。そうまではいわないにしても，三徴候説によってはまだ死が来ていない時期に，心臓がまだ動いているのに，その人は「死んでいるのだ」といわれても，何か納得しがたいものを感じる人は，多いであろう。生命維持装置を早く取り外すため，あるいは移植用の新鮮な心臓を得るため，医師たちが便宜的に死の時点を前にずらそうとしているのではないか，と疑う人もいるであろう。特に，わが国では，昭和43（1968）年の「和田心臓移植事件」が，執刀医は不起訴処分になったとはいえ，国民の間に，医師の倫理性に対する疑惑を生じさせるという不幸な事件が生じた。

　医学的見解は，従来の心臓死説から脳死説に変更になったのだから，法的にもそれを採用するのに何らの支障もない，医師のみが死の概念を医学的にも法的にも決めることができる，と言い切ってしまうには，死の概念は，あまりにも，社会的に重いものなのである。ここに，この問題の困難性がある。

◆第 2 章◆ 生命医療技術と日本刑法

◆ I ◆ はじめに

　第 14 回国際刑法学会は 1989 年 10 月初旬にウィーンで開かれる〔本章初出：1987 年〕が，「刑法と現代生命医療技術」はその第 2 議題とされている。同議題の議長は西ドイツのアルビン・エーザー（マックス・プランク外国・国際刑法研究所所長），総括報告者はフィンランドのライモ・ラーティ（ヘルシンキ大学教授）であり，2 人の名による第 2 議題に関するコメントもすでに印刷されている(1)。その準備会は本年〔1987 年〕9 月末にフライブルグで開催される。

　本章は，もともと，このためのナショナル・レポートとして準備されたものである。提出された英文の報告書は，各種の生命医療技術に関する日本法の対応状況の説明を中心とする短いものであったが，本章論文は，その背景に関する序論，生命倫理と刑法に関する結論を含むほか，文献の参照等も行うなど，若干詳しくなっている。いずれにせよ概論的考察にとどまるものではあるが，現代の生命医療技術の進歩がすでに可能とし，これら可能としようとしていることがらに関して国際的レベルでの法的対応の必要性が議論されている現在，「いま何らかの法的規制を講じなければならないほどの，差し迫った問題はない(2)」と感じられているわが国においても，日本法の対応状況の賢明さをさらに考え直して見ることの資料とはなるかもしれない。

---

(1) Albin Eser et Raimo Lahti, Droit Pénal et Techniques Biomédicales Modernes, Rev. Int. Dr. Pén. 1986, p. 188 et suiv. 英文は Id. p. 226 et suiv. 独文は，ZStW 98（1986），S. 800ff. にある。
(2) 大谷實「生物医療の法律問題」判例タイムズ 609 号（1986 年）5 頁。

◆ 第 1 部 ◆ 医事法と生命倫理

◆ II ◆ 日本における医事法の主要な動向

「現代生命医療技術と日本刑法」の問題に入る前に，医学とその適用に関する日本法の基本的な特色，その動向について，若干の考察を加えておくことが適当であろう。これは，国境を超えて生じつつある新たな問題に対する日本法の，時には特異とさえ感じられるかも知れない態度を理解することに有益であると思われるからである。

1 医師の特権の広範性
(1) 医事の業務権

1946〔昭和21〕年の「日本国憲法」は，その23条において，「学問の自由は，これを保障する」と規定し，さらに22条1項は「職業選択の自由」を保障している。これらの条項によって保障されている国民の権利は，かつての「大日本帝国憲法」（1889〔明治22〕年）の中には存在しなかったものである。しかし，わが国の医師は，医学研究と医療の実行にあたって，日本国憲法施行以前から広範な法律的自由を享受するものと解されてきた。すなわち，彼らが，医学界内部で許容されている範囲内で行動したときにはその法律的責任が問われることはない，という自由である。このような医師の権利の存在は，「正当ノ業務ニ因リ為シタル行為ハ之ヲ罰セス」という1907〔明治30〕年の現刑法35条の文言にも表現されていると，現在でも漠然と考えられている[3]。

日本においては，患者の informed consent を欠く治療行為は専断的治療行為として違法であり，それを行った医師は法的責任を負うという原則が判例によって積極的に導入されたのは，西欧諸国よりはるかに遅れて1970年代に至ってからであり[4]，一時期にはこれを理由として医師の責任を認め

---

[3] 業務行為に，現在そして将来にも違法阻却事由としての独自の意味を認めることの妥当性については，町野朔「違法阻却事由としての業務行為」平場安治ほか編『団藤重光博士古稀祝賀論文集』第1巻（有斐閣，1983年）201頁以下，参照。

[4] 患者の同意していない医的侵襲を不法行為とした東京地判昭和46年5月19日下民集22巻5・6号626頁，秋田地大曲支判昭和48年3月27日判時718号98頁。合併症についての説明を懈怠したことを不法行為とした京都地判昭和51年10月1日判時848号

る判例が相当程度現れた。だが，近時はその数は激減しつつある。学説の中には，患者の自己決定権の存在を認めつつも，その保護の範囲を限定しようとする見解もある[5]。もともと informed consent の理論は，医療行為の実行について医師の享有する広範な裁量権を患者の主観的な意思によって限界付け，医療的な専断を抑制しようとするものであったことを考えるなら，日本における医師は，この理論によってもその広い裁量権の基礎を完全に奪われることはなかったといえよう。

　法は医師の裁量権を認めこれを尊重しなければならないという原則は，日本においては，医師は医学界において認められている複数の医療手段のいずれを選び実施するかについての自由を有する，ということに尽きるものではない。すなわち，医学の一般的承認を受けた医療技術といえるものが未だ存在しない「新分野」に医師がパイオニアとして進出し，新療法を実施したときにも，それが医学的に見て明らかに不合理であり，彼が医療倫理に反して行動したのでない限り免責されるべきだと考えられているのである。

　心臓移植手術は，1967年の末に南アフリカで初めて試みられ，日本でも，1968年の夏初めて実行されたが，被術者は3カ月を経過するのを待つことなく，免疫抑制療法の副作用により死亡した。この事件は，後述のように，心臓提供者がすでに死亡していたか否か，法律的に死の概念は心臓死であるのか脳死であるか，心臓摘出の手続きはどのようなものでなければならないかについて，大きな議論を惹き起こすこととなったが，心臓移植手術についても，当時はそれは成功例が乏しい実験的医療であること，また，当該被術者の心臓疾患が，このような実験的医療を「最後の手段」(ultima ratio) として断行することを正当化するに足りる適応症であったかに疑いもあったことから，その合法性を否定する論者も存在していた。しかし検察官は，外国における成功例が伝えられている状況で手術の成功を信じていた医師に法的責任は問いえないとして，当該医師を不起訴とすることに決定したのである[6]。

93頁，広島高判昭和52年4月13日高民集30巻2号51頁，熊本地判昭和52年5月11日判時863号62頁，など参照。
[5] 町野朔『患者の自己決定権と法』（東京大学出版会，1986年）。
[6] 植松正＝林田健男＝上野佐＝福田平＝藤木英雄（座談会）「心臓移植事件の不起訴処

(2) 医療における刑罰謙抑主義

違法行為を処罰し，その行為者を犯罪者と刻印することは，非刑罰的制裁では十分ではないと認められる場合に初めて許される，すべての違法行為に対して刑罰をもって臨むという必罰主義はとるべきではない，という「刑罰謙抑主義」の考え方は，日本においては古くからのものである。日本の刑事司法は全体的にこの意味で謙抑的に運用されていると思われるが，特に医療の分野でこの傾向は著しい。医師が業務上過失致死傷罪（刑法211条）として訴追され有罪判決を受ける例が報道されることは稀であり，しかも，それらは薬剤の取り違え，医療機器の操作の誤りなどの初歩的ミスに限られている。重大な過失でなければ医師は医療過誤に関して刑事責任を負わないという特別の規定を刑法典上に設けている国も存在する[7]が，そのようなものを持たない日本の刑法においても，運用上同じような事態が生じているともいえる。

医療行為の刑罰からの解放の主張は，別の所にも現れている。学説においては，外科手術など患者の身体に侵襲を加える医療行為は刑法上の暴行・傷害（刑法208条・204条）の概念に該当し，それが患者の意思に反する場合には処罰されうるという考え方が古くから一般的であった。しかし，この結論を認めた裁判例はこれまで存在していない。専断的治療行為は専ら民法上の不法行為として処理されているのである（しかも，その数が減少する傾向にあることは上述のとおりである）。近時には，このような法的処理のあり方を正当化すべく，専断的治療行為は刑法上不可罰であるとする見解が有力に主張されるようになっている。この見解はドイツの学説の理論構成，特に治療行為非傷害説[8]を援用するものであるが，ドイツの学説が専断的治療行為は現在の刑法によって処罰できない以上，新たな刑事立法が必要であると考えているのに対して，専断的治療行為を犯罪として処罰すること自体に反対するものである[9]。

分をめぐって」ジュリスト466号（1970年）48頁，参照。
[7] たとえば，1974年オーストリア刑法88条2項2号・3号は，医師等の医療関係者の業務遂行中に惹起された過失傷害の結果が軽く，かつそれに「重大な責任」（schweres Verschulden）が存在しないときは処罰しないとしている。
[8] 町野・前掲注(5)47頁以下，89頁以下，参照。
[9] 大谷實『医療行為と法』（弘文堂，1980年）79頁以下。

◇第2章　生命医療技術と日本刑法

2　人間の生命の保護

以上のような医療に対する法の自己抑制的な運用に加えて，日本において，新しい生命医療技術に対する法，特に刑法による対応を特徴的なものとしているのは，人間の生命保護に関する日本法の態度である。

(1) 出生後の生命の絶対的保護

1948（昭和23）年，最高裁判所大法廷は，死刑は日本国憲法36条の禁止する「残虐な刑罰」には当たらないとしたが，「生命は尊貴である。一人の生命は全地球より重い」と述べた[10]。人間の「個人としての尊厳」，その「生命の権利の尊重」を宣言した日本国憲法13条の下では，人間の生命の絶対的保護を日本法の公理としなければならないという考え方が，その後ますます強くなっているように思われる。

たとえば，1962（昭和37）年，名古屋高等裁判所判決[11]は，それが挙げる要件をみたすなら，死苦にさいなまれている患者を積極的行為によって殺す安楽死は合法であるという大胆なものであり，これを支持する見解も有力であった。だがこの判決自体は，当該安楽死行為はその要件に合致しない違法なものとしたのであり，この判決以後，日本の裁判所で適法な安楽死を認めたものは存在しない。そして，名古屋高等裁判所の6要件，特に，安楽死の実行は医師によるべきこと，その方法が倫理的なもの，という要件は，みたすことが極めて困難なものであり，同裁判所は事実上合法な安楽死を認めないとしたものだということは，現在では多くのコメンティターの認識しているところである[12]。現在ではさらに，合法な安楽死の存在を認めることは生命保護の絶対性の原則に反するとして，安楽死はすべて違法である，ただ，行為者の心理状態が窮迫しているときには例外的に責任が阻却され処罰されない場合があるにとどまるという考え方[13]が，むしろ一般的のように思われる。「クサビ理論」に基本的に共鳴する人の中には，消極的安楽死の

---

(10) 最大判昭和23年3月12日刑集2巻3号191頁。
(11) 名古屋高判昭和37年12月22日高刑集15巻9号674頁。
(12) 平野龍一『刑法総論』II（有斐閣，1975年）252頁，秋元波留夫「安楽死の問題を考える」『心の医療，生きる権利の原点をもとめて』（大月書店，1980年）42頁，など。
(13) 佐伯千仭『刑法講義（総論）』（有斐閣，四訂版，1981年）291頁，大谷實『刑法講義総論』（成文堂，1986年）285頁，内藤謙『刑法講義総論』（中）（有斐閣，1986年）539頁以下，金澤文雄『刑法とモラル』（一粒社，1984年）226頁，など。

一種である尊厳死に対しても否定的な態度を取っている(14)ばかりでなく「心臓死」にかえて「脳死」を人の死とすることは，人の生命の保護を危うくするとして，これに反対するものもある(15)。現在でも日本は，脳死が立法的にも，そして学説の大勢によっても認知されていない例外的な国である(16)。

　人間の生命の絶対的保護は，それが他の価値との関係において相対化されてはならないことをも要請する。日本において脳死を人の死の定義とすることが反対される1つの，そして重大な理由は，移植に適した新鮮な臓器を得る目的から，死の概念を相対化することは許されないというものである。安楽死，尊厳死を肯定することは，たとえそれが本人の「死を選ぶ権利」を認めることによるものであるとしても，実際には，医療経済的合理性，さらには病者の近親者の負担の軽減という目的によって実行されることを阻止しえなくなるとも主張される。

　人間の生命が保護されなければならないのは，それが「個人としての尊厳」に由来するからである。個人は法の下に平等である（憲法14条）。すなわち，人間の生命の保護のあり方が個人相互の間で相違してはならず，すべての人間の生命は絶対的な保護を享有し，その社会的価値の高低によって差異が認められてはならないのである。以上のようにして，「生命相互の間の相対性」の否定は，日本においては，「生命の質」（quality of life）の考え方の拒否，「生命の神聖さ」（sanctity of life）の固持へと至っているのである(17)。安楽死，尊厳死を認めることが，「生きる価値のない生命の抹殺」への道を開くものとなりはしないかは，日本においては常に懸念されるところであり，病者の主観的な，しかし推定されるにすぎない選択を基準とすることによって，重症精神遅滞者の治療を禁止したアメリカのサイケウィッチ判決(18)が，

---

(14) 中山研一「植物状態患者をめぐる法律問題」ジュリスト664号（1978年）139頁以下，665号（同年）95頁以下，大谷・前掲注(13)286頁以下。

(15) 内藤・前掲注(13)553頁以下。

(16) 〔本章初出時より追加〕平成9年に成立した臓器移植法により，現在は事情は異なっている。

(17) 唄孝一「『医の倫理』とバイオエシックス』との間」同編『医の倫理』（日本評論社，1987年）11頁以下。

(18) Superintendent of Belchertown v. Saikewicz, 1977 Mass. Adv. Sch. 2661, 370 N.F. 2d

日本で批判の対象となるのもこのためである(19)。

(2) 出生前の生命の無保護

人間の生命は絶対的に保護されねばならないという日本法の態度は，生成しつつある人間の生命，すなわち胎児に対するときは一変する。日本刑法は，他の国々の刑法と同じく出生前の生命の非故意的侵害の堕胎を処罰していない。だが，日本法は故意の堕胎をドラスティックに自由化し，胎児の生命の保護はここでは大部分放棄されてしまっているのである。

日本の刑法は妊婦の自己堕胎，第三者の行う同意堕胎を広く処罰し，許容される堕胎に関しては何らの規定もおいていない（212条-216条）。第2次世界大戦までは，堕胎は積極的に訴追され，処罰されていた。しかし，第2次世界大戦に敗北し困窮しきった国土における過剰人口の抑制，闇堕胎による妊婦の死傷の危険防止のために，1948年，「優生保護法」が制定され，「指定医師」による「人工妊娠中絶」，すなわち「胎児が，母体外において，生命を保続することのできない時期に，人工的に，胎児及びその付属物を母体外に排出すること」（2条2項）が一定範囲で許容されることとなった。その「時期」は最初は，厚生省のガイドラインによって妊娠28週未満と理解されていたが，未熟児医療の進歩により1976年以降，24週未満とされている。

1949年には，「妊娠の継続又は分娩が身体的又は経済的理由により母体の健康を著しく害するおそれのある場合」の妊娠中絶も許容されることとなった（14条1項4号）。ここでは，医学的適応を拡張した「経済的・医学的適応」による中絶も認められるに至ったことに注意しなければならない。

さらに1952年には，指定医師の認定だけで人工妊娠中絶をなしうるとされた（これ以前には，優生保護審査会の事前の許可がなければ手術は行いえなかった）。これらの法改正の後，経済的・医学的適応事由のルーズな解釈運用により，堕胎が事実上自由に行われるという事態が生じた。優生保護法の文言に忠実に経済的・医学的適応事由をストリクトに解釈・運用すべきだと

---

417 (1977).

(19) 丸山英二「サイケヴィッチ事件 —— 無能力者の延命拒否権をめぐって」ジュリスト673号（1978年）109頁以下，町野朔「法律問題としての『尊厳死』」加藤一郎＝森島昭夫編『医療と人権』（有斐閣，1984年）226頁以下。

いう意見もないわけではない[20]が，現実には，指定医師以外の者の行う中絶手術，あるいは法定の妊娠期間を越えた時期での中絶手術が，稀に堕胎罪として処罰されることがあるにすぎない。

胎児の生命権が危うくされているこのような事態は不当であるとし，特に優生保護法14条1項4号から「経済的理由」を削除し自由な堕胎に規制を加えようとする法改正の試みは何度かあったが，いずれも成功していない。すでに自由な意胎を長期間経験した後に，これを再び制限することは困難である。何よりも，1つの倫理的な立場を法によって強行しようとすることではないか，女性の権利の侵害ではないかが，問題とされるのである[21]。他方では，優生保護法は「遺伝的適応」は認めるが（14条1項1号–3号），「胎児性適応」を直接は認めていない。この点を改正しようとする試みもなされたが，これは障害者を差別することにつながるという反対にあい，やはり実現しなかった。

だが，このことは現状には何らの意味ももたない。なぜなら，胎児に障害がみとめられるときには，現行法の経済的・医学的適応事由を形式的な根拠として，中絶が実行されるのであり，それが違法行為として処罰される可能性はないからである。実際，現在は，胎児の性別を理由とする中絶も事実上自由に行いうるのである。

3　家族・近親者の意思の重視

医学的措置の採否を決定するについて，当該措置が直接実行される者ばかりでなく，その者の家族・近親者の意思が重視されることも，日本法における特色である。彼らの意思は，知ることが不可能な本人の意思に代わって医療上の決定の基準となるばかりでなく，ときには本人の明確な意思をオーヴァーライドしうることも認められている。たとえば，優生手術，人工妊娠中絶には，本人ばかりでなく，その配偶者の同意もなければならないことが原則である（優生保護法3条1項・14条1項）。また，精神障害者の親権者，配偶者，扶養義務者等は，「保護義務者」として，精神障害者をその意思に

---

[20] 大谷實『いのちの法律学』（筑摩書房，1985年）22頁以下。
[21] 町野朔「生と死の権利──生命とは何か」自由人権協会編『現代の人権』（日本評論社，1978年）42頁以下〔本書第1部第1章〕。

反して入院させることに同意し（精神衛生法33条・34条），妊婦が精神障害者であるときは，その意思を考慮することなく，妊娠中絶に同意しうる（優生保護法14条3項）。後者は，精神障害者は一律に意思無能力であるという，現在ではすでに維持しえない不当な前提にもよるものである[22]が，日本法の家族的構造をしめすものである。さらに，無益な延命医療措置の打ち切りも患者の家族の意思に反しては行いえないと考えるのが一般的であるばかりでなく，脳死を人の死と認めるべきだとしても，家族がそれを望むときは脳死者に対する「治療」を維持しなければならないとまで考えられている[23]。さらには，最近の，日本医師会・生命倫理懇談会の「脳死および臓器移植についての中間報告」（1987年）は，全脳死をもって人の個体死とすることを原則としつつ，脳死者の生前の意思，それが知りえないときはその家族・近親者の意思が，脳死を拒絶するものであるときは，心臓死を個体死とすべきだとしている。

　死体の処分については，もっぱら生者である遺族の意思が基準となっている。これは，死体損壊を処罰する刑法190条の規定が，社会一般に対する敬虔感情ばかりでなく，遺族の死体に対する権利あるいはその感情を保護するものであると理解されていることと一致している。死体の解剖については「遺族」（これについては法律上明確な定義は存在しない）の承諾が必要である（死体解剖保存法7条）ほか，現在において唯一の臓器移植に関する法律である「角膜及び腎臓の移植に関する法律」3条3項によると，死体からの眼球または腎臓の摘出をしようとする医師は，遺族の承諾を得なければならない。死者が生存中に移植のための摘出に同意していても遺族が明示的に拒絶したときは摘出ができず，逆にそれを拒否していたときも，遺族が同意すれば摘出ができるのである。この法律の規定していない他の種類の臓器摘出についても，同じように解釈されることになるであろう。このような解決の方法は，「死者の自己決定権」を重視する諸外国のそれとは明らかに異なっている[24]。

---

(22) 町野朔「精神医療における自由と強制」大谷實＝中山宏太郎編『精神医療と法』（弘文堂，1980年）42頁以下。
(23) もっとも，平野龍一「生命の尊厳と刑法」ジュリスト869号（1986年）48頁は，遺族の意思を考慮する点に懐疑的である。
(24)「臓器移植の比較法的研究」比較法雑誌46号（1984年）所収の諸報告参照。

日本法の態度は不当であり，個人の尊厳を保障した日本国憲法に違反するという見解[25]もあるが，日本法に伝統的な家族的解決は，しばらくは変更されることはないと思われる[26]。

4　社会的コンセンサスの重視

以上みたように，医療行為の自由を制約する幾つかの重要な要素は存在するものの，現在の日本においては医師は医的行為の実行において，かなり広範な法的自由を享有しているといえる。しかし，医師はこの範囲内でなら何事でも実行しうると考えられているわけではない。また医師たちも，この自由を行使することが自分たちの権利と考えている訳でもない。日本では，医師は「社会的コンセンサス」の枠内で行為すべきであると考えられているのである。もちろん，社会的コンセンサスに反した行為は直ちに法的制裁が加えられるべきであるとまで考えられているわけではない。しかし，日本では，「医倫理」よりこの概念が医師の行為規範として援用されることが多いのである。

「社会的コンセンサス」とは何か，どの範囲の人々の意見が一致したときそれが存在するといえるのか，その確認はいかにして行われるのかは，明らかではない[27]。そして，わが国で初めての心臓移植手術の刑事告発，医師による人体実験・脳外科手術の暴露[28]など，1960年代末から医師の行動に対する不信感が強まって以来，「社会的コンセンサス」論は医師の新たな試みに対する禁圧的作用を営んでいるように見える。これは，確定することの困難な概念を用いた「いちおうの拒否ないしは引き延ばしのための議論」であると評する論者もある[29]。だが，医プロフェッショナル自身の方も，自分達は社会的コンセンサスを尊重しなければならないことをみとめているの

---

(25) 金澤文雄「臓器移植と承諾 ── 角膜・腎臓移植法の解釈をめぐって」広島法学8巻（1984年）80頁以下，同・前掲注(13)191頁以下。
(26) 〔本章初出時より追加〕以上の臓器移植に関する法状態は，平成9年の臓器移植法の成立，平成21年の改正によってドラスティックに変わっている。
(27) 加藤一郎「脳死の社会的承認について」ジュリスト845号（1985年）43頁以下，平野・前掲注(23)47頁以下。
(28) 後述Ⅲ・1参照。
(29) 加藤・前掲注(27)44頁。

である。たとえば，日本で胎外授精，男女産み分けが実現したときに，「社会的コンセンサス」に反する目的でのこれらの技術の適用をなすべきではないという意見が，ジャーナリズムばかりでなく，医学界においても支配的となり，医学会，病院はそれぞれの理解する「社会的コンセンサス」にそった倫理基準を作成した。

　また「心臓死」にかえて「脳死」を人の死と認める「社会的コンセンサス」が形成されていない間には，法律的にも脳死をもって人の死とすべきではないという主張に対しても，脳死説の法的認知を目ざす人たちは，その「社会的コンセンサス」形成のため，各種委員会の設置，レポートの発表などを行っているのである。

◆ III ◆　日本刑法における生命医療技術

1　人間に対する医療的調査研究

　非治療的実験についてはもちろん，それより緩和された基準によってではあるが治療的実験についても被験者の，彼が意思無能力であればその保護者の informed consent が必要である。被験者は，実験の目的，態様，危険性を十分理解したうえで，自発的・積極的な同意を与えていなければならない。以上のヘルシンキ宣言（1964年。1975年に修正）の原則は国際的にも承認されているところである。だが，他の国々におけると同様，日本の医師達がこの原則に自覚的に従うようになるまではかなりの時間を要したようであり，被験者の知らない間に癌細胞を注射する，乳幼児の保護者の同意を得ずに造影剤を脳動脈内に注入する，などの人体実験が，行われ，告発されたこともある[30]。前述の1968年のわが国における最初の心臓移植事件において，当時としては冒険的医療にすぎなかったこの手術の限界，危険性に関する適切な説明が被術者に対してなされていたかについては相当の疑問が存在していたが，それがさほど問題とされることがなかったという事実も，このような背景のもとで理解されうる。

---

(30)　日本弁護士連合会編『人権白書』（日本評論社，1969年）126頁以下，同『人権白書（昭和47年版）』（日本評論社，1972年）187頁以下，日比逸郎「臨床研究と人体実験」ジュリスト548号（1973年）19頁以下，など参照。

だが，実験医療における被験者の自己決定権の承認は，現在の日本では，疑われることのない原則となっている[31]。

1970年代後半に至り，被術者の同意のないロボトミー手術を違法とする民事判例も出るに至っている[32]。informed consent を欠く人体実験は，被験者の有効な同意によって正当化されない傷害行為を行うものとして——これまでこのことを認めた判例は存在しないが——刑法（204条）によっても処罰しうる。治療行為は概念上傷害ではないという見解によるなら，治療的実験は処罰しえないことにもなろうが，治療行為にも傷害の概念があてはまるという一般的な見解[33]に従うなら，このような区別は存在しないことになる。他方，被験者の自己決定権侵害が不法行為として民事責任を発生させることには問題はない。

しかし，このように被験者に事後的な救済を与えることは，ないよりましであることはいうまでもないにしても，やはり限界がある。また，被験者が実験に関して十分な information をあたえていたか，彼の同意は自発的であったか，などの考慮によって実験行為の合法性を決定することには，不安定さがつきまとう。これによって，法的制裁，ときには刑罰を医師に加えることは，場合によっては不当な結果になりうる。おそらく，このような伝統的救済制度とともに，被験者の保護のためには，人間に対する医療調査的研究の実施の可否を事前的に規制する方策がとられなければならないとおもわれる。そして，これは，われわれがまだ経験したことのない種類の危険をはらむ近代的な生命医療技術についてこそ，一層強く推奨されなければならないものである。

日本には人体実験一般を規制する法律は存在しない。薬物の臨床試験に関しては，1979年に改正された「薬事法」が行政当局によるささやかな規制を規定している。すなわち，医薬品を製造しようとする者がそのための薬物の臨床試験を行おうとするときには，あらかじめ厚生大臣に実験計画を届け出なければならず，それを怠ったときは罰金刑によって処罰される（80条の

---

[31] 加藤一郎「臨床試験と人権」加藤＝森島編・前掲注[19]309頁以下。
[32] 札幌地判昭和53年9月29日判時914号85頁，名古屋地判昭和56年3月6日判時1013号81頁。
[33] Ⅱ・1(2)参照。

2第2項・87条9号)。厚生大臣は，必要と認めるときには，その計画の取り消し，変更を指示することができる（80条の2第3項)。

　だがこの規制は，医薬品の製造を目的としない臨床試験には及んでいない。しかも，実験は厚生大臣の許可がなくては行いえないのではなく，単に届け出で足りるものとされていることに注意すべきである。もっとも厚生省は，被験者の保護のために臨床試験の手続きを規制した「医薬品評価の在り方」(1971年)，「医薬品の臨床試験の実施に関する基準（案)」(1985年)という公的ガイドラインを出している。医薬品製造業者およびその依頼を受けた研究者は，これに従うよう期待されているのである[34]。

　以上の公的規制のほか，学会が「基準」を定め，学会員にその遵守を期待することがある。たとえば，日本精神神経学会・理事会の「人体実験の原則」(1973年)は，実験的医療に関しての被験者の informed consent を重視すべきことを宣言するとともに，被験者が精神障害者であるときについて特に規定している。また同理事会の「精神外科を否定する決議」(1974年)は，「精神外科は医療として許されない」としている。日本産婦人科学会の会告「『体外授精・胚移植』に関する見解」(1983年)は，被術者に知告すべき事項のほか，この医療行為の実施が許される場合，実施者の資格等々を定めている。そのほか，「倫理委員会」を設置し，人体実験，実験的医療を実施するに際してはこの委員会の許可を受けなければならないという内部規制を設ける大学医学部もある。しかし，すべての研究・医療機関がそうなのではない。

2　人工的出産
(1)　日本における状況

　日本では1949年に第1号の人工授精児が誕生し，現在までその数は1万人位だと推定されている。人工授精は不妊への対応策として実施されるものであるが，配偶者間人工授精（AIH）よりは，非配偶者間人工授精（AID）

---

(34) 薬品の臨床試験に関する規制の現状に関しては，片平洌彦「新薬の研究開発と人権」『ジュリスト増刊総合特集44 日本の医療――これから』(有斐閣，1986年) 178頁以下，参照。(〔本章初出時より追加〕その後治験に関する薬事法の改正が行われ，現在は本文にあるところと大きく変わっている。)

の方が実施される割合が高い。AIDにより出産した子は，夫婦間の嫡出子として届け出られ戸籍に記載されている。人工授精に関しては日本には何らの法的規制も存在せず，また，その試みもない。ただ，日本で1番最初に人工授精を実行し，現在まで人工授精児の90％を出生させた慶應義塾大学医学部が，（1）必ず夫婦揃って相談に来させること，（2）人工授精の施術については秘密を厳守すること，（3）ドナーとしては遺伝的欠陥のない者を選ぶこと，という自主規制原則を設けているにとどまる[35]。

　日本でも1983年，体外授精・胚移植（IVF/ET）が初めて成功している。AIDの場合は，それに関連する法的・倫理的問題の重大さにもかかわらず，その点の議論の帰趨を見ないまま事実の積みかさねが先行してしまった観があったが，IVF/ETについては，その成功後間もなく，様々の問題が指摘され，その実施を一定の範囲内にとどめなければならないという意見が高まった。すでに触れた日本産婦人科学会の「『体外授精・胚移植』に関する見解」は早々とだされた学会のガイドラインであり，この医療技術は，妊娠結果をもたらすための最後の手段として子の出産を希望する夫婦についてのみ行うことが許される，実施医療機関は当事者以外の意見を聞く場を設ける必要がある，などを定めている。大学の医学部内での「倫理委員会」の設置が加速されたのは，このような事件が大きな契機である。各大学医学部の内部規則，あるいは倫理委員会規則は，現在のところ，AIHの形態でのIVF/ETのみを許容しうるものとしているが，医師の間にはAIDも許容すべきだという議論が有力に出つつある。しかし，未婚女性についてのIVF/ET，代理母の利用を認めるべきだとの意見はない。

　1986年には，パーコールを用いて男子の精子を分離し，それを人工授精することによって男女の産み分けを行うことが可能となった。この技術は，筋ジストロフィー，血友病などの伴性遺伝疾患を防止することに役立つものである。これを目的とした行為が許容されるものであることについては，医学界においても異論はなかった。だが，両親が特定の性の子のみの出産を望んでいる場合に，それに応じることをも認めるべきかについては意見が分か

---

[35]　日本における人工授精の実施状況については，飯塚理八「体外授精の現状と展望」厚生省『生命と倫理に関する懇談報告書』（1985年）63頁以下，参照。

れた。日本医師会の生命倫理懇談会は，直ちに「『男女産み分け』についての見解」を発表したが，遺伝性疾患の回避の目的以外でも，各医科大学，医学部の倫理委員会が認めるときにはこの技術を適用しうるとした。

(2) **法 的 規 制**

以上のように，日本では，人工的出産技術の実施に関しては法律的規制はもちろん，公的ガイドラインも存在しない。それは医プロフェッションの自律に委ねられているのである。もちろん出産を人為的に操作することが持つ問題について議論がない訳ではない。出産への「反自然的な」介入への反感から始まり，それは「正常な」家族関係をみだす，親子関係の確定を困難にし，当該技術によって出生した子供の地位を不安定なものにするばかりでなく，彼に心理的な悪影響を与える，さらには，男女の産み分けの乱用は自然的な男女の比率を崩す，などということが指摘されている。だが，日本では法的規制を主張する意見はない。日本では，夫婦の子を持つ希望が優先されるべきであり，それをどの程度かなえるべきかは医師の裁量に委ねられると考えられているのである。

(3) **人工出産児と父および母の確定**

AIH により出生した子が，夫婦の嫡出子となることには問題がない。夫の精子と妻の卵子から授精卵を作り，それを妻の子宮に移植した場合も原則としておなじである。AID の場合，その子は夫の子と推定されるが（民法 772 条），その推定はくつがえすことが可能であるから，精子の提供者がその父ということにされる可能性もある。他方，母子関係は，出産の事実によって確定されると解されているため，子の母は，卵子の提供者である妻ではなく出産した代理母ということになる。多くの学説は，遺伝的な親である精子あるいは卵子の提供者ではなく，出産した子の親となることを望んでいる夫婦をその両親とすべきだと主張し，必要な立法措置をとるべきだとする者もいる[36]。

卵子・精子の提供者が匿名でいる権利と，子がそれを知る権利との衝突・調整の問題も日本では未解決である。上述のように，AID の場合，精子提

---

(36) これらの問題に関する概括的な検討として，石井美智子「治療としてのリプロダクション——人工授精・体外受精の法的諸問題」『ジェリスト増刊総合特集 44 日本の医療——これから』19 頁以下。

供者の身許は当事者にも秘密とするのが医療の実務である。だが，アイデンティティを知る子の権利の保障，また近親婚の防止の見地からは，この妥当性には問題がある。

3　受精卵・胎児への干渉・操作
(1)　医療の実際

ET の目的で作られた受精卵に遺伝子操作を行い子宮に移植することは，1983 年の日本産婦人科学会の基準が禁止するところである。だが，それ以外は，「受精卵の取り扱いは，生命倫理の基本にもとづき，これを慎重に取り扱う」とするのみであった。1984 年の同学会の「ヒト精子・卵子・受精卵を取り扱う研究に関する見解」は，諸外国における傾向に従って，事前の提供者の承諾を得て，受精後 2 週間以内に行われる受精卵に対する研究を認めることとし，そのための冷凍保存も許可することとした。実験は事後に学会に報告しなければならないが，事前の許可は必要でない。また，実験の目的についての限定も何ら加えられていない。だが，胎児医療，出産医学を含めた一般の医学的研究の目的以外で，受精卵に操作することが許容されていないことはいうまでもない。

人工妊娠中絶によって母体外に排出され，生きている胎児を，医学的な実験の対象として用いることを望む医師がないわけではないが，少なくとも現在のところ医学界はこれを公認しようとはしていない。1985 年に日本産婦人科学会が作成したガイドラインも，死亡した胎児・新生児の取り扱いについては死体解剖保存法の原則[37]を守るべきであるとして，それを用いた研究についての倫理的原則を定めているにすぎない[38]。

(2)　法律的対応

受精卵・胎児には，その提供者の処分権がある。その者の同意を得て行われたこれらに対する侵襲行為は，現行法上適法である。母体外において生命を保続することのできない胎児の中絶が事実上自由である現状[39]を根本的に変革しないでおいてこのような行為を処罰する法律を作ることは，法律上

---

[37] Ⅱ・3 参照。
[38] 品川信良「医学や医療における胎児の使用」ジュリスト 878 号（1987 年）88 頁以下。
[39] Ⅱ・2(2)参照。

◇第2章　生命医療技術と日本刑法

の大きな不均衡をもたらすことになり，妥当性を欠くものである。

　処分権者の意思に反した受精卵・胎児への操作は違法であり，民法上の不法行為責任を発生させるであろう。また，専断的に妊娠中絶を行い，母体外に排出された胎児を実験の対象とする行為は，刑法上堕胎罪として処罰されうる。だが IVF によって作られた受精卵は，母体によって懐胎される以前には，堕胎罪の客体たる胎児ではない。従って，その提供者の意思に反して，これに干渉・操作を加え，あるいはそれを破壊する行為は，現行法上処罰することはできない。これを，精子と卵子の提供者の共同所有する「物」と見て，それを故意的に侵害する行為を器物損壊罪（刑法261条）として処罰しうるという見解もないわけではないが[40]，人間の生命体も「物」であるとすることは困難であろう。

　もっとも，精子，卵子，受精卵，胎児に対する干渉行為が行われ，その結果障害を持った人間が出生したとき，さらにはそれが原因となって死亡したとき，これを人間に対する傷害罪，殺人罪として処罰しうるかという問題はある。母体を介して有機水銀を吸収した胎児が障害を持って出生し，そのうち何人かが死亡したという「水俣病事件」に関して，裁判所は，有機水銀を流出させた企業の責任者を，業務上過失傷害罪・致死罪として処罰しうるとした[41]。

　しかし，胎児が母胎内で死亡したときは，それが故意によるものでないときには過失堕胎として不可罰，故意によるときでも，妊婦の同意のあるときは，上述のように堕胎の大幅な自由の下では処罰を差し控えざるをえないのに対して，胎児が生き延び出生したときは，たとえ妊婦の同意があったとしても処罰されるというのは均衡を失する。従って多くのコメンテイターは，以上のような考え方に反対しているのである。また，刑事司法実務も，水俣病事件のような公害事件を越えて，以上の考え方を一般化するつもりがあるとも思われない[42]。

---

[40] 石原明「体外受精の法的視点と課題」ジュリスト807号（1984年）31頁。金澤・前掲注(13)145頁は，これを支持する。
[41] 熊本地判昭和54年3月22日刑裁月報11巻3号165頁。これは結論的に，その控訴審判決である福岡高判昭和57年9月6日高刑集35巻2号85頁によって支持された。（〔本章初出時より追加〕この結論は第3部第1章論文にある最決昭和63年2月29日刑集42巻2号314頁によって支持された。）

◆ 第1部 ◆ 医事法と生命倫理

処分権者の意に反した受精卵への干渉が不可罰であることを現在の刑法の持つループホールと考えて，新たな刑事立法によって対応すべきだという見解は，現在の日本では殆ど存在しない。医師のこのような不当な行為には，現在でも民事的制裁が存在するのであり，これ以上のものが必要であるとは考えられていないのである。

4　遺伝子工学

近代生命医療技術のもたらした人間の生命の医学的操作の可能性は，人々にその将来について大きな不安を与え，その許されうる限界について多くの議論を生じさせた。しかし，たとえば，人間と動物の受精卵細胞を結合することにより「キメラ人間」を作り出すこと，あるいは同一の遺伝的情報を持つ人間を複数，時には大量に製造するというクローニングが実現することは，まだ思弁的な，単なる幻想にとどまることは，現在では認識されるようになっている。また，人間の胚細胞に遺伝子を移植することによって遺伝子組替えを行い，人間の遺伝的形質を変化させる技術も，最初に考えられていたほど容易にその実現範囲が広がりうるものではないことも認識されている。もちろん，はるかに遠い将来のことであったとしても，生命医療技術が，A. Huxleyの"Brave New World"を作りだすことを許容すべきか否かについては，我々は考えておかなければならない。研究者，医師が科学の倫理性，あるいは生命倫理を認識し，倫理的な自己規制を行おうとすることは当然のことではあろう。だが「人間の尊厳」，「人間が個別的1回的な存在たりうる権利」，「自己の遺伝的特質に改変を加えられない権利」を主張することによって，生命医療技術に何らかの法的規制を加える段階に今はないことは確かなことであろう[43]。

問題は，現在のところ，遺伝子の調節・再結合の基本的機構を含めて，遺伝子に関しては科学的に解明されていない部分がきわめて多いことである。

---

(42) 右の「熊本水俣病事件」第1審判決が出た直後，交通事故により胎児の段階で傷害を与え出生後死亡させたという事案に関して，秋田地判昭和54年3月29日刑裁月報11巻3号264頁は，業務上過失致死罪の成立を否定している。
(43) 〔本章初出時より追加〕しかし，平成12年のクローン技術規制法はクローン人間等の産生を処罰することとした〔第1部第3章参照〕。

◇第2章　生命医療技術と日本刑法

遺伝子工学的技術を適用された個体が人となったとき，彼が予測しえなかった何らかの障害を有し，しかもそれが子孫へと伝達されていくことが起こりうることも否定できないのである。そして，このような危険性は，人間の資質の向上を目的とする「正の優生学」においても，遺伝病予防を目的とする「負の優生学」にも存在するのである。結果として人間に障害が生じたときには，事後的な民法的救済は別として，現在のところ刑法的制裁が加えられることはないし，それを可能とするような立法を行うことも妥当でないであろう[44]。だが，このような「未知の危険」を考慮するなら，それがもたらす効用については価値的な対立が基本的に存在しない「負の優生学」的医療技術のみを，未知の危険と治療の効用との慎重な審査を経たうえで許容することが推奨されるべきであろう。だが，「何が起こるかわからない」という危険に対処するために，刑罰を規定することは，おそらく妥当ではない。

5　遺伝子治療

すでに分化を開始した体細胞に健全な遺伝子を移植することにより遺伝性疾患を治療する技術は，対象者の子孫にまで遺伝的影響を持つことはないから，前項で述べた遺伝子工学的治療技術よりも問題が少ない。だが，現在のところ，この治療技術もまた，医学的に未確立なのであり，その実行については，治療的実験に関するのと同じ考慮[45]が妥当する[46]。

6　遺伝子分析とセレクション

日本においては，妊娠中期までの中絶は事実上自由である[47]。従って，出産前の診断により胎児の障害・疾患が判明したときは，その胎児を中絶することは自由である。実際にも，胎児にダウン症候群が存在することがわかったときには，医師はその両親に中絶を勧め，その同意を得て胎児を中絶することが行われている[48]。将来，出生前の遺伝子分析が広範に実行され

---

[44]　Ⅲ・3(2)参照。
[45]　Ⅲ・1参照。
[46]　〔本章初出時より追加〕現在は，遺伝子治療，臨床研究に関する倫理指針によって，行なわれている。
[47]　Ⅱ・2(2)参照。
[48]　我妻堯「医学からみた人工妊娠中絶をめぐる諸問題」日本医事法学会編『医事法学

ることになれば，医師と両親の決定にもとづいた出産前のセレクションがより広く実現されることも考えられる。だが，現在のところ，政府・行政がこれらの出生前の診断を推奨していることはないし，将来にも，公的セレクションの推進が世論の支持するものとなることは，おそらくありえないところであろう。

以上に対して，出生後の新生児の生命は，「人間の生命」として絶対的に保護されるべきだと考えられている[49]。新生児に障害があること，あるいはそれが遺伝的疾患を持つことが判明したとしても，その生命の抹殺を許容することはできない。そのような行為は刑法によって処罰されることになろう。日本では，セレクションを目的とした遺伝子分析によるスクリーニングが導入される可能性はまず存在しないであろう。1970年代の後半から，日本の厚生省はフェニケトン尿症など数種類の遺伝的疾患に関する新生児スクリーニングを積極的に推進してきているが，これらはいずれも，疾患の早期治療を目的としたものである。

7　臓器移植と人工臓器

現在の医療工学においては，永久的に自然臓器に代わって機能する人工臓器は，人工心臓を含めて，まだ開発されていないし，近い将来にそうなる可能性も乏しい。ただ，人工透析は日本では広く行われている。だがこれも，腎臓疾患の根本的治療を行いうるものではない。

新しい拒絶反応抑制剤の登場，ドナーとレシーピエントの組織的適合性を確定する技術が進歩したことにより，自然臓器の移植手術の成功率は，従前に比して飛躍的に高まったといわれる。遺族が死体への侵襲を嫌うという傾向が一般的であるといわれる日本でも，死体から摘出された新鮮な臓器を移植に用いることが推進されるようになってきた。1979年の「角膜及び腎臓の移植に関する法律」は，このようななかで成立したものである[50]。1968年，日本で最初の心臓移植手術が失敗し，起訴までは至らなかったが，執刀

叢書5　医療と生命』（日本評論社，1986年）86頁以下。
(49)　Ⅱ・2(1)参照。
(50)　この法律が，死者の生前の意思ではなく，遺族の意思を最終的な基準として，臓器摘出の可否を決しようとしていることについては，Ⅱ・3参照。

医が殺人罪で告発されたという事件(51)以来,凍結されたままであった心臓移植手術についても,再開への意欲が医師たちの間に生じつつある。

だが日本では,脳死が人の死として公認されていない(52)。このような法状態では,移植に適した新鮮な臓器を脳死体から摘出する医師は,常に殺人罪による処罰の威嚇におびえなければならない。現に,1984年,脳死者からその配偶者の同意を得て,腎臓,膵臓,肝臓を摘出した医師が殺人罪で告発されるという事件が再び生じている。報告者自身は,全脳死をもって人の個体死とすべきものと考えるが,近代的な生命医療技術に関しては,日本では,脳死説の採否が刑法的に重要なポイントとなっているのである(53)。

◆ Ⅳ ◆ 生命倫理と刑法

1 生命と倫理・法・刑法

「生命倫理」(bioethics)の内容はしばしば不明確であるばかりでなく,その具体的命題についても,議論なしで済まされるものは殆どない。たとえばしばしば,クローン人間,人間と動物とのキメラの製造は「人間の尊厳」に反すると主張される(54)。確かにわれわれは,このような存在を嫌悪するであろう。だが,この感覚だけでそれらを作りだす行為を倫理的に悪であるということができるのか。遺伝的情報が同一の人間が複数存在することは,どうして「人間の尊厳」に反することなのか。一卵性双生児は,人間の尊厳が否定されている存在であるということなのか。もし,ある生命が,他の人間と同じような人格的価値を承認されていれば「人間の尊厳」が維持されているというのなら,キメラ人間にも人格が承認されることを前提とする以上,その製造も倫理的に非難することはできないのではないか。

他方では,われわれは「人類の未来」をも考えなければならない。クローン人間,キメラ人間,超人類(super-race)の出現を医療技術が推進するこ

---

(51) Ⅱ・1参照。
(52) Ⅱ・2(1),4参照。
(53) 〔本章初出時より追加〕臓器移植法の成立(平成9年),その改正(平成21年)により脳死論は新な局面を迎えている。
(54) Ⅱ・4参照。

とは，人類の進むべき方向に不当に介入し，未来の世代に害を与えるものである，とも主張される。だが，何が人類の進むべき方向なのか，そもそも現在のわれわれには，未来の，ときとしては遠い将来の人々の存在を決定する倫理的権利があるのか。

また，しばしば「人間は神を演ず（play God）べきではない」「人間の本性に反する行為をしてはならない」ともいわれる。だが，何がこのような倫理的禁止に反する行為なのかは明らかではない。この議論は，結局は，「反自然的」と思われる以上，すべての人為的な生命状態への介入を忌避し，現状（status quo）を固定化すべきだという保守主義の議論なのではないか，等々(55)。

法は，倫理とは異なり，公的な強制を用いて現在，あるいは近い将来の人間社会における可視的な利益を維持しようとするものである。ある倫理が，市民の圧倒的支持を得ているものである，あるいは，その感情に合致するものであったとしても，法はそれを強行する道具であってはならない。また，市民の心の中に一定の倫理を強化するために用いられるものであってもならない。

刑法はしばしば最小限度の倫理とされ，「倫理的道標」としての役割を負わされることもある。日本も含めて幾つかの国において，医事法が基本的に医事刑法であったことは，医倫理の分野もこのような傾向と無縁ではなかったことを物語るものである。しかし，刑法の役割は，法の役割を超えるものであってはならない。そればかりではなく，保護されるべき利益が重大であり，その保護のために刑罰という強い制裁を用いる必要があるときのみ，刑法は介入するのである。「刑罰謙抑主義」(56)は維持されるべきものである。

2　生命倫理と国際刑法

刑法が生命医療技術に介入するときは，出生前後の人間の生命・健康の保護を中心としたものになろう。また，遺伝子組替等の危険を伴う研究にも介入することもありうるかもしれない。だが，それは，以上のような刑法の役

---

(55) 生命倫理の諸問題に関する多様な考え方については，長尾龍一＝米本昌平編『メタ・バイオエシックス——生命科学と法哲学との対話』（日本評論社，1987年）を見よ。
(56) Ⅱ・1(2)参照。

◇第2章　生命医療技術と日本刑法

割を考慮したうえで慎重に決定しなければならない問題である。規制の合理性・必要性が認められるときにも，刑法以前に他の法律，あるいはそれ以前の公的ガイドライン，さらには医師・研究者の自律に委ねることで十分であるかは考慮されなくてはならない。そしてその際には，それぞれの国における医療と法の現状をも基礎とし，刑事罰を用いることの妥当性が論定されなければならない。もちろん，人間存在の根本に関わる生命医療技術に関して，国際的な倫理基準を設けることは妥当であろう。日本も含めた国々は，それを考慮しつつ，それぞれの国に適合した法規制を行うであろう。だが，国際間に妥当する一律の刑法的規制を設けるのは妥当なことではない。まして，国際的倫理のシンボルとしてそれを作ることはとうてい賢明なことはいえないであろう。

51

◆ 第3章 ◆ ヒトに関するクローン技術等の規制に関する法律
——日本初の生命倫理法——

◆ Ⅰ ◆ 日本初の生命倫理法

1　実際的意味——禁止と解除，2本の柱
（1）　昨年度末〔本章初出：2001年〕の第150国会において「ヒトに関するクローン技術等の規制に関する法律」（クローン技術規制法）が，平成12年法律146号として成立した。

　個人の複製であるクローン，人と動物の細胞・器官の混在するキメラ，人と動物の受精によるハイブリッド——この三種の個体の産生（産出を意味するこの言葉はかなり新奇なものであるが，科学技術会議の下での審議の段階から一貫して用いられ，法律案の提案理由書でも使用されていた。ただし法律では「生成」および「人為による生成」という語が用いられている）を防止するために，「人クローン胚，ヒト動物交雑胚，ヒト性融合胚又はヒト性集合胚[1]を人又は動物の胎内の移植」する行為を禁止し（3条），その違反を10年以下の懲役若しくは1千万円以下の罰金，または両者の併科という重い法定刑によって処罰している（16条）[2]。本法の「目的」（1条）によると，これらの個体産生は人の尊厳に反する行為であるばかりでなく，様々な弊害をもたらしうるから，これを処罰することとしたのである。現実にこれらの個体が産

---

[1] これらの胚の定義は，2条1項10号，13号，14号，15号にそれぞれあり，2番目がハイブリッド胚，最後がキメラ胚である。ヒトの体細胞核等を動物除核卵と融合させることによって生じる3番目のものは，実質は人のクローン胚であるが，ハイブリッド胚と呼ばれることもある。また，「胚」そのものの定義は同項1号にある。
[2] 前の国会に提出されたが審議未了で廃案となった法案では，法定刑の上限はいずれもこの半分であったが，より重罰を求める意見が強く，後に述べるように，法案の段階でこのように修正された。

53

生しなくても当罰性は十分あること，産生を犯罪の要件とすると，産生させないために中絶してヒトの生命を奪うことを奨励することになるということから，このような産生させる行為の着手未遂的形態を処罰することにしたのである。なお，本罪そのものの未遂は処罰されていない。以上の部分は，本年〔本章初出：2001年〕6月6日から施行される（附則1条本文）。

(2) クローン技術規制法は，以上の，その胎内への移植が禁止・処罰されることになる人クローン胚等に加えて，その周辺的なヒト胚，ヒト・動物に由来する胚を「特定胚」（4条1項）と名付けて，その作成・譲受・輸入を文部科学省令によって届け出ることとし（6条），その研究目的での使用に関する文部科学大臣の指針の遵守を要求している（4条・5条）。これらの胚を作成し，あるいはそれを用いて研究を行うことは，クローン・キメラ・ハイブリッド個体の産生に至らないときでも，生命倫理的問題を生じさせる。

しかし，この種の研究は移植用臓器・組織の開発などに大きく貢献することも期待されている[3]。法は，その研究を倫理的に許容しうる範囲内で認めることによって，「社会及び国民生活と調和のとれた科学技術の発展を期することを目的」とした（1条）のである。現在は，これらの研究は学会の自主規制により，また，行政庁の指導によって事実上禁止されているのであり，本法は省令，指針[4]に従った作成・使用を解除するという意味を有する。本法のこの部分は，公布の日から起算して1年以内の，政令によって定める日から施行される（附則1条但書2号）。

(3) 一読しただけでこの法律の内容を理解することは殆ど不可能である。法案の要綱にはイラストが付けられていた。このようなことは初めてのことだったというが，それは少しでも国会議員の理解を助けようとする試みであった。しかし，クローン技術規制法は，クローン個体等の産生を峻厳な刑罰で禁止すること，および，これらの胚を用いた研究を解除することという，2本の大きな柱を持った法律であることを理解しておくならば，その内容を

---

[3] クローン技術の多様な可能性については，豊島久真男ほか（座談会）「クローン技術とその周辺技術の課題と展望」科学技術ジャーナル2001年3月号（2001年）10頁参照。
[4] 省令と指針はまだ作られていないが，後者は科学技術会議生命倫理委員会・ヒト胚研究小委員会の報告書・後掲注(7)「第4章 ヒトクローン胚等の取り扱いについて」を内容とするものであることが予定されている。

ある程度は把握することが可能となる。そして，まさにこれが多くの議論の結果であり，この法律が妥当であったかについて，議論はまだ続いているのである。

2　立案過程──個体とヒト胚

　近時でも「臓器の移植に関する法律」のように，医療と法のかかわりが問題になった法律がないことはない。しかし，驚異的に進展する生命医療技術がヒトの生命の基本的あり方に介入・操作する可能性を生じさせていることを目の当たりにして，具体的な立法の問題として，生命倫理と法との関わりが正面から問題とされたのは，わが国では初めてのことであった。そして，日本の法律はこの範囲で積極的にこれと関わり，明確に態度を示したのである。この 10 年前〔本章初出：2001 年〕までは，筆者[5]を含めて，刑法の介入に謙抑であるべきだとする論調が法律研究者の間では有力であったと思われる。クローン技術規制法の成立は，この意味でも重要な意味を有する。法律の条文は，「ヒトに関するクローン技術等の規制に関する法律」という名称にふさわしく，かなりテクニカルな形式で書かれている[6]。しかし，それにもかかわらず，クローン技術規制法は日本で最初の生命倫理法というべきものなのである。

　1990 年末にイギリス，ドイツは相次いでヒト胚への干渉を禁止・処罰する法律を作成した。フランスも 1994 年に生命倫理法を制定した。その中でもドイツの「胚保護法」は，クローン・キメラ・ハイブリッド個体および胚の作成を明示的に，かつ全面的に禁止するとともに，体外受精，ヒト胚への干渉に規制を加え，それらの違反を処罰するというものであり，極めて包括

---

(5)　町野朔「生命医療技術と日本刑法」警察研究 58 巻 8 号（1987 年）3 頁〔本書第 1 部第 2 章〕。
(6)　ちなみに，「クローン技術」とは「人クローン胚を作成する技術」で（2 条 1 項 11 号），さらに「人クローン胚」は，「ヒトの体細胞であって核を有するものがヒト除核卵と融合することにより生ずる胚（当該胚が 1 回以上分割されることにより順次生ずるそれぞれの胚を含む。）」とされている（同 10 号）。そのほか，多くの，複雑な定義規定，読替規定の羅列をみるなら，立案者が，努めて，この法律は科学技術の規制法であって，例えばすぐ後でも出てくるドイツの 1990 年「胚保護法」のように，生命倫理に反する行為を処罰する法律ではないという立場をとろうとしていることがうかがえる。

的なものであった。それから若干の時が流れた 1997 年に，羊の体細胞からクローン羊ドリーが誕生したことにより，人間にこの技術を適用して個人のコピーを作成することも現実性を帯びてきた。各国は，改めて，クローン技術をヒトに適用することは絶対に禁止されるべきことを確認するところとなった。世界保健機構（WHO）は禁止を決議し，ユネスコの「ヒトゲノムと人権に関する世界宣言」は人間の尊厳に反する人クローン個体の産生は禁止されるべきだとした。

1997 年のデンバーサミット 8 カ国首脳宣言には，「われわれは，子どもを創造する目的での体細胞核移植を行うことを禁止するために，適切な国内的措置および緊密な国際的協力が必要であるとの認識で一致した」という一項目が入れられた。これを受けて，内閣総理大臣の諮問機関である科学技術会議は「生命倫理委員会」を設置し，そこにはさらに具体的作業を担当する「クローン小委員会」が作られた。

さらに，各種臓器・組織の細胞を培養することが可能な，また，キメラ個体の産生にも用いうるヒトの ES 細胞（embryonic stem cell. 胚性幹細胞。俗に「万能細胞」といわれる）の樹立が海外で成功したことを受け，ヒト胚から ES 細胞を樹立し，さらにそれをヒト胚に使用するなどの研究の許容性を検討するために別のワーキンググループ「ヒト胚研究小委員会」も設置された。この 2 つの小委員会の報告を受けて，生命倫理委員会は，法律を作り，これによって，第 1 に，人クローン個体，人と動物のキメラ・ハイブリッド個体を産生させようとする行為を処罰する，第 2 に，これらの胚等を用いた研究を規制する行政的ガイドラインをこの法律の中に位置づけるという方針を決定した[7]。この方向で法案が作成され，本法の成立となったのである。

---

[7] 『クローン技術による人個体の産生等に関する基本的考え方』（科学技術会議生命倫理委員会・クローン小委員会，平成 11 年 11 月 17 日），『ヒト胚性幹細胞を中心としたヒト胚研究に関する基本的考え方』（科学技術会議生命倫理委員会・ヒト胚研究小委員会，平成 12 年 3 月 6 日）。なお，ヒトゲノム研究のための倫理準則を作成するためのワーキンググループ「ヒトゲノム研究小委員会」も設置され，『ヒトゲノム研究に関する基本原則について』（科学技術会議生命倫理委員会，平成 12 年 6 月 14 日）も公表されているが，クローン技術規制法に直接の影響は持たなかった。なお，筆者はこれらの会議体の末席を汚していたが，本稿は個人的見解に基づくものであることは，当然のことである。

◇第3章　ヒトに関するクローン技術等の規制に関する法律

　このようにしてわが国の法律は，多くの国がクローン・キメラ・ハイブリッドの胚作成から一律に刑罰によって禁止していたのに対して，これらの個体作成は処罰するが，胚作成は行政的ガイドラインによって規制しながら部分的に許容するという方式をとった。諸外国でもES細胞を用いた研究の開始のために，これらの胚の作成禁止を解除する動きがある。日本の法律は，この動きを先取りしたものとなったのである。

◆ II ◆　生命倫理の強制

1　法規制の必要性 ── 法律とガイドライン，核心的行為と周辺的行為

　その理由がどこにあるかについては依然として意見が分かれていることは後にも見るところではあるが，人クローン個体の産生が倫理的に許されないことは，殆どの人が認めている。総理府が1998年9月に行った「有識者アンケート調査」によれば，9割以上の人がクローン技術の人への適用に反対している[8]。人と動物のキメラ・ハイブリッド個体のそれについては，さらに多くの人が認めるであろう。また，これらの行為は単なる反倫理性を超えて，法的禁止を基礎づけうる反社会的性格 ── これがどのような意味においてそうかについても，見解が分かれることも同様であるが ── を持っていることについても，同じことがいえよう。しかしそうだとしても，法による規制まで必要であろうか。

　哺乳動物のクローン個体であるドリーの誕生はクローン人間も現実のものとなったことを我々に認識させた。もはや，夢の中，SFの中でしか考えられない事態に対応するために法律を作る必要などない[9]などとはいえない。日本で現実にこれを実行する科学者・医学者が出てくる可能性が高いとは思われないが，アメリカでは不妊の親のためにそのクローンの子どもを作ることを広言する科学者が現れ，日本にきてそれを実行する動きも報道された。日本も法律を作って禁止しなければ，このような動きには対応できないであろう。まして，倫理宣言機能こそ法の重要な機能だと考えるなら（私は，そ

---

[8] 『クローンに関する有識者アンケート調査』（〔総理府〕内閣総理大臣官房広報室，平成10年9月調査）。
[9] 町野・前掲注(5)22頁。

57

のようには考えないが），法が実際に適用されるかはさほど重要な問題なのではなく，クローン人間等を作るのが倫理的に許されない行為であることを社会に宣言するために，禁止法を作る必要があるということになろう。

　それでも議論の最初では法規制に消極的な意見がかなり有力であった。それは，医師・科学者集団の自主的な規制だけでは十分ではないかも知れないが，遺伝子治療の場合(10)のように行政庁がガイドラインを定めることで十分に対応できるというものであった。そしてこの方法は，医者，研究者などのプロフェッションの自律性を尊重し，これら職能集団の自主的な監視を通して，緻密でソフトな規制を可能とするものであり，科学技術の進歩，社会情勢の変化に対応して，適時に柔軟に対応することを可能とするという，法規制にはない長所があるともされた。

　しかし，ガイドラインは行政指導を明文化したものに過ぎず，行政手続法（32条2項）はその違反者に対して制裁措置となるような不利益な取り扱いを禁止している。すなわち，公的な制裁を背景にしてガイドラインを強制することはできない。さらに，医師・研究者集団に属さないアウトサイダーに対しては，ほとんど意味がない。また，生命倫理の根幹に関わる規範を国会立法という民意を反映した方法ではなく，行政指導という「護送船団方式」で行うのには基本的な疑問がある。

　以上のような，規制の必要性と2つの規制手段の得失とを考慮した議論の末，人クローン個体，人と動物のキメラ・ハイブリッド個体の産生という，害悪の極めて大きい，そして医療・研究上も有用性が殆どない行為，いわば「核心的行為」だけを法律により禁止し，その「周辺的行為」，すなわちこれらの胚の作成という，害悪が比較的小さく，また，医学研究上も有用性のある行為についてはガイドラインで規制するという解決がとられることになったのである。

---

(10)「遺伝子治療臨床研究に関する指針」（平成6年厚生省告示23号），「大学等における遺伝子治療臨床研究に関するガイドライン」（平成6年文部省告示79号）参照。これによって，一定の範囲の遺伝子治療が文部省あるいは厚生省の，大学病院の場合には両方の，事前の承認手続を経るべきことが要請されている。なお，高久史麿「遺伝子治療について」／町野朔「遺伝子治療の規制について」加藤一郎ほか編『遺伝子をめぐる諸問題——倫理的・法的・社会的側面から』（日本評論社，1996年）191頁・205頁参照。

2　規制積極論の台頭 ── 政府案と民主党案

　法規制の是非をめぐる激しい議論が以上のような形で落ち着いた後，今度は，法規制を当然のこととし，むしろ，より厳格に，より広く規制すべきであるという意見が強くなった。今まで法規制への逆風が吹いていたのが，今度はうって変わって順風となり，しかも強風となって背後から突いてくるようになったのである。最初の法案が人クローン個体等の産生の試みを5年以下の懲役（500万円以下の罰金が選択・併科）としていたのは，特にドイツの胚保護法（6条・7条）を参考にしたものであった。しかし，人間の尊厳を著しく侵害する行為にはこのような法定刑では十分ではないという意見が国会内で強くなり，2倍に引き上げられた。さらに，周辺にある「特定胚」の作成・利用についても核心行為と同じように法律で禁止すべきであるという意見も出てきた[11]。

　しかしより広い規制を主張したのは，民主党によって政府案の対案として提出された「ヒト胚等の作成及び利用の規制に関する法律案」であった。それは，すべての「人の属性を有する胚」[12]の胎内への移植のほか，その譲渡等も処罰されるべきだとする（13条・42条・44条3号）。また，体外受精等の目的でなされないヒト胚の作成・使用を処罰しようとする（4条・13条）。この法案の基本的立場は，政府案は単にクローン人間等の作成を禁止しようとするものであるが，むしろより広く人間の生命の萌芽としてのヒト胚を保護すべきであり，同時に生殖医療補助技術をも視野に入れた規制でなければならないというものであった。

　結局民主党案は採決されず，審議未了廃案となり，このような広範な犯罪化はなされなかったが，附則2条（検討）は「3年以内に，ヒト受精胚の人の生命の萌芽としての取扱いの在り方に関する総合科学技術会議等における検討の結果を踏まえ」という文言が追加され，「ヒト受精胚は人の生命の萌芽であって，その取扱いについては，人の尊厳を冒すことのないよう特に誠

---

[11]　第150国会衆議院科学技術委員会議録4号(2000年)8頁以下における河野太郎委員の発言。
[12]　その定義は法案2条1項5号にあるが，人クローン胚，人と動物のキメラ胚・ハイブリッド胚のほか，政府案にいう「ヒト胚分割胚」「動物性融合胚」「動物性集合胚」すべてを含むものとなっている。

◆　第 1 部　◆　医事法と生命倫理

実かつ慎重に行われなければならないこと」，および，作られるべき「指針」の内容を指定する附帯決議がつけられた(13)。

◆　Ⅲ　◆　クローン・キメラ・ハイブリッド個体産生禁止の根拠

1　人間の尊厳の侵害

(1)　このように見るならば，何故これら個体を産生させることが法律によって禁止されるべき害悪であるかが，究極の問題であることになる。およそ倫理的に不当であるという一事をもって，法によって行為を禁止し，処罰することはできない。法と倫理とは異なるのであり，行為が人々の法益を侵害するときに初めて法による禁止の問題となりうる。そして，問題となる行為の法益侵害性をいかなるものと考えるかによって，禁止・処罰されるべき行為の範囲も変わることになる。立ち入った検討はここではできないが，以下に述べるような意味で，結論的には「人の尊厳の保持」（1 条）を理由とする本法の立場が基本的に正当であると思われる(14)。

クローン技術によって生まれてくる子どもには，障害が生ずることも予想される。また，このような手段による人の生命の誕生は，親子関係，家族関係に混乱をもたらすことが必至であろう。更に，特定の人と遺伝的形質を同じくする人間を意図的に作り出し，人を「育種」するという優生学的理由で用いられおそれもある。これは人間をもっぱら手段として扱うことであり，憲法（13 条）の保障する個人の尊重の理念に反する。——しかし，これらの弊害，反社会性は，遺伝子工学の人間への適用，生殖補助医療技術の濫用によっても生じるものであり，これらに対する法規制がなされていない現在，このような理由によって人クローン産生だけを禁止・処罰することはできない。

---

(13) その内容は，科学技術会議生命倫理委員会・ヒト胚研究小委員会の報告書『ヒト胚性幹細胞を中心としたヒト胚研究に関する基本的考え方』前掲注(7)とほぼ同じである。なお，前掲注(4)も参照。
(14) なお，筆者らの作成した『人クローン個体の産生等を禁止する法律についての報告書』（人クローンに関する法律問題研究会，平成 11 年 4 月 19 日）参照。最近この問題を検討したものとして，甲斐克則「クローン技術の応用と（刑事）法的規制」現代刑事法 14 号（2000 年）26 頁がある。

◇第3章　ヒトに関するクローン技術等の規制に関する法律

　だが，人クローンの産生には，特定の個人の遺伝的形質を複製することによって個人の尊厳を侵害するという，この行為に特有の問題がある。およそ個人は独自の人格を持った1回限りの存在として尊重されなければならない。憲法（13条・24条）のいう「個人としての尊重」「個人の尊厳」も，当然にこの趣旨を含むものと考えられる。人為的に特定の個人と遺伝的形質が同一の人を作り出す行為は，たとえ彼が複製元の個人とは別個の人格を持ち，また形質においても完全に同一ではないにしても，両者の個人の持つ尊厳を侵害する行為である。そして，そのような事態を放置する国では，個人の尊厳という理念が守られていないということにもなる。国家がこの理念を尊重しようとするのなら，人クローン個体を作ろうとする行為を禁止しなければならない。

　人クローンの作成は無性生殖であり，有性生殖におけるような遺伝子のランダムな組合せによる「遺伝の不確実性」は存在しない。フランス大統領に提出された「報告書」[15]はこのような事情が「人間の自律，自由」「人間の尊厳」を侵害するという。しかし，遺伝が確実であること，個体の誕生がデザインされていることが直ちに人間の尊厳を侵害するものではない。それが他の個人の複製を作ろうとする行為であるときにそうなのであり，人クローン個体の産生が人間の尊厳を害するということの意味は，この意味に理解すべきである。

　キメラ・ハイブリッド個体の作成には，人とそれ以外の動物との限界をあいまいにするという，さらに大きい問題がある。社会は人間が構成するものである。人と動物とのキメラ・ハイブリッドを作成する行為は，人間の種としてのアイデンティティを曖昧にする行為であり，許容することはできないものである[16]。

　当然，以上のような考え方に対しては，次のような反論もあろう。——この考え方は，「個人は1回限りの存在でなければならない」「人類とそれ以外

---

(15) Reponse au Président de la République au Sujet du Clonage Reproductif, 1997 がこのような主張であり，かなりの影響力を持ったと思われる。
(16) なお，産生した人と動物のキメラ・ハイブリッド個体には「人」といえない例もありうる。そのような場合には，当該個体に生じた様々な結果をとらえて「人としての尊厳を侵害した」ということはできない。

61

の動物とは截然と区分されていなければならない」という建前が保護されなければならないとするものであり，このようなものを法益とすることはできない。それは，刑法における法益保護の原則に実質的に背馳するものである[17]。――確かに，以上のような考え方は伝統的な法益概念を超える面がある。しかし，重婚罪（刑法184条）が1夫1婦制というわが国社会の基本原理を保護するものと考えられるように，人間の尊厳，人類のアイデンティティにも保護法益としての資格を認めることは許されていると考えるべきではないだろうか。そして，もしこのように考えるべきでないとするなら，人クローン，人と動物のキメラ・ハイブリッドの産生を法によって禁止することは止め，個人の自由に委ねるのが筋道であると思われる[18]。

(2) クローン・キメラ・ハイブリッド個体が産生し社会的存在とならないときには，これらの法益の侵害を肯定することはできない。他人の複製である生命を作ることも人間の尊厳を害する，人と動物の混合した生命を作ることも人の種としてのアイデンティティを害する，といえなくはないが[19]，さほどの当罰性があるとはいえないであろう。クローン技術規制法が，諸外国の法律とは異なり，これらの胚の作成を処罰しなかったことは妥当であったと思われる。ただ，このような胚が用いられて，個体が産生させられる可能性はある。このようなことから，法律はこれらの胚を「特定胚」の中に含め，その作成・使用・管理に行政的な監視を行うこととした（4条以下）。

また，法律は「体細胞クローン」の産生だけを処罰するものとし，いわゆる「受精卵クローン」のそれを処罰しないこととした。民主党案はこれをも処罰すべきものとしたが，クローン規制法では，受精卵クローン胚は「ヒト胚分割胚」として「特定胚」に含まれているに過ぎない（2条1項8号・4

---

[17] 山本輝之「『法益の保護』，『刑法の謙抑制』の原則は維持できるのか？」法学教室223号（1999年）16頁参照。
[18] 環境刑法においても，別の意味での「新たな法益」の保護が問題になる。町野朔「環境刑法と環境倫理」（下）上智法学論集43巻2号（1999年）18-20頁，同「環境刑法の展望」現代刑事法24号（2001年）81頁参照。これらの論文は町野朔編『環境刑法の総合的研究』（信山社，2003年）に収録されている。
[19] 「人クローンに関する法律問題研究会」の報告書・前掲注(14)は，このような理由により，部分的にではあるが，クローン胚・キメラ胚・ハイブリッド胚の作成は処罰しうるとしていた。

条)。それはいわば一卵性双生児を人為的に作成する行為であり、その倫理的妥当性に問題はあるにしても、存在する個人をコピーするというクローン人間作成行為ではないと考えたからである。

　他方では、法律が「死胎」の細胞も「体細胞」とすることによって、死胎の体細胞クローンも処罰することとした（2条1項4号・10号、3条、16条）のは妥当とは思われない。死体もかつては社会内に存在した個人であった。胎児もやがてそのような存在となるものである。しかし、死胎はこのようにならないことが確定した存在である。そのクローンを作成することは、個人の尊厳を侵害するものとは思われない。

2　ヒト胚の保護、生殖補助医療技術の規制

(1)　クローン・キメラ・ハイブリッド個体の産生は、新たな人あるいは人由来の生命を誕生させるものであるから、生殖補助医療技術の一種ということもできる。そこで、人工授精、体外受精、男女産み分け、代理母、受精卵取引、遺伝子操作、等の規制の一環として、これら個体産生行為を規制する方法がとられるべきだという意見もあった。これによれば、現在の日本ではまだこれらに関する何らの法規制も存在しない以上、クローン・キメラ・ハイブリッドばかりでなく、これらすべてに関しても罰則を含んだ新たな法律を作ることになる。

　しかし、基本的に学会の自主規制[20]によって行われてきたこの分野に、新たに全般的な法規制を行うことは妥当とは思われないし、実際にも不可能なことであろう[21]。もし、クローン等の産生だけを不当な生殖医療技術として、法律によって処罰するというのなら、他の生殖補助技術には存在しない固有の反社会性、法益侵害性がそれに存在するということでなければなら

---

(20)　殆ど日本産科婦人科学会の「会告」という形で行われている。これは一括して、「倫理的に注意すべき事項に関する見解」日本産科婦人科学会雑誌52巻8号（2000年）24頁以下に掲載されている。現在は、町野朔＝水野紀子＝辰井聡子＝米村滋人編『生殖医療と法』（信山社、2010年）に収録されている。
(21)　『精子・卵子・胚の提供等による生殖補助医療のあり方についての報告書』（厚生科学審議会先端医療技術評価部会生殖補助技術に関する専門委員会、平成12年12月）は、営利目的による人の配偶子・ヒト胚の斡旋、代理懐胎の斡旋は処罰されるべきものとしたが、それ以外の生殖補助医療については他の規制方法をとるべきだとする。

ない。そしてそれは，以上で述べた意味での「人間の尊厳」の侵害でしかありえない。

(2) 人クローンの法規制は，人の生命の萌芽としてのヒト胚の保護の観点からなされなければならないというのは早くから有力な考え方であって，それが民主党案となって現れたことは既に述べた。しばしばこれは生殖補助医療技術の規制の問題と一緒に主張されることがあるが，後者は生命の誕生のあり方に関する問題であり，生命保護の必要性とは根本的に異なる問題であることは明らかである。クローン・キメラ・ハイブリッド個体の産生は，ヒトの生命を侵害するものではなく，むしろそれを創造する行為であるから，ヒト胚の保護の問題ではない。キメラ・ハイブリッド個体作成の過程では，他のヒト胚の侵害を伴うこともありえようが，クローン個体の産生についてはそのような事情は存在しない。

このような混乱がいかにして生じたかは，それ自体検討を要する課題である。ここではそれは措くとして，ヒト胚の保護は，クローン規制法の第2の柱である，「特定胚」の研究はいかなる条件の下で許容されるべきかの問題に関するものであることを確認しておかなければならない。たとえば人クローン胚，人と動物のキメラ・ハイブリッド胚からES細胞を樹立する，あるいはそれを用いて研究するためには，それらの胚からヒトとしての生命を奪うことになるだろう。それを，「指針」を通じて，倫理的に妥当な範囲で許容しようとするのが法律の態度だからである。

そうだとすると，このような規制の及ぼされている「特定胚」が，クローン胚・キメラ胚・ハイブリッド胚に限られていないこと（4条）も理解できる。もし，クローン・キメラ・ハイブリッド個体の産生の危険があることだけがその行政規制の根拠であるとするなら，これらの胚だけを対象とするか，あるいは，せいぜい，これらに転化する危険の否定できない胚に限定すべきだからである。そして，ヒト胚の生命の保護がここでの問題だとすると，さらに，対象を「特定胚」に限定することなく，ヒト胚全体に広げるべきことになり，法律の態度は中途半端であるということにもなる。

◇第 3 章 ヒトに関するクローン技術等の規制に関する法律

◆ Ⅳ ◆ ヒト胚の生命と刑法

　倫理的に，人の生命は受精の瞬間に始まるとしたとしても，法律的に，ヒト胚の侵害を殺人と同じに扱うことはできない。また，それを「未生の生命」の侵害として堕胎と同じように処罰することは，現在の日本では許されないことであろう。周知のように，わが国では母体保護法指定医による妊娠中期までの中絶は，事実上自由である。もちろん法的には，多くの人工妊娠中絶は母体保護法の要件を満たしていない違法な行為であろう。しかし，胎児の生命が侵害されている状態が国によって放置され，あるいは甘受されていることには変わりはないのであり，そのような事態をそのままにしておいて，胎児といえるまでにも育っていないヒト胚の侵害を，生命の侵害として新たに処罰することは，到底公平なことではない[22]。だからといって，母体保護法を厳格に執行して，違法と思われる人工妊娠中絶をすべて刑法上の業務上堕胎罪として処罰することは，実際には不可能であろう。ヒト胚の刑法的保護の観点からの法案が実現しなかったことは，前述のような問題の混同があったこともさることながら，ここに基本的な問題があったからである。
　ヒト胚を恣意的に操作する，それを毀損するなどの濫用を禁止すべきだとしたなら，それは，当該具体的なヒトの生命の侵害がそこにあることだけが理由ではなく，それが，およそヒトの生命の尊厳という原則に反する不当な態度である，ということでしかありえない。そして，その原則を法益と認めるとしても，それは刑法によってまで保護されるべきものとはいえないであろうから，クローン技術規制法の行おうとしている行政的指針による規制が，やはり妥当なものと思われる。そしてこのような規制であるのなら，生命科学技術に対するヒト胚の保護のあり方は，ヒト胚一般を対象とし，その使用を生命倫理的に是認しうる範囲で許容するというように，現行法より包括的であってしかるべきであるともいえる。すでに国会の附帯決議は，ヒト胚性幹細胞（ES 細胞）の樹立に当たっては，体外受精のために作られたが使用されず，任意に提供された「余剰胚」だけが用いられるべきであり，その目

---

(22) 町野朔「生命医療技術と刑法」刑法雑誌 29 巻 1 号（1988 年）8 頁。

的のためにヒト胚を作ることは認められるべきではないとし，文部科学省がパブリックコメントを募集している「ヒトES細胞の樹立及び使用に関する指針（案）」もこれを内容としている。附則2条の「3年以内の検討」においても，以上の観点が考慮されるものと思われる。

◆第4章◆ 動物性集合胚の動物胎内への移植は解禁されるべきか

◆ I ◆ 特定胚指針の改正

　現在〔本章初出：2013年〕，次のような研究計画が考えられています。
　①膵臓欠損のブタの胚を作り，それを胚盤胞段階にまで成長させる。②そこに膵臓疾患の患者Aの体細胞から作成したiPS細胞を移植し，「動物性集合胚」（クローン技術規制法2条1項20号）を作成する。③それを動物の子宮に着床させる。④A由来のヒト膵臓を持ったブタが誕生する。⑤その膵臓をAに移植する。
　しかし，特定胚の取扱いについての指針（以下，特定胚指針）は②を認めていますが（2条），次のようにして③を禁止していますから（いわゆる「着床禁止」），現行法の下ではこのような研究計画を実行することは出来ません。

　　8条（特定胚の胎内移植の禁止）　法第3条に規定する胚〔人クローン胚，ヒト動物交雑胚，ヒト性融合胚，ヒト性集合胚〕以外の特定胚は，当分の間，人又は動物の胎内に移植してはならないものとする。

　問題は，③を認めるように特定胚指針を改正すべきかです。⑤は臓器の移植に関する法律（以下，臓器移植法）の解釈さらには改正の問題ですから，ここでは触れません。
　特定胚指針の改正を検討する際にはクローン技術規制法・特定胚指針の構造，それを構成する概念の整理・整頓から始めなければいけない。そのためにはさらに現在の法が形成されるに至った経緯を知ることが必要です。

◆ 第1部 ◆ 医事法と生命倫理

◆ II ◆ 「特定胚」と順列・組み合わせ

「動物性集合胚」は「特定胚」の1つで（4条参照），いずれも法律上の概念です。

これらがどのような意味を持つのか，どのようにして形成されたかを知るためにはクローン技術規制法の目的規定にさかのぼる必要があります。これは今日の話全体に関するので，少し長くなりますがここで全部を引用しておきます。

> 1条（目的）　この法律は，ヒト又は動物の胚又は生殖細胞を操作する技術のうちクローン技術ほか一定の技術（以下「クローン技術等」という。）が，その用いられ方のいかんによっては特定の人と同一の遺伝子構造を有する人（以下「人クローン個体」という。）若しくは人と動物のいずれであるかが明らかでない個体（以下「交雑個体」という。）を作り出し，又はこれらに類する個体の人為による生成をもたらすおそれがあり，これにより人の尊厳の保持，人の生命及び身体の安全の確保並びに社会秩序の維持（以下「人の尊厳の保持等」という。）に重大な影響を与える可能性があることにかんがみ，クローン技術等のうちクローン技術又は特定融合・集合技術により作成される胚を人又は動物の胎内に移植することを禁止するとともに，クローン技術等による胚の作成，譲受及び輸入を規制し，その他当該胚の適正な取扱いを確保するための措置を講ずることにより，人クローン個体及び交雑個体の生成の防止並びにこれらに類する個体の人為による生成の規制を図り，もって社会及び国民生活と調和のとれた科学技術の発展を期することを目的とする。

これは非常によくできた，わかりやすい条文です。まず，法の目的（それが最大の問題であることは後に述べます）を達成するために，法が対象として規制する技術を「ヒト又は動物の胚又は生殖細胞を操作する技術のうちクローン技術ほか一定の技術」＝「クローン技術等」としています。「人間の尊厳を害する」すべての技術を規制するものでないのはもちろん，胚操作のす

べてを対象としているものでもありません。
　これは法律の文言からは明かなのですが，まだ十分理解されていないようです。ヒト胚の保護の観点からするなら，胚を操作する技術はすべて対象であるという誤解がかなりあるようです。法1条をお読みになれば，クローン技術規制法はヒト胚保護を目的とするものでもないことも理解できることです。
　「クローン技術等」によって作成された胚が「特定胚」です。立法時に「クローン技術等」として考えられていたのは次の4つの技術でして，どの技術によって作成された胚であるかによって，「特定胚」も分類されます。

　A）クローン系　　徐核した卵子に細胞の核を移植する技術
　　・人クローン胚
　　・ヒト胚核移植胚
　　・ヒト性融合胚
　　・動物性融合胚
　B）ハイブリッド系　　受精による交雑技術
　　・動物性交雑胚
　C）キメラ系　　胚同士あるいは胚と細胞を集合させる技術
　　・ヒト集合胚
　　・ヒト性集合胚
　　・動物性集合胚（これが現在問題の胚です）
　D）胚分割系
　　・ヒト胚分割胚

　クローン技術，交雑技術，分割技術については，法2条1項の定義規定の随所にその内容が書かれていますが，「集合」についてはありません。法案の起草者は，細胞を並べて置いておけば細胞同士くっついて行くものだから，いちいち定義する必要はないと考えていたようです。
　とにかく，文部科学省が，A．ヒトと動物，B．クローン技術等の種類を「順列・組み合わせ」することによって特定胚の種類を作ったのです。日本独自のものですから，これを外国の人に説明するのはかなり難しいものと思

われます。特に，ヒトと動物のキメラ個体をヒトの要素が優位的な「ヒト性集合胚」と，動物の要素が強い「動物性集合胚」とに切り分けたことは，外国の研究者にはすぐには理解できないことだと思われます。

◆ III ◆ クローン技術規制法と特定胚指針との振り分け

　クローン技術等の規制は法律と指針によって行われています。

　注意すべきことは，特定胚指針はクローン技術規制法という法律に根拠を置く行政命令であって，「法令」の一種であるということです。ES 指針などの行政倫理指針は法令に根拠がない指針ですが，こういうものとはまったく違ったものです。この点，最初には法律家の間ですら誤解があり，ES 指針と同じようなものだとしていた法律の論文もあったと聞いております。現在では正確に理解されていると思います。

　このような法律と指針との役割分担がどういう経緯で決まったかは，私が理解している範囲では次のようなことです。

　始まりは，人クローンに関する法律問題研究会「人クローン個体の産生等を禁止する法律についての報告書」（1999〔平成 11〕年 4 月 19 日）です。クローン問題を検討していた「科学技術部会生命倫理委員会　クローン小委員会」では，クローン人間等については法律による規制までは必要でないという意見が研究者の方からは強く，議論が紛糾し，暗礁に乗り上げたかの感がありました。そこで，法律で規制するのが妥当かどうかは別として，法律を作ったらどういうことになるか，そのイメージをこしらえてほしいという依頼を受けて，我々が研究した結果がこの報告書です。これは国会でも配付されております。

　この報告書は法律で規制するならこうなるだろうということでしたので，法律だけを考えていました。その内容は後でごらんいただきたいと思いますが，この「報告書」を受けたクローン小委員会では，全部が法律というのはちょっと行き過ぎではないだろうかという議論が出て，「核心部分」，つまりクローン，キメラ，ハイブリッドの産生につながる行為は法律で禁止する，それらの胚の研究という「周辺部分」は指針で規制するという基本方針が決定されました[1]。ここで，指針による規制と法律による規制の振り分けが

◇第4章　動物性集合胚の動物胎内への移植は解禁されるべきか

初めて登場したのです。

「周辺部分は指針による規制」が，その後，私自身は予想しなかった方向に問題が展開いたします。

1つは，周辺部分の規制にも罰則がついたということです。指針を法律にぶら下げて守らせようとするならば，それを担保するために，やはり罰則をつけようという話になるのは自然の流れなので，これは予想すべきことだったのかも知れません。規制に反対していた科学者の方たちは研究の領域に法律が入ると，警察がラボに入ってくることになる，これは許容できないという議論がかなり強かったのですが，結局は入ってくることを認めざるを得なくなったのです。これはある意味で予想を裏切られたことです。

もう1つは，クローン・キメラ・ハイブリッド胚以外の特定胚でも，何かの拍子で途中で変わってしまって，出生したらクローン・キメラ・ハイブリッド個体になってしまうことも考えられる，いわば「もどき胚」も規制の対象とすることにしたことです。このようなことも，私の予想を超えることでした。

◆ Ⅳ ◆　法律と指針

基本は法律で，技術的な部分はその委任に基づいた命令で規制するというのは一般のやり方です。道路交通法と道路交通取締規則（総理府令）などはすぐに思い浮かぶことです。また，臓器移植法でも，脳死の判定基準については厚生省令にゆだねております。生と死の問題については全部法律でなければならないということはありません。

注意すべきことは，委任の範囲を逸脱した命令が無効であることです。法律が行政に委任したなら，行政のほうはあと何をやっても自由だと思いがちのところがあります。しかしそんなことではないことは，第一類・第二類医薬品の郵便販売を一律に禁止した薬事法施行規則が薬事法の委任の範囲を超えて無効であるとした近時の最高裁判決[2]から明らかです。

---

(1) 科学技術会議生命倫理委員会・ヒト胚研究小委員会「ヒト胚性幹細胞を中心としたヒト胚研究に関する基本的考え方」（平成12(2000)年3月6日）。
(2) 最判平成25年1月11日民集67巻1号1頁。

特定胚指針につきましても，クローン技術規制法の委任の範囲を逸脱していないかについては重大な疑問があります。1つは，届出制が法律の趣旨であるにもかかわらず，ES指針の場合と合わせようとして「限りなく許可制に近い届出制」として運用することにしてしまったということです。もう1つは，クローン技術規制法は特定胚の作成等は届け出れば許容するというものだったにもかかわらず，特定胚指針はほとんどの特定胚作成を禁止してしまったということです。最初は動物性集合胚だけを認め，後に人クローン胚も認めましたが，そのほかの特定胚は現在でも作成禁止です（特定胚指針2条）。法律が許容しているものを指針が禁止しているわけで，私はこれは無効な指針ではないかと思います。

次は，これを「省令」（文部科学省令）ではなくて「指針」ということにした理由です。これまでの例では，「指針」というとES指針のように法律に根拠がなくて出すようなものタイプであったので，法律（クローン技術規制法）に根拠を持つ特定胚指針はかなり異例なものです。

どうして指針にしたのか。省令でも同じではないかと思うのですが，立案関係者の説明によりますと，国が不確定概念を含む特定胚を用いる研究の妥当性に関する要件を決めて厳格にして，執行するというのは妥当でない，個体の産生とは違い特定胚の取扱い自体から弊害は生じないではないか，研究者の研究の自由は可能な限り確保すべきであるということから，このようにした，こうすることによって柔軟に，そして総合科学技術会議の意見を聞きながら適時に，科学技術の進歩に応じて対応することが可能であるということです。

実際には，指針をつくってしまったらそんなに簡単に変えられるものではないというのはすぐに分かったことです。

◆ V ◆ クローン技術規制法・特定胚指針による着床の禁止

次は，問題の「動物性集合胚」の胎内移植（着床）の禁止の問題です。

すべての「特定胚」の胎内移植は禁止されていますが，その法的状態は異なっております。クローン・キメラ・ハイブリッド個体を生まれさせることは絶対に禁止されるべきである，それが医科学研究に役立つとは思われない

◇ 第4章　動物性集合胚の動物胎内への移植は解禁されるべきか

という理由で，その産生に結びつく人クローン胚・ヒト動物交雑胚・ヒト性融合胚・ヒト性集合胚の胎内移植を禁止し，厳罰にするというのがクローン技術規制法です。

それ以外の特定胚，先ほどの「もどき胚」は，研究のために役に立つと考えられたことから，法律はその作成を許容し，着床についても禁止するとはしませんでした。行政内部で法案作りが行われていたときにも，そうでした。「動物胚だから許容する」という以前の問題でした。

ところが，政府案に対して提出されていました「ヒト胚等の作成及び利用の規制に関する法律案」（民主党案）は，人クローン胚・ヒト動物交雑胚・ヒト性融合胚・ヒト性集合胚の胎内移植しか禁止しない政府案は生ぬるい，人間の尊厳を害する，全部の着床を処罰しろというものでして，「何人も，人の属性を有する胚を人又は動物の胎内へ移植してはならない。」とするものでした。政府もそれを受け入れる方向になり，その後の「特定胚の着床禁止の措置がとられるべきこと」という国会の附帯決議はそれを念押しするという格好になったのです。政府，文科省としても，この附帯決議は意外なものではなかったのです。

ところで，特定胚指針に違反して「もどき胚」を着床させたらどうなるのか。法律・指針は研究者に特定胚の研究計画を届け出させています。研究計画にもどき胚を着床させることはしないと書かないと受け付けられないことになります。「しない」と届け出ておいて，それでも着床させたら「虚偽届出」，「研究計画変更の届出義務違反」ということで処罰されることになります。

さきほども申しましたように，クローン・キメラ・ハイブリッド胚などの研究については罰則による規制は行わないだろうという私の見込みは外れたのです。

◆ Ⅵ ◆　着床禁止措置の目的

特定胚の胎内移植の禁止，これは一般に「着床禁止」と呼ばれておりますが，その禁止の趣旨・目的が何なのかが，これから動物性集合胚の着床を解禁すべきかに関するキーポイントです。簡単にいうと，それは「個体産生の

予防」です。

　先ほど申し上げたような経緯で，もどき胚についても指針による着床禁止の措置がとられたのですが，これが「ヒトの属性を有する胚」すべての着床を禁止すべきだという民主党案の影響を受けたものであったことからもわかりますとおり，その趣旨はクローン技術規制法の着床禁止と同一のものと考えなければいけませんし，立案者もそのように考えていたようです。

　それはどういうものかといいますと，クローン・キメラ・ハイブリッド胚ではないような「もどき胚」でも，これを着床させると，何かの拍子で見込みが狂って，クローン・キメラ・ハイブリッド人間ができてしまう。例えば，人間のクローン胚と他の人間の細胞を集合させた「ヒト集合胚」からクローン人間が出来てしまうこともあるだろう。ヒトの要素が殆どないはずの動物性集合胚でも，ヒト的部分が支配的地位を持ってしまい，ヒト性集合胚によるのと同じようなキメラ人間が生まれ来るという事態も生じうる，というのです。

　さらに，ヒト胚分割胚の着床禁止についても同じ考え方です。受精卵クローンは，一遍に生まれてくるだけだったら一卵性双生児ができるだけの話だから禁止する理由はない。しかし分割胚を沢山作っておいて，まず1つ着床させて出生させてみる。そして，「あ，この子は素晴らしい」ということで，もう1つ分割胚を移植して出生させたらクローン人間誕生と同じ結果が生まれるということだから，これも規制する。

　以上のように，特定胚指針による「もどき胚」着床の禁止の趣旨は，クローン技術規制法による人クローン胚・ヒト動物交雑胚・ヒト性融合胚・ヒト性集合胚の着床禁止の趣旨と同じく，クローン・キメラ・ハイブリッド個体の産生を防止するためです。

　これは「ヒト胚の保護」という観点ではないということです。これはご理解いただくためには，何回も言わざるを得ないことです。また，胚を着床させることが人間の尊厳に反するという，単純な命題で済まされることでもありません。これもご理解いただくためには，何回も言わざるを得ないことです。

◇第4章　動物性集合胚の動物胎内への移植は解禁されるべきか

◆ Ⅶ ◆　特定胚の「ヒト胚性」と着床の禁止

　「もどき胚」を含めた特定胚の着床を禁止しているのは，特定の個体の産生を防止するためであって，それがヒト胚といえるかどうかとは無関係であることはすでにご理解いただけたことと思います。「動物性集合胚はヒト胚ではない，だからその着床を禁止するのはおかしい」というのは，現行法の趣旨に反する議論です。

　ところで，特定胚がヒト胚であるかは省庁間で意見が交換され，その調整が図られた形跡があります。特定胚を妊娠したときにそれを中絶したら堕胎罪が成立するかという観点からの議論です。つまり，胚が着床したときに「胎児」と呼べる存在になったかどうかということから，特定胚のヒト性が議論されたのです。人クローン胚，ヒト胚分割胚はヒト胚であるから，それが着床されれば胎児になって，中絶すれば，母体保護法違反でカバーされていないから堕胎罪が成立するのは当然ということです。しかし，キメラ人間，ハイブリッド人間は「人」とは言えないという意見が強かったということです。

　そして，ヒト胚とはいえないからその胚の着床は許されるなどと，誰も夢にも考えたことはなかったのです。これも何回も言わざるを得ないことです。

　以上は，クローン技術規制法の立法趣旨が「クローン・キメラ・ハイブリッド個体産生の防止」であるということによります。冒頭に引用したクローン技術規制法1条は，"「クローン技術等」が，その用いられ方のいかんによっては「特定の人と同一の遺伝子構造を有する人」（人クローン個体），「人と動物のいずれであるかが明らかでない個体」（交雑個体），あるいは「これらに類する個体」の生成をもたらすおそれがあり，これにより人の尊厳の保持等に重大な影響を与える可能性があることにかんがみ，クローン技術・特定融合・集合技術により作成される胚を人又は動物の胎内に移植することを禁止する"としていますが，これはその趣旨です。これはさらに，この話しの前の方で触れました「人クローンに関する法律問題研究会の報告書」の基本的な認識にさかのぼります。

　その報告書は，なぜ，クローン人間・キメラ人間・ハイブリッド人間を誕

生させてはならないのか，ということに関して議論し，次のような考えが述べられています。

① 人のコピーをつくることは，個人は1回限りの存在でなければならないという原則に反し，国民に個人としての尊重を保障する憲法（13条）に反する。クローン人間の産生が侵害する「人間の尊厳」とはこの意味に理解しなければならない。
② 何でもかんでも「人間の尊厳」だけで「説明」しようとするとみんな同じになってしまいますが，キメラ人間，ハイブリッド人間はクローン人間の問題性とは全然別です。キメラ個体，ハイブリッド個体という人間か動物かあいまいな存在をつくることは，人の種としてのアイデンティティを侵害するからそれは禁止されなければならないというものです。報告書のこの考え方は辰井聡子意見を採用したものです。

以上の趣旨はクローン技術規制法（1条）の「特定の人と同一の遺伝子構造を有する人」「人と動物のいずれであるかが明らかでない個体」という文言に受け継がれているのはおわかりいただけることだと思います。

◆ Ⅷ ◆ 国会附帯決議の射程

目下の問題は，「ヒト臓器を持つ動物を出産させ，ヒト臓器を得ることを目的として，動物性集合胚を動物の胎内に移植することを解禁すべきか。特定胚指針7条は改正されるべきか」，それについての基本的視点はどのようにあるべきかという問題です。クローン技術規制法（4条3項）の予定するところでは，文部科学省がまずこれを考え，それから総合科学技術会議に話を持ってくるということです。しかし，今回はどういうわけか，総合科学技術会議が先に議論をするということになっているようです。これもかなり最初の想定を超えたことです。しかしながら，文部科学省としても，総合科学技術会議で考えたことを否定することはよもやしないだろうと思います。また，早く結論を出すためにも，今回のやり方は妥当ではないかと思います。

一番問題になるのは国会の附帯決議の効果，その射程です。特定胚指針は

法律ではありませんから，行政庁に過ぎない文科省が変えることができると言いましても，指針の改正が国会の示した意思に反するものでないことは必要です。国会は着床禁止の附帯決議をしているのですから，国会の意思を踏みにじってそれを変えるわけにはいきません。そこで，国会はどのようなことを前提として着床禁止を決議したか，ということが問題になるのです。

「指針には以下の要件が盛り込まれること 法3条に掲げる胚以外の特定胚についても，人又は動物の胎内に移植された場合に人の尊厳の保持等に与える影響が人クローン個体若しくは交雑個体に準ずるものとなるおそれがあるかぎり，人又は動物の胎内への移植を行わないこと。」というのが国会の附帯決議です。「人又は動物の胎内に移植された場合に人の尊厳の保持等に与える影響が人クローン個体若しくは交雑個体に準ずるものとなるおそれがあるかぎり」というのは，先ほど申し上げました「もどき胚」着床禁止の趣旨そのものなのですが，このような「おそれ」がある限り，という前提があるのです。従って，その禁止の前提がなくなったときには，着床を解禁することは国会の意思に反することではないということになります。

要するに，人クローン胚，ヒト動物交雑胚，ヒト性融合胚，ヒト性集合胚以外の特定胚が，つまり「もどき胚」が着床させられて，さらに個体が出生することを許容したとしても，法律の危惧するような事態にはならないことが示されなければならないことになるわけです。

◆ IX ◆ 着床解除のための3要件

ここから先は私見ですが，私はそれには次の3要件が備わっていなければいけないと思います。

① まず，研究にとっては不必要な個体産生を防止する措置がとられていること。着床を許容することができるのは，現在では，研究に必要と考えられる動物性集合胚などに限られることになると思われます。
② 2番目に，個体産生を認める場合，それが「人の尊厳」を侵害するような個体とならないこと。人の尊厳の侵害の回避とは，具体的には先ほど申し上げましたように，人と動物との境界線をあいまいにして，人の

種としてのアイデンティティを侵害するような個体にならないということです。動物性集合胚から産生する個体もこのようなものであってはならないことになります。
③ 3番目に，「医科学研究が社会的有用性と合理性を有する」という文言が総合科学技術会議（CSTP）の報告書などではしょっちゅう出てまいりますけれども，少なくともこれに沿っていることが必要であると思われます。これは「人の尊厳を侵害する研究でも有用性があれば許される」ということなのではなくて，このような研究自体が人の尊厳を侵害しないのだということです。ここでいう「人」とは個人ではありません。人間の尊厳という一般的・抽象的な概念です。

それぞれの要件については，まだ議論すべき点はあると思います。

◆ X ◆ 最 後 に

指針の改正をするためには，クローン技術規制法の現在の基本構造を理解した上で議論する必要があります。パッチワーク的に，この研究は必要なのだから指針を変えるべきだ，いや，それは人間の尊厳に反する，などと哲学のない，無思想のやり方をしていくと後に禍根を残すことになるのです。「倫理的に問題がある」「人の尊厳に反する」というようなスローガンで研究にブレーキをかけることは避けなければいけませんが，他方では，医学研究，医療のために必要性が高いからというだけで倫理的ルールを変えることはできないことも確認しておく必要があります。

クローン技術規制法，特定胚指針の枠組みを前提とした上で指針の改正を行うべきかというのが今回の話だろうと思います。その場合には，複数の規定，複数の価値が，たくさんの根っことして太い幹である法律につながっているということを忘れてはいけない。幹と根っこが別個に存在しているのではないのです。

◆ 第 2 部 ◆
ヒト胚の「取扱い」

〈第2部の論文収載にあたって〉

　2000年に成立した「ヒトに関するクローン技術等の規制に関する法律」（クローン技術規制法）には次のような附則がついていた。

　　2条（検討）　政府は，この法律の施行後3年以内に，ヒト受精胚の人の生命の萌芽としての取扱いの在り方に関する総合科学技術会議等における検討の結果を踏まえ，この法律の施行の状況，クローン技術等を取り巻く状況の変化等を勘案し，この法律の規定に検討を加え，その結果に基づいて必要な措置を講ずるものとする。

　総合科学技術会議の下に設置された生命倫理専門調査会はこれを受けて，第1回（2001年）〜第38回（2004年）の長期間にわたって議論を続け，2003年12月26日に「中間報告書」を出し，それに関する公開シンポジウムの後，報告書原案『ヒト胚の取扱いに関する基本的考え方』を作成し，これは第38回総合科学技術会議によって承認された（2004年7月23日）。これは，総合科学技術会議の英文表記（Council for Science and Technology Policy）から「CSTP報告書」と呼ばれることもある。

　その具体的内容は，①生殖補助医療研究の目的でヒト受精胚を作成し研究することを認める，政府はそのための研究倫理指針を作るべきである。②難病等の再生医療の研究のために人クローン胚の作成・研究を認める，そのためには，当時それを禁止していた「特定胚の取扱いに関する指針」を改正する必要がある，というものであった。②が多くの注目を集めることになったが，報告書の論理は，②は①を前提としているというものであった。

　3年近くの生命倫理専門調査会の議論は大変であり，委員は意見の表明を文書で求められることがあった。本第2部には私が，その過程で述べた意見を収録している。いずれも短いものである。

◆第1章◆ 胎児とヒト胚
―― 着床前診断をめぐって ――

◆ I ◆ 着床前診断について

　中間報告書は，「極めて重篤な遺伝性疾患」に限り着床前診断によるスクリーニングを認める。私は，以下のような理由でその結論と論理を支持する。

1　ヒト胚と胎児
　　　　――出自における差異はその倫理的価値に差異をもたらすか

　ヒト胚は「人間の生命の萌芽」であり，それに相応しい取扱いがなされなければならない。母の子宮内にある生命も，そのまま成長して出生に至れば人間になるのであり，やはり「人間の生命の萌芽」，あるいは「萌芽を超える存在」である。
　だが，体外にあるヒト胚は科学者たちが人為的に作り出した存在であり，自然の生殖によって生成するに至った胎児とは異なった存在であるという感覚は，かなりの数の人々が共有するものである。欧米ではembryoという1つのことばで示される存在が，わが国では「胎児」と「ヒト受精胚」の2つに分かれて観念されているのである。
　同じような現象は治療クローニング（therapeutic cloning）をめぐる議論（中間報告29-31頁）にも見られる。"人クローン胚は研究の目的で無性生殖によって作られた存在であるから，生殖補助医療の目的で有性生殖を手段として作られた受精胚とは生物学的にまったく異なった存在である。ヒト受精胚の作成・使用に倫理的問題があるとしても，人クローン胚を研究・医療の目的で作成しそれを棄滅させてしまう治療クローニングには，それは存在しない。"これも欧米ではあまり見られない論理である。

◆ 第2部 ◆ ヒト胚の「取扱い」

　クローン胚は受精胚より倫理的価値において劣る存在と考えられる傾向があったのに対して，着床前診断をめぐる議論では，人工妊娠中絶が日本において事実上自由である状態の倫理的検討を棚上げにしたまま，ヒト受精胚スクリーニングの倫理的許容性が議論されるため，結果的に胎児よりヒト受精胚の方がより手厚い保護を享受すべきであるという，奇妙な結論がとられる傾向にある。

　いずれにせよ，報告書案がこのような倫理的に倒錯した考え方を前提にしなかったのは妥当である。人間の生命の価値はその存在自体に即して語られるべきものであり，それがどのようにして存在するに至ったかは無関係である。人間はどのようにして誕生したかに関わりなく平等の倫理的価値を有する。嫡出子であろうと非嫡出子であろうと，自然の性行為によって出生しようと生殖補助医療技術を用いて出生しようと，等しく人としての尊厳を有する。「人間の生命の萌芽」であるヒト胚についても同じでなければならない。ヒト受精胚，胎児，クローン胚の倫理的地位を，それぞれの出自の相違によって相対化する考え方は，まさに人間の尊厳に反したものである。

　もちろん，ヒト胚と人個体との距離は胎児と人個体との距離よりはるかに大きいのであり，同じく「人間の生命の萌芽」とはいっても，その保護の要請も異なる。母体保護法（2条2項・14条1項）が「胎児が，母体外において，生命を保続することのできない時期」を超えた妊娠中絶を禁止し，堕胎罪の規定によって胎児を保護している刑法（212条−216条）が，体外のヒト胚について，そして体内にあるが着床前の受精胚についても沈黙しているのは，このためである。また，例えば不妊治療の研究などのように，胎児に対する場合より広く胚の使用が認められる場合もあろう。しかしこれらは，ヒト胚の「人間の生命の萌芽」という倫理的価値とは別の問題である。そして，ヒト胚と胎児とが同質の価値を有する以上，着床前診断として行われるスクリーニングの許容性が妊娠中絶の許容原理から導かれるとすることは当然のことなのである。

2　胎児性適応による人工妊娠中絶
　　　——母体保護法はそれを禁止しているか

　出生前に胎児が障害を持っていることが分かったときには，母親が希望す

ればその胎児は中絶されている。それは母体保護法14条1項1号による人工妊娠中絶として知事に届け出られている（同法25条）と思われるが，そのような人工妊娠中絶が，「妊娠の継続又は分娩が身体的又は経済的理由により母体の健康を著しく害するおそれのあるもの」という法律の文言に適合しているかは，かなり疑問である。胎児条項を導入しようとする法改正の試みがついえてきたこと，平成8年に優生保護法が母体保護法へと改められたときに優生的適応による人工妊娠中絶の条項が削除されたという経緯があることを振り返るなら，なお一層そうである。しかし，現実にはこのような人工妊娠中絶が行われているのであり，それが刑法上の堕胎罪として起訴されたこともない。

また，母体が風疹に罹患し難聴の子が出生したときに，母親にその可能性を告げて中絶するか否かを考慮する機会を与えなかったとして，医師に損害賠償責任を認めた判例もある。これによるなら，障害児の中絶は不可罰であるばかりでなく，むしろ法的に命ぜられているということもできよう。ここでは，明らかに母体保護法の文理に反する法の運用が行われているのである。

このような法の解釈・運用は不当であり，出生前診断・中絶は断固として違法とすべきだとするのも一つの考えである。それによるなら，着床前診断を行い，現行法の認めていない適応によってスクリーニングを行うことも認めるべきではないということになるのはもちろん，wrongful birth は民法上の不法行為にならないとし，さらには，胎児性適応による中絶は堕胎罪として訴追・処罰されるべきだとしなければならない。

しかし，胎児性適応による人工妊娠中絶を認めないことは，生む・生まないを決定する女性の権利を侵害するものであり，不当なことではなかろうか。もし，母体保護法がその権利を認めていないというのであれば，それは憲法13条（幸福追求権。ここにはプライバシーの権利も含まれていると解される）に違反して無効ということになる。同法を憲法違反・無効としてしまうのでなければ，母体保護法を憲法の趣旨に合うように，「合憲的限定解釈」をしなければならない。

以上のように考えるならば，胎児性適応による人工妊娠中絶を許容するとともに，それに沿った着床前診断・スクリーニングも許容すべきことになるのである。

3 中絶の決定権──差別の論理は克服されるべきである

　障害児を中絶することは，当事者にとっては苦悩に満ちた決定である。母親には障害児を中絶する「権利」があるとはいっても，その実質は，母親に妊娠を継続し，出産し，育てることまで法によって要求することはできないということである。そのような母親の決定を認めることは，レイプされて妊娠した子を中絶する母親の決定を認める（母体保護法14条2号）ことと同じであり，障害を持って生まれて来る生命の価値を低く見るということを前提とするものではないのである。

　これに対して，「障害児は可哀想だから中絶することを認めるべきである」という論理は，障害者に対して「生まれざりせば良かりしものを」ということに等しい。これは障害者の生命をこの世では価値のない存在と見る差別の論理にほかならない。これが，重症障害児，精神障害者には「憐れみによる死」を与えるべきであるという不任意の安楽死の主張を生み，ナチスによる「生きる価値のない生命の抹殺」，さらにはホロコーストに至ったことを記憶していない者はいないのである。

第2章 治療クローニングの論理,「人の生命の萌芽」

◆ I ◆ 補足意見

　以下は中間報告を読み直した後での私の補足意見である。最終報告の作成に当たってご参照頂ければ幸いである。最終報告書についても，改めて，少数意見，補足意見を提出する機会が各委員に与えられることを希望する。

　1　「人の生命の萌芽」という表現について
　中間報告はヒト胚を「人の生命の萌芽」としている。これは，"ヒト胚は「人の生命」そのものである。"そして，"個体としての人になりうる存在であるから「人の萌芽」である。"という，それぞれ趣旨を異にする2つの命題を含んだものと理解しなければならない。ヒト胚は，この2点において，胎児と何ら異なるところのない存在である。
　中間報告の「人の生命の萌芽」という表現は，科学技術会議生命倫理委員会・ヒト胚小委員会報告書「ヒト胚性幹細胞を中心としたヒト胚研究に関する基本的考え方」（2000〔平成12〕年3月）における「ヒト胚はヒトの生命の萌芽としての意味を持」つという表現，また，クローン技術規制法附則2条の「ヒト受精胚の人の生命の萌芽としての取扱いの在り方」とあることを受け継いだものであり，既に慣例的な表現となっているので，あえてそれを改める必要はないかも知れない。しかし，この表現が，一方では，ヒト胚と人間との境界線を曖昧なものとし，他方では，人の生命の発生につながる存在（例えば，精子・卵子，クローン人間産生のためのヒト体細胞）はすべて「人の生命の萌芽」であるというような誤解を生じさせ，人の生命とそうでないものとの限界までも曖昧にしてしまう傾向が生じていることに注意しなければ

ならない。
　また，中間報告は，「ヒト胚は人かモノか。」という問題を設定し，これに関して次のようにいう。

　ヒト受精胚については，人格を持つ「人」ではなく，単なる「モノ」でもない中間的存在として位置付けざるを得ない。これを「人の生命の萌芽」と呼ぶことにするが，その概念自体は，「ヒト胚の取扱いは『モノ』に対するのと同じであってはならない，しかし『人』と同一であるべきでもない」ということ以上に何を意味するかは不明確であるため，さらに考察を加える必要がある。

　しかし，以上で述べたように，ヒト胚は人の生命そのものであり，本や眼鏡のような物体とはまったく異なる存在である。「中間的な存在」という表現によって，ヒト胚と無機質の物体との間には質的連続性があるとの誤解が生じてはならない。他方では，ヒト胚は人ではないが「人の萌芽」であり，人と同質の存在である。「中間的な存在」というよりは，発生学の意味で，人の「前段階の存在」という方がより妥当であると思われる。

2　人クローン胚の倫理的地位と治療クローニング（therapeutic cloning）の倫理

(1)　人クローン胚も人の生命であり，人の萌芽である（中間報告の表現では「人の生命の萌芽」である）。それはヒト受精胚ではないが，ヒト胚である。それがもっぱら研究目的で作成され，個体発生を目的として作られたものでないこと，通常の受精によって生じた胚と生物学的資質を異にするものであることを理由として，人クローン胚にはヒト胚のような倫理的地位を認めることはできないとすることは，人の生命であり，人の萌芽である存在には人の生命の尊厳が認められなければならないとした中間報告書の基本的前提に反する考え方であり，倒錯した議論である。以上のことは，「人クローン胚はヒト胚ではないがそれに準じた存在である」とする考え方にも当てはまる。「準ずる」とは，似ているが同じではない，従ってヒト胚に認められるべき保護の全部がこれには与えられないということを意味するからである。これ

は法律学の用語としては常識である。

　(2)　人クローン胚を作成して医学研究を行う治療クローニングの問題点として人々が指摘するのは，人クローン個体が生じてしまう危険である。クローン技術規制法は，人クローン胚を「特定胚」とし，その作成・研究を監督官庁に届け出させ，モニタリングを実施するというシステムを作ることにより，このような危険に対応しようとしたものであった。しかし，治療クローニングには，人の生命であるヒト胚を，体外授精・胚移植におけるような個体産生の目的ではなく，研究目的で作成するという，より深刻な倫理的問題を含む。上述のように人クローン胚は，ヒト受精胚と同じヒト胚だからである。そして，英米における議論からも理解しうるように，治療クローニングの是非は主としてこの問題をどのように考えるかによっているのである。

　クローン技術規制法は，これについては直接答えることはしなかった。そして，同法の委任を受けて作られた「特定胚指針」は，「特定胚のうち作成することができる胚の種類は，当分の間，動物性集合胚とし，その作成の目的はヒトに移植することが可能なヒトの細胞に由来する臓器の作成に関する研究に限るものとする。」として，治療クローニングを禁止したのである。

　(3)　治療クローニングの許容性が，ヒト胚作成のそれに依存しているとする以上，その許容範囲も前者のそれを超えることはできない。中間報告も，治療クローニングをめぐる以上の論理および倫理を前提としていると思われるが，その趣旨が必ずしも明らかでないところがある。

　中間報告は，生命倫理専門調査会委員の間においては，生殖補助医療技術改善のために，さらには重大な遺伝性疾患のような難病研究のためにも，ヒト受精胚を作成し研究することを許容すべきだという見解が有力であるとしている。だが，もしヒト受精胚の作成がこの範囲内でのみしか許容されないとするならば，脊椎損傷，パーキンソンなどの治療研究のためにヒト受精胚を作成し，そこから樹立されたＥＳ細胞から神経細胞を分化させる研究は認められないことになり，これを目的とした治療クローニングも許されないことになる。中間報告は，治療クローニングを一切認めない（No）という見解は一部に存在するものの，多くは原理的にはその許容性を前提とした上で，一定の要件が満たされるまでモラトリアム期間を設ける（Wait）べきか，それとも現在ただちに実施を認める（Go）べきかをめぐって，意見が対立して

いる，ともしている。治療クローニングについて Go を主張するときにはもちろん，Wait であったとしても，ヒト胚作成・研究の許容範囲との関係を明らかにしなければならないことに留意しなければならない。

3 人クローン胚と治療クローニングの許容性

(1) 私には，ヒト胚を作成しこれを再生医療研究に用いること，さらには，人クローン胚を用いてこれを行う治療クローニングを禁止する理由はないと思われる。

患者の体細胞から作られた人クローン胚から「自己ＥＳ細胞」を樹立し，そこから分化誘導した組織・細胞は，患者本人の拒絶反応を起こさないものであり，それを再生医療に用いたときに期待される恩恵は大きなものがあるといわれている。もちろん，それを臨床に用いたとき，in vivo の場合に，実際にそれだけの結果がもたらされるか，人々の生命・健康に被害が及ばないかは問題である。臨床研究に向けて第 2 の角を曲がるときには，この問題に対する納得のいく解答がなければならない。しかしそのためにも，治療クローニングの研究を in vitro で始めるという第 1 の角を曲がることは必要である。それをも拒否して，人々の生命科学への期待，それに答えようとする科学者たちの試みを未然に挫いてしまう権利は社会にはないと思われる。

そして，ヒト受精胚，人クローン胚を以上のように人々の福利のために作成し使用することは，人間の尊厳に反する行為ではない。ヒト胚は人の生命であるが人ではない。ここでは，人体実験や殺人行為が問題なのではなく，人の生命であるヒト胚の取扱いの態様が，我々の共有する人間の尊厳という価値に反しているかが問題なのである。

私は，ヒト胚の生命は人の生命と同等に保護されなければならない，それを用いた研究はヒト胚の生きる権利を侵害するものであり，これを認めることはできない，これには何らの例外も認めるべきではない，という倫理を理解するし，これを徹底する人々を尊敬するものである。しかし，我々の社会はそれと異なった倫理を持つ人々によっても構成されている。論者のような倫理を支持しない人々にまでそれを強制することはできない。生命倫理と社会規範，法規範とは異なるのである。

(2) 治療クローニングの許容性を原理的に肯定しながらも，動物の受精

胚・クローン胚，ヒトの余剰胚，人の体性幹細胞などを用いた研究によって，その有用性，安全性が確認されるまでその開始を延期すべきであるという，モラトリアムを主張する見解もある。しかし，我々はまだ第1の角の前にいるに過ぎない。私は，そこを曲がるのに必要な研究と実験は既に十分に行われているという科学者たちの主張は正当だと思う。ヒトの研究と動物の研究とでは本質的に異なる，動物のクローン胚を用いた実験だけでは十分ではない，ヒト受精胚と人クローン胚との間にも同じことが妥当するということは，新しい風景を見るために第1の角を曲がる必要性があることを，我々に納得させるものでもある。既に述べたように，人への応用に向かう第2の角を曲がる前には，第1の角を曲がってから得られた知識と経験を踏まえながら，改めて検討が行われなければならない。

　治療クローニングの研究を始めるためには，人々の理解を得なければならない。これは，国民のコンセンサスを得るための民主的な手続がとられなければならないという意味であり，圧倒的多数の人々がそれを支持しているという世論調査の結果がなければ行うべきではない，ということではない。いわゆる社会的合意論が以上で述べたような意味であるとするのなら，それは正当な主張である。治療クローニングを行うためには，科学者の説明責任の履行，ジャーナリズムによる科学的・倫理的リテラシー向上の努力，国会における多角的な議論が，第2の角を曲がるときにはもちろん，第1の角を曲がるときにも，これまで以上に強く求められているといわなければならない。

4　ヒト胚研究の規制

（1）　治療クローニングを含めたヒト胚研究を個々の科学者の良心にのみ委ね，完全に自由であるとすることはできない。現在のところ，クローン技術規制法とその委任を受けた「特定胚の取扱いに関する指針」（以下，特定胚指針）が人クローン胚を含めた「特定胚」の作成・研究について，「ヒトES細胞の樹立及び使用に関する指針」（以下，ES指針）が余剰胚を使用して行われるヒトES細胞研究について，産科婦人科学会のいくつかの「会告」がヒト胚の研究を規制している。これに対しては，包括的なヒト胚保護法，あるいは，包括的なヒト胚研究規制法が必要であるという見解も有力である。一部には生殖補助医療法の中にヒト胚研究規制を取り込むべきだという見解

もある。
　しかし，私は基本的には現在の規制方式を維持すべきであると考えている。合理的に必要とされる範囲を超えて無用の規制を科学者に加えることは，彼らの研究の自由の侵害であるばかりでなく，国民の福利を犠牲にすることでもある。この趣旨については，公開シンポジウムや調査会の席上でも再三再四述べたことであるので，ここではそれを繰り返すことはしない。以下では，法律，ガイドラインの改正を行うときに考慮すべきことを，何点か簡単に申し上げることにする。
　(2)　治療クローニングを許容するとしたら，これを禁止している特定胚指針の改正が必要となる(1)。しかし，現在のクローン技術規制法は，クローン・キメラ・ハイブリッド個体の誕生を予防しようとするところにその主旨があり，ヒト胚研究の倫理性を正面から問題にする制度にはなっていない。おそらくは，特定胚の作成・使用についての届け出制を許可制に改めることが必要であると思われる。
　(3)　そのほかの受精胚研究に関する産科婦人科学会の自主規制が十分であるかについては，私を含めて多くの人が疑問に思っているところである。学会員の研究の倫理審査を慎重に行い，その過程の透明性を向上させ，人々の理解を求める努力が同学会には求められているところである。もし，事態の改善が認められないのなら，ＥＳ指針のように，国の倫理指針による規制を考えなければならないであろう。

◆ II ◆　修　正　意　見

中間報告には，次のような修正が加えられるべきだと思われる。

1　中間報告「まえがき」の最期の部分：
「こうした認識の下，総合科学技術会議生命倫理専門調査会として行った検討の成果がこの報告書である。生命倫理専門調査会は，平成13年8月より，これまで21回の審議にわたってこの問題を検討し，検討過程にお

---

(1)〔本章初出時より追加〕2009年にこの改正が実現した。

いては，生命倫理，宗教，生物学，法律学，医学といった関連分野の有識者（11人）からのヒアリングを行うとともに，事務局が行った有識者（50人）からのヒアリングの結果についても検討の資料とした。
　この報告書は，ヒト胚の取扱い一般に対する基本的考え方を示すものであるとともに，近い将来の様々なヒト胚の具体的な取り扱い方についての方向を示唆するものである。」
を，最終報告の「まえがき」として，以下のように修正する。事実関係の細部については事務局において，さらにリファインしていただきたく思う。

　こうした認識の下，総合科学技術会議生命倫理専門調査会として行った検討の結果がこの最終報告書である。
　生命倫理専門調査会は，平成15年12月26日付けで「中間報告書」を公表した。それは，平成13年8月よりの21回の審議，審議過程における，生命倫理，宗教，生物学，法律学，医学といった関連分野の有識者（11人）からのヒアリング，事務局が行った有識者（50人）からのヒアリングの結果を踏まえたものであった。これはパブリック・コメントに付されるとともに，生命倫理専門調査会の委員も出席した「ヒト胚に関するシンポジウム」が東京，神戸において開催された。その後，生命倫理専門調査会は2回にわたって，生命科学の専門家，難病患者団体の代表者からのヒアリングを行った。中間報告書公表後に行われたこれらの検討は，人間の生命の尊厳と生命科学技術のもたらす恩恵との調整の困難さを改めて認識させるものではあったが，生命科学の現段階に関する新たな認識を与えるとともに，生命科学研究の推進に寄せる国民の強い希望の存在を我々に認識させるものともなった。生命倫理専門調査会はかかる検討を背景に，さらに3回の審議を経て，この最終報告書を提出するものである。
　冒頭に記したような困難な倫理的・社会的・法的問題に完全な意見の一致があることはありえないことであり，調査会委員の間においても意見は一致しているものではない。報告書においては意見の対立のあったところは，その旨を明記した。しかし，本報告書は，少数意見とともに，さらなる国民的議論を必要とするこの問題に正面から向き合い，日本としていかなる方向へ舵を取るべきかについて，1つの示唆を与えるものとなろう。

◆第2部◆ ヒト胚の「取扱い」

　2　中間報告書29-30頁の＜着床前診断におけるヒト受精胚の取扱い＞は，最終報告書作成に向けて議論する時間をとれないとするなら，削除すべきであると思われる。

　私自身は中間報告に添付したような考え[2]であり，ここで再度それを援用させて頂く。しかし，この問題は報告書の「起草委員会」（非公開）でもある程度議論されたが，専門調査会では本格的な議題としたことはない。わが国の人工妊娠中絶のかかえる大きな倫理的ジレンマと深く関係するこの問題に，我々は正面から向かい合うべきであり，それなくして，このような形で最終報告書を提出することは好ましくないと思われる。

---

(2)〔本章初出時より追加〕本書第2部第1章。

第3章　治療クローニングとヒト胚研究規制の枠組み

◆ I ◆ 人クローン胚の倫理的地位と治療クローニング（therapeutic cloning）の倫理

(1) 人クローン胚も人の生命であり、人の萌芽である（「人の生命の萌芽」という表現が不正確であることは、すでに指摘したとおりである）。それはヒト受精胚ではないが、ヒト胚である。人クローン胚がもっぱら研究目的で作成され、個体発生を目的として作られたものでないこと、通常の受精によって生じた胚と生物学的資質を異にするものであることを理由として、人クローン胚にはヒト胚のような倫理的地位を認めることはできないとすることは、人の生命であり、人の萌芽である存在には人の生命の尊厳が認められなければならないとしてきた報告書の基本的前提に反する考え方であり、倒錯した議論である。

(2) 従って、治療クローニングが最初に直面する倫理的問題は、そこからＥＳ細胞を樹立する目的でクローン胚というヒトの生命を作ることを許容すべきかである。そのように考える以上、治療クローニングの許容性はヒト胚作成のそれに依存しているのであり、その許容範囲も前者のそれを超えることはできないのは当然のことである。最終報告書は、まず最初に、この論理を明確にしなければならない。この論理の展開は、井村前会長のときに作られ、薬師寺現会長が再三にわたって示して確認した図に示されているので、それを援用することも考えられる。

報告書（第２．ヒト受精胚　３．ヒト受精胚の取扱いの検討　(1)研究目的のヒト受精胚の作成・利用）は、「ア　生殖補助医療研究目的での作成・利用」を認めるが、「イ　先天性の難病に関する研究目的での作成・利用」は、具体

的必要性が認められないとしている。要するに難病治療の目的でヒト受精胚を作成することは認めないのである。しかし、他方では、「難病等に対する再生医療の研究のための人クローン胚の作成・利用」を認める（第3．人クローン胚等の特定胚　3．人クローン胚の取扱いの検討　(2)例外的に人クローン胚の作成・利用が認められる研究の検討）。これは、受精胚からES細胞を樹立し再生医療のための組織・臓器を作成しても、拒絶反応が予想される以上、あえてこの目的のために受精胚を新規に作成することを認める必要はないが（余剰胚の使用で足りる）、「自己クローン胚」から作成された組織等についてはこの問題がない以上、認めることができるという論理として理解しなければならない。すなわち、一般の受精胚についても、必要性があれば認められるということを前提としているのである。報告書は、誤解を避けるために丁寧に説明しなければならない。

◆ II ◆ ヒト胚研究規制の枠組み

(1)　現在のところ〔本章初出：2004年〕、クローン技術規制法とその委任を受けた「特定胚の取扱いに関する指針」（以下、特定胚指針）が人クローン胚を含めた「特定胚」の作成・研究について、「ヒトES細胞の樹立及び使用に関する指針」（以下、ES指針）が余剰胚を使用して行われるヒトES細胞研究について、産科婦人科学会のいくつかの「会告」がヒト胚の研究を、それぞれ規制している。基本的には現在の規制方式を維持すべきであると思われるが、なお若干の検討を加える。

(2)　治療クローニングを許容するとしたら、これを禁止している特定胚指針の改正が必要となる。モラトリウムを不要とする立場でも、このような法的措置をとることは必要である。モラトリウムを主張する報告書は、さらに、「人クローン胚のヒト胚としての尊重を確保し、人クローン胚の胎内への移植の事前防止のため等の枠組みや未受精卵の提供者である女性を保護するための枠組みを予め整備する必要がある」とする。特に後者については、専門調査会での議論を踏まえて、①「女性ボランティア」からの任意の提供をどの範囲で、どのような条件で認めるか、②治療のために摘出された卵巣などからの卵子の採取をどのような要件で認めるか、について検討する必要があ

る。報告書には，モラトリウムが事実上の凍結とならないためにも，モラトリウム解除のための条件をできるだけ明確にする必要がある。

　(3)　受精胚の作成・研究に関する産科婦人科学会の自主規制が十分であるかについては，多くの人が疑問に思っているところである。学会員の研究の倫理審査を慎重に行い，その過程の透明性を向上させ，人々の理解を求める努力が同学会には求められているところである。もし，事態の改善が認められないのなら，ＥＳ指針のように，国の倫理指針による規制を考えなければならないであろう。それは，ＥＳ指針と同様に，総合科学技術会議の意見を聞いて決定される文部科学省の（法令に基づかない）告示で行うということになると思われる。これは，研究実施者の段階で行われる第１段審査に加えて，国による２段目の審査を置くことになる。

　第１段の審査を，日本産科婦人科学会に委託することを考えるべきである。もちろん，このような第１段審査の前に，各研究実施施設での倫理委員会による審査を行うことは，各施設の自由である。これは，このような研究が多くの施設で行われることが予想されるということだけではなく，次のような考慮による。

　　ⅰ．南委員のいわれた医療プロフェッションによる自律を認める。
　　ⅱ．ＩＲＢによるばらつきがあるという問題を回避できる。
　　ⅲ．ＩＲＢを自前で持てない研究実施機関もあるので，学会にこれをやってもらうことができる。

◆第4章◆ 総合科学技術会議報告書『ヒト胚の取扱いに関する基本的考え方』を支持する

◆Ⅰ◆ 治療クローニング基礎研究開始の条件と「モラトリアム」

　人クローン胚から樹立したＥＳ細胞（報告書の用語では，ＳＣＮＴ－ヒトＥＳ細胞）を，in vitro で臨床研究に用いるためには，その科学的有効性と安全性を慎重に検討しなければならない。その確認がなされるまではモラトリアムが必要である。だが，臨床研究の前に基礎研究を in vitro で始めることには，このような意味でのモラトリアムは不要である[1]。臨床研究という第２の角の前にある，基礎研究という第１の角を曲がることを認めた報告書は，そのためには，① 現在これを禁止している特定胚指針を改正するとともに，未受精卵の入手方法の規制，個別的倫理審査体制の強化などを含めた基本的枠組みを作ること，② 総合科学技術会議を中心とした科学的検証を行う体制の整備が必要であるとした。現在禁止されている研究を新たに解禁しようとするのであるから，このような制度的な手当は当然必要となる。

　報告書は，それ以上にモラトリアム解除の条件をつけることはしなかった。これは，アメリカ大統領委員会報告書（2002年6月）が，人クローン胚という人間の生命を研究目的で作成し最終的に棄滅することを認めるためには，十分な科学的証拠の蓄積とヒト胚研究一般の倫理性に関する社会の民主的議論が必要であり，科学と社会の契約を確認できるようになるまで4年間のモラトリアムが必要であるとしたのとは，かなり異なる態度である。

　生命倫理専門調査会では，治療クローニングは絶対・永久に許されないと

---

[1] 町野朔『最終報告書素案作成に向けての意見書』［第32回生命倫理専門調査会・資料3］〔本書第２部第２章〕。

いう意見が主張されたことはなく,「何事にも例外はある。しかし,例外を認めるのには慎重でなければならない」という類の意見が強かった。大統領委員会が問題とした「研究目的でヒト胚を作ることは許されない」という「道徳の限界線」は,日本の生命倫理専門調査会では,慎重にか,気が付いていないうちにかは知らないが,すでに乗り越えられていたのである。2つの報告書の結論の相違は,このような生命倫理の基本の差異に由来する。

私は,「人クローン胚の作成・利用に関する暫定的結論の提案」[2]が「モラトリアム」を提案したことは,大統領委員会報告書におけるそれと同様のことを要求するという誤解を与えるものと思い,その提案に沿って報告書をまとめることは了解するが,少数意見をつけさせていただくと発言した。しかし,その具体的内容は,もともとモラトリアムとはほど遠いものであり,「モラトリアム」ということば自体も報告書からは姿を消している。私は,現在では報告書のこの結論に賛成する。

◆ II ◆ ヒト受精胚作成とガイドライン規制

報告書は,ヒト受精胚の研究目的での作成・利用は,生殖補助医療研究でのそれに限って認めることとし,その規制については,ES指針と同様の,法律に基礎のない,従って刑罰などによる法的強制力を有しない行政的ガイドラインを作成すべきだとした。私は,産科婦人科学会が現在より倫理審査体制を強化して,これまでと同様に,その「会告」によって会員の研究を自律的に規制すべきであるが,それが無理ならば行政的ガイドラインもやむを得ない。しかし,そのときにも第1段の審査を産科婦人科学会に委託すべきである,としていた[3]。報告書は後者の提案も明示的には採用しなかったのであるが,医療プロフェッションの自律性を審査の体制に組み込む工夫は,私の提案した形態とは異なっているにしても,これからのガイドライン作成に当たっても続けられるものと期待している。

これに対して,報告書が法律による規制を退けたのは正当である。それは,

---

[2] 第35回生命倫理専門調査会（6月23日）において薬師寺会長が提出したもの。
[3] 町野朔『報告書「ヒト胚の取扱いに関する基本的考え方」に関するメモ』[第37回生命倫理専門調査会・参考資料4]〔本書第2部第3章〕。

◇第4章　総合科学技術会議報告書『ヒト胚の取扱いに関する基本的考え方』を支持する

「法律で規制することは理想だが実現が困難であるので，当座はガイドラインによる」ということなのではない。現実に必要とされていないのに，法律で科学者を縛り上げ，処罰するのは有害・無益であるという，当然の理によるものなのである。報告書が，「当ガイドラインの遵守状況等を見守りつつ，国は新たな法整備に向けて，今後とも引き続き検討していくものとする」としているのも，生命科学技術によって社会の基本的価値が侵害されることなく人々の幸福が守られているかを冷静に見ながら，規制の方法を考えていくという意味である。これに対して，「重大な倫理原則は法律で宣言し，人々に強制しなければおさまらない」とすることは，権威主義的な法実証主義の現れであるばかりでなく，何よりも，自律的規範である倫理の本質的価値を貶めるものでもある。

◆ Ⅲ ◆ 生命倫理の基本概念とヒト胚

　この報告書は，「ヒト受精胚の人の生命の萌芽としての取扱いの在り方に関する総合科学技術会議等における検討」（クローン技術規制法附則2条）のためのものである。しかし，「受精胚」ではない人クローン胚を検討の対象にし，報告書の表題もそのようなものになった。これは，両者とも「ヒトの生命」であり「人の萌芽」としての価値を持つこと[4]については相違がないという正当な認識によるものであった。

　また，「ヒト胚倫理教科書」のような抽象的で不毛な議論を止め，ヒト胚取扱いの具体的な問題に焦点を合わせたことも妥当であった。そして，時間が限られていたこと，対応が焦眉の問題であったことから，ヒト受精胚の研究目的での作成，治療クローニングだけを取り扱うことになったのも，妥当であったと思われる。これによって，後者の倫理的問題の主要部分はすでに前者の中にあることが理解されることになったのである。

　他方では，生命倫理のキーワード，特に「人間の尊厳」の内容は最後まで不明確であり，ヒト胚の作成・使用がいつ許されるかについては，考え方の

---

[4] 「人の生命の萌芽」という表現が不正確であることについては，町野・前掲注(1)37頁参照〔本書第2部第2章〕。

筋道すら明らかにされなかった。議論の時間だけは十分にあったが，議論の内容が不十分であり，徒に時間を空費したのである。その責任は専門調査会の委員全員が負うべきものであり，「生命倫理専門調査会では議論が尽くされなかった」「裁決は不当である」などと非難して，責任を免れることが許される筋合いではないと思われる。今後の生命倫理専門調査会に求められていることは，今回の経験を糧とした徹底した検討である。これからも，生命倫理専門調査会委員の倫理的責任は極めて重いものがある。

第 3 部
出生をめぐる問題

〈第3部の論文収載にあたって〉

　第3部には人の出生に関して書いた論文を収録している。

　第1章は，熊本水俣病刑事事件に関する最高裁の判例（1988年）の批評である。最高裁は，胎児の段階でその身体が侵害され，出生した子が障害を持って生まれ，さらには死亡した場合（いわゆる胎児性致死傷），出生した子についての（業務上）過失傷害，過失致死が成立するとした。本稿は，最高裁判例の論理を分析し，その射程を明らかにしようとした。

　この判例の後，自動車事故の衝撃により胎児が重傷を受けて出生した場合に，事故を起こした自動車運転者に，その子に対する業務上過失傷害罪を認めた2つの下級審判例が出ている（岐阜地判平成14年12月17日研修664号167頁，鹿児島地判平成15年9月2日 TKC 28095497）。これらが，最高裁判例の趣旨の範囲内にあるかは検討を要する。

　第2章は刑法における出生の概念に関する「独立呼吸説」の由来と内容，民法における出生概念との関係を議論したものであり，小品であるが，個人的にはもっとも気に入っている論文である。

　最後の論文は，借り腹型代理懐胎に関する日本学術会議の報告書（2008年）の内容とその背景を解説したものである。生殖補助医療は多くの倫理的・法的・社会的問題を提起した。代理懐胎はそのうちのひとつにしか過ぎない。私は日本学術会議の中での議論において，絡み合った論理の糸を解きほぐしながら，産まれてくる子の福利を考え，親の権利を考慮し，多くの人が納得する政策決定を行うことの難しさを認識させられた。

第 1 章　最高裁判例における「胎児性致死傷」

◆ I ◆　水俣病刑事事件の確定

　最高裁判所第三小法廷は，つい先頃〔本章初出：1988年〕，いわゆる水俣病刑事事件に関して，被告人側の上告を棄却する決定を下した(1)。昭和51 (1976) 年4月の公訴提起のあと，54年3月の第一審有罪判決(2)，57 (1982) 年9月の第二審控訴棄却判決(3)と続いたこの刑事事件は，これによって，被告人の有罪の確定という形で終結したのである。

　本決定の骨組みは次のようなものである。

　事案の解明に特別の困難があったことなどの特殊事情に照らすと，いまだ「公訴提起の遅延が著しいとまでは認められない」から，憲法37条1項違反の主張は認められない。胎児の段階で有毒なメチル水銀の影響を受けたため，出生後死亡したAに対しては業務上過失致死罪が成立する。その時効は，Aの死亡結果発生の時点から進行すると解すべきである。観念的競合の関係にある各罪の公訴時効は一体として観察すべきであるから，この業務上過失致死罪と観念的競合の関係にあるBに対する業務上過失傷害罪の公訴時効も，前者のそれが完成していない以上，やはり完成していない。

　本事件では，実体法から訴訟法の領域に分けて，多くの法律問題が提起されていた。右のように，本決定は，そのうち，迅速な裁判，胎児性致死，公訴時効の問題については判断したが，因果関係，過失の問題については触れ

---

(1) 最決昭和63年2月29日刑集42巻2号314頁。
(2) 熊本地判昭和54年3月22日刑裁月報11巻3号165頁。
(3) 福岡高判昭和57年9月6日高刑集35巻2号85頁。

るところはない。迅速な裁判の問題については伊藤裁判官の補足意見，胎児性致死の問題については長島裁判官の補足意見が，それぞれ付されている。

以下，本稿は，胎児性致死傷の問題に関する判示について若干の検討を加える。いうまでもなく，これは，水俣病事件のはらむ多くの法律問題のなかでも，最も活発な議論が行われたものである。一・二審判決は積極の結論をとり，それを支持する見解もあったが，学界の議論はおおむね消極説の圧倒的有利のうちに推移していたように思われる[4]。私も消極説が妥当であると思う[5]。すでに議論が尽きてしまっているように見える現在，今更あえてこれを論ずることにどれだけの意味があるかは，たしかに問題である。だが，第三小法廷の各裁判官も，学界での議論を承知したうえで，あえて積極説をとったのであろう。現に判示は，その結論を導き出すために，これまでの積極説には見られなかった論理を用い，それによって，積極説の広範な結論に制約を課そうとしているようである。だが，それが成功したものといえるかは，大いに問題がある。本判決によって，議論は決着したわけでないことが，むしろ明らかになったように思われるのである。

◆ II ◆ 母体の傷害と子の死亡

1　公訴事実のなかには，胎児性水俣病に罹患したCを出生させた行為につき業務上過失傷害罪の責任を問うものも含まれていた。しかし，第一審は，観念的競合の関係にある各罪の時効についてのいわゆる「ひっかかり論」から，これについての時効の完成を認め免訴とすべきものとした。最高裁は，観念的競合にある各罪の時効期間が一体となるという原則にこのような制約を加えるべきではないとしたが，第一審判決に対する検察官の控訴がなかったため，Cに対する業務上過失傷害事件を含めて免訴すべきものとされた事件は，「攻防の対象からはずされていたものとみる」べきであるとした。

---

(4) 齋藤誠二『刑法における生命の保護』（多賀出版，1987年）357頁以下に，日独の学説が網羅されている。

(5) 土本武司「刑法における生命（1）――胎児傷害」判例タイムズ612号（1986年）14頁における町野発言，参照。なお，町野朔（小暮得雄ほか編）『刑法講義各論』（有斐閣，1988年）17頁以下。

◇第1章　最高裁判例における「胎児性致死傷」

　従って，最高裁は，「胎児性傷害」の問題について直接判断を示すことなく，ただ，胎児性水俣病をえて出生した子が，そのために死亡したAの場合，すなわち「胎児性致死」の場合についてだけ判断したのである。そして，業務上過失致死罪の成立を肯定するその論理は，次のような，きわめてユニークなものであった。

　　弁護人……の所論は，……Aに病変の発生した時期が出生前の胎児段階であつた点をとらえ，出生して人となつた後の同人に対する関係においては業務上過失致死傷罪は成立しない旨主張する。しかし，現行刑法上，胎児は，堕胎の罪において独立の行為客体として特別に規定されている場合を除き，母体の一部を構成するものと取り扱われていると解されるから，業務上過失致死罪の成否を論ずるに当たつては，胎児に病変を発生させることは，人である母体の一部に対するものとして，人に病変を発生させることにほかならない。そして，胎児が出生し人となつた後，右病変に起因して死亡するに至つた場合は，結局，人に病変を発生させて人に死の結果をもたらしたことに帰するから，病変の発生時において客体が人であることを要するとの立場を採ると否とにかかわらず，同罪が成立するものと解するのが相当である。したがつて，本件においても，前記事実関係のもとでは，Aを被害者とする業務上過失致死罪が成立するというべきであるから，これを肯定した原判断は，その結論において正当である。

　2　胎児も母体の一部であるから，その傷害も母体に対する傷害になるという考え方には，そもそも問題がある。
　確かに，堕胎罪が「生命に対する罪」（Straftaten gegen das Leben）の章下に規定され，胎児が母親とは別の独立した生命として保護されていると見られる（西）ドイツ刑法[6]とは異なり，「堕胎ノ罪」が「過失傷害ノ罪」の次の

---

(6) 胎児性致傷が生まれた子に対する過失傷害を成立させるとしたアーヘン・ラント裁判所も，胎児を母体の一部とすることは「立法者の一義的で明確な意思に反する」としている。LG Aachen Beschl., JZ 1971, S. 507 ff. (508). 胎児の傷害が母体の傷害であるとする学説は，現在ではアルツト一人のようである。G. Arzt, Zur Abgrenzung von strafloser fahrlässiger Abtreibung und [strafbarer] fahrlässiger Tötung, FamRZ 1983, S. 1020.

109

章に規定されている日本の刑法では，体系論として，このような解釈がとりうるようにも見える。しかし，日本の刑法は，不同意堕胎罪（215条）の法定刑を傷害罪（204条）のそれより軽くし，自己堕胎を不可罰な自傷行為とせずに処罰し（212条），堕胎行為によって妊婦に傷害の結果を生ぜしめたときについて特に規定している（213条後段・214条後段・216条）。これらの規定は，刑法が胎児の傷害を母親の傷害とみていないことを示すものである。

また，「堕胎」がどのような行為であるかには争いはあるが，単に胎児に傷害結果を生じさせることだけでは足りないことは明白である。もし，胎児の傷害が母親の傷害でもあるとするなら，このような行為を傷害罪として不同意堕胎罪より重く処罰することになる。さらには，過失による胎児の傷害も母体に対する過失傷害罪として処罰されることになってしまう。現行法は胎児の傷害を母親の傷害となるとみていないことは明らかだといわざるをえない[7]。最高裁は，胎児の侵害が堕胎罪を成立させるときは，それ以外に母体に対する傷害罪を成立させないとするもののようであるが，刑法は，すべての場合において，保護法益としての胎児を母体から完全に切り離しているのである。

長島裁判官の補足意見は，「母体の他の部分に対する不法な侵害は，人に対する侵害として刑法の対象となりうるのに，同じく母体の一部たる胎児に対する侵害は，堕胎罪に当たらない限り，およそ母体に対する侵害としては罰しえないと解するのは，著しく均衡を失するものといわざるをえない」とする。しかしこれは，胎児を母体とは別の存在とし，後者に前者より手厚い保護を与えることとした立法者が最初から予定していたところであり，この立法者の選択が著しく不合理であるとは思われない。むしろ，胎児を母体の一部とすることの方が，右に見たように，現行法上明らかな不均衡をもたらすものなのである。

3　いずれにせよ最高裁判所は，胎児を傷害することは母親に対する傷害でもあることを前提とし，その胎児が出生して人となり死亡したときは，「人に病変を発生させて人に死の結果をもたらしたことに帰するから，病変の発生時において客体が人であることを要するとの立場を採ると否とにかか

---

[7] 特に，齋藤誠二『刑法講義各論Ⅰ』（多賀出版，新訂版，1979年）30頁・141頁参照。

わらず」過失致死罪が成立するという。これは，傷害結果が生じたのは胎児であり，まだ過失致死傷罪の客体である「人」は存在していない，という，消極説の積極説に対する批判を考慮したものであろう。だが，胎児が出生して「人」となった以上，それは母親とは独立の客体である。過失致死罪が成立するためには傷害が成立した時点で人が存在しなければならないというのは，死の結果が生じた客体が，それ以前，人であった段階で傷害を受けていなければならないということである。母体の傷害を認めて，傷害の客体としての「人」が「見付かった」と主張すれば足りるというものではない。

　長島裁判官は，「侵害の及んだ客体と結果の生じた客体は，成育段階を異にする同一の生命体ということができる」，「侵害の及んだ客体である母体と結果の生じた客体である子は，いずれも人であることに変わりはなく，いわば法定的に符合している」から，死亡した人に対する過失致死罪を肯定しうるとされている。これは，2つの客体が実質的に同一のものであることを主張しようとするものかもしれない。だが，胎児が母体の一部とされその独立性が奪われてしまっている以上，存在する2つの客体は母体と出生した子であり，両者は実質的にも同じとはいえないであろう。さらに長島意見は，客観的成立要件を問題にしたのではなく，過失にも，故意におけると同じように法定的符合説が妥当し，母体の侵害結果に関する行為者の過失が，出生した子に生じた侵害結果にも充当されるという趣旨にも解しうる。しかし，このような論理を認めるとしても，傷害結果に関する過失が，死の結果に関する過失をみたしうるものではない以上，過失致死の責任まで肯定しうるわけではない。

◆ III ◆ 「胎児性致死傷」の制限

　1　長島裁判官は，以上のように法廷意見を「補足」するばかりでなく，「現に人に死傷の結果を発生させているにもかかわらず，侵害作用の及んだ時点における客体の法的性質が人でなく胎児であることを余りにも重大視し，明文にない要件を設けてまで犯罪の成立を否定する右見解には，賛同することができない」として，「胎児性致死傷」が出生した子に対する過失致死傷罪を成立させるという，積極説を独自に展開しておられる。それは，本件第

一審判決とまったく同じ論理であるといってよい。

　だが，法廷意見は，この論理によってではなく，以上のような奇妙な論理によって過失致死罪の成立を認めた。それは，長島補足意見の支持する積極説によると処罰される行為の範囲が，不当に広くなりすぎると考えたからであろう。しかし，法廷意見の理論構成によって導き出される積極説の制限は，きわめてささやかなものである。おそらくは苦心の作であったろうその新奇な理論は，労ほどの益をもたらさなかったと思われる。

　2　従来の積極説は，「胎児性致死」が出生した人に対する殺人罪・傷害致死罪・過失致死罪を成立させるばかりでなく，「胎児性致傷」は同じく傷害罪・過失傷害罪を成立させることを当然としていた[8]。すでに述べたように，本判決は「胎児性致傷」の問題に直接答えたものではない。だが，母体の病変のあと出生した子に死の結果が生ずれば過失致死罪の構成要件がみたされるとする考え方からするなら，子に生じた傷害結果が（胎児の傷害という）母体の傷害結果と質的に異なっていないときは，子に対する過失傷害罪を認めることはできないということになろう。たとえば，胎児の段階で障害の固定してしまっているサリドマイド児が出生したときには，その子に対する過失傷害罪は成立しないことになる。

　だが，これは実質的には何らの制限となっていないことは明らかである。胎児に病変を生じさせることが母体の傷害であることを肯定する最高裁の論理からは，右の場合でも，（サリドマイド胎芽症の子を妊娠中の）母親に対する過失傷害罪が成立してしまうからである。また，長島裁判官の補足意見も認めるように，子に生じていた傷害が出生後悪化した場合には，これを子に生じた独立の結果として，彼に対する過失傷害罪が成立することを認めることになろう。本件で問題であった胎児性水俣病は，まさにこのような例だったのである。

　3　積極説によれば，妊婦の過失によって傷害を受けた子が生まれ，あるいはその傷害によって子がその後死亡したときも，彼女は過失傷害罪，過失致死罪として処罰されることになってしまう。これは，積極説が不当である

---

[8] 特に，藤木英雄『刑法講義各論』（弘文堂，1976年）188頁以下，板倉宏『現代社会と新らしい刑法理論』（勁草書房，1980年）274頁以下。

と攻撃される重要な点であった。しかし，「胎児性致死」の場合に，母体への傷害の存在を生まれた子に対する過失致死罪成立の要件とする法廷意見の立場では，これは回避しうる結論であろう。妊婦による胎児への傷害結果の惹起は，妊婦の自傷行為として傷害罪を成立させないから，その結果，出生した子が傷害を受けさらには死亡したとしても，過失致死傷罪は成立しないことになるからである。長島裁判官が，母体に対する過失傷害罪の成否についてではあるが，「もとより，侵害の主体が母親自身であるときは，過失による自傷行為として不可罰ということになる」とわざわざ断っておられるところを見ると，最高裁の独自の理論構成の眼目は，侵害客体の存否の問題よりは，むしろここにあったともみられるのである。

たしかに，この点は，積極説の射程距離を抑制した意味を持つ。だが，妊婦に飲酒・喫煙をすすめた者，あるいはディスコに彼女を伴った男友達は，出産した子の状態いかんによっては依然として処罰されうる。これが妥当な結論であるかは疑問である。あるいは，最高裁としては，このような場合は被害者（妊婦）の承諾があるとするのであろうか。

◆ Ⅳ ◆ 裁判による立法

1　本判決が，最高裁判所による事実上の刑事立法であることは，おそらく殆どの人が認めるところであろう。そもそも，積極説を展開していた論者も，それが「最もすっきりした解釈」ではないことを認め，「胎児性致死傷」に対処するための立法的解決の必要性は認めていたのである[9]。本判決の積極説は若干制限的なものであるとはいえ，やはり，裁判という形式でのドラスティックな立法である。そして，そこから導かれる諸々の結論が，胎児殺を，殺人罪としてではなく堕胎罪として軽く処罰し，胎児の傷害を堕胎ではないとし，さらには過失堕胎を不可罰としている現行刑法の基本的な態度決定と正面から衝突するものである以上，やはりこの判決は罪刑法定主義に違反したものだという非難を免れないものである[10]。

---

[9]　藤木英雄「胎児に対する加害行為と傷害の罪」ジュリスト652号（1977年）73頁。
[10]　土本・前掲注(5)14頁（町野発言）。

◆ 第3部 ◆ 出生をめぐる問題

　最高裁が，刑法のループ・ホールが存在すると思う場所をふさぐために，明らかな無理を冒したのは，なにも本判決に始まったことではない。最高裁が，「胎児性致死」が過失致死罪になるという一・二審の結論を是認するであろうことは，おそらく多くの人達が醒めた目を持って予想していたところだろう。しかし，反対意見が１つもつかないということまで予測していた者は少なかったと思われる。

　2　刑罰によって対処すべき行為の類型を確定することは，多くの政策的要素を考慮に入れたうえでなされるべきことである。裁判所がそれを行うことができ，またその方が適当な場合もあるであろう。しかし，処罰の当否，処罰の範囲をめぐって種々の考え方があり，それらが複雑にからみ合っているような場合には，その政策決定は，裁判官が勉強して行うのではなく，立法府が議論を尽くしたうえで，法律という形で行うべきものであろう。しかも，事実上は法の創造であるとはいっても，裁判所は現行法の「解釈」としてそれを行わなければならないのであり，利害・得失を考慮し，処罰範囲を慎重に画定した新たな法を作ることは困難である。現に以上で見てきたように，致死傷罪の客体の操作のみでこの問題に対処しようとした本最高裁判決の「立法」は，成功したものとは程遠いのである。

　（西）ドイツのアーヘン・ラント裁判所の刑事訴訟打ち切り決定は，サリドマイド児出産の原因を与えた製薬会社の人々の行為は過失傷害罪を成立させうるとしたが，それは，有罪となる可能性のない被告人に対する刑事訴訟手続を打ち切ると，彼の無罪判決を受ける権利を侵害することになると考えたためにそうしたのであって，被告人はこれによって有罪とされたわけではない[11]。むしろ解放されたのである。それでも学説はほぼ一致してこのような立場に反対していたのであり，近時（1983年）には連邦裁判所も，「行為の作用（Wirkung）」が及んだ時点で客体が胎児であるなら，それが人となってから死亡しても過失致死罪が成立しないことを確認している[12]。そして，学説は，サリドマイド事件を契機として，それぞれの立法案を提出してきているのである[13]。最近では，連邦司法大臣が1986年に公表した「胎

---

(11) OLG Aachen Beschl., a. a. O.
(12) BGHSt 31, 348 (351ff.). 西ドイツの判例については，西村秀二「胎児性致死傷（続・ドイツ刑法判例研究（三））」警察研究58巻6号（1987年）64頁以下。

114

児保護に関する法律——討議草案(14)」は，胎児性致死傷が故意あるいは軽率（leichtfertig）に行われたときに処罰する規定（1条）を置いている。もとより，処罰範囲についてはまだ検討を要する点が残っている。しかし，胎児性致死傷の問題への対処としては，（西）ドイツの行き方の方が，賢明であるように思われる。

---

(13) 齋藤・前掲注(4)391頁以下参照。
(14) Bundesminister der Justiz, Diskussionsentwurf eines Gesetzes zum Schutz von Embryonen (Embryonenschutzgesetz —— EschG), 1968.

◆第2章◆ 「独立呼吸説」の旅路

　今さらいうほどのことでもないが、法律学では学説が大きな地位を占めている。たとえば、窃盗罪（刑法235条）における「財物」の概念をめぐって、「有体物説」「事務的管理可能性説」「物理的管理可能性説」があり、これを踏まえてさまざまの議論が展開されている。このような法律学説は日本独自のものもあるが、外国、特にドイツの学説を参考にしつつ形成されたものが多い。このような事情は、特に刑法学についていえることである。

　教科書などにおいて学説を紹介するために、必要に迫られて日本の学説、ドイツの学説を追い駆けることがある。そうすると、それまでドイツの学説に由来する明確なものと思われていた学説が、実はそのようなものからは程遠く、同一の学説を主張している論者の間でも、その具体的内容について食い違いが存在することに気づいて当惑することがある。胎児を人とする時期に関する「独立呼吸説」もそのようなものの1つであった。

◆ I ◆ ヒトはいつから「人」か

　法は、懐胎されているヒトの生命である「胎児」と、出生した生命である「人」とを区別して扱う。たとえば、女性の中絶する権利はアメリカ合衆国連邦憲法の保護するプライバシー権に含まれるとして、堕胎をほぼ全面的に処罰している州法を違憲・無効であるとした同国連邦最高裁判所[1]が、出生前の生命は連邦憲法修正14条にいう「人」（a person）ではないから、堕胎を処罰しなくても「人」の生命を保護する義務を国の側が放棄したことにはならないとしたことは、まだ記憶されているところであろう。人と胎児と

---
(1) Roe v. Wade, 410 U. S. 113 (1973).

◆ 第3部 ◆ 出生をめぐる問題

はこれほどまでに受ける保護が違っているのである。

　アメリカの憲法判例を引用した以上，それから2年ぐらいして出た(西)ドイツ連邦憲法裁判所の判決[2]にも言及しなければ公平さを欠くことになるであろう。同判決は，胎児も基本法2条2項の「何人（なんびと）」(jeder)に含まれ，彼の生きる権利は保障されねばならない，胎児の生命の保護は妊婦の自己決定権に優越する，として，受胎後12週以内の妊娠中絶を許容した1974年の改正刑法は胎児の生命を保護する義務を果たしていないから，違憲，無効であるとしたものである。この判決が，アメリカのそれと考え方において正反対であることは明らかである。

　(西)ドイツ連邦憲法裁判所も，胎児には「人」と同じく生命権があるとはしたが，その保護は出生後の「人」と同一であるとしたわけではなかった。同裁判所は，母親に妊娠を継続することを要求することができない事由があるときは中絶を許容するという「適応モデル」が合憲的であり，1974年改正刑法のような「期限モデル」は，一定の月齢以前の胎児の生命保護を一律に放棄するもので許容しえないとしたにとどまる。この判示に従って(西)ドイツ刑法はさらに改正され，胎児に障害があるとき，性犯罪によって妊娠したとき，その他妊婦の困難な状況を回避するために中絶がやむをえないとき，妊娠中絶を許容することとされた。ここでは胎児が人より保護を受けなくても仕方がないとされているのである。出生した子に障害がある，それが強姦犯人の子である，子育てが経済的に困難であるという理由で，殺人が許容されないことはいうまでもない。しかし，右のような事情があるときは胎児の生命を絶つことは許されたのである。

　それでは，胎児はいつ人となるのか。「独立呼吸説」は刑法および民法で唱えられたことのある学説であり，胎児が肺呼吸の能力を取得した時点から人としての扱いを受けるというものである。「肺呼吸説」とも呼ばれる。現在はこれを支持する者はなく，ただ，他説の引立役としての地位に甘んじている。

---

(2) BVerfGE 39, 36 (1975).

◇第2章 「独立呼吸説」の旅路

◆ II ◆ 刑法学説としての独立呼吸説

　「人」の生命・身体は手厚く保護を受けている。故意による殺傷行為は重く（刑法199条〔殺人〕，204条〔傷害〕，205条〔傷害致死〕），過失による行為もそれほどではないが，やはり処罰される（刑法209-211条〔過失致死傷罪〕）。故意による殺傷の企図が挫折しても処罰される（刑法203条〔殺人未遂〕，208条〔暴行〕）。殺人の予備も処罰されている（刑法201条）。他方，胎児に対する攻撃は堕胎罪（刑法212-216条）としてだけ処罰される。胎児の生命の故意による侵害ないしはその危殆化だけが処罰され，過失によるそれは不可罰である。また，法定刑もかなり低く設定されており，最も重い不同意堕胎罪（刑法215条）でさえ傷害罪（刑法210条）のそれよりも軽い。また，未遂が処罰されるのは不同意堕胎の場合だけである（刑法215条2項）。周知のように，現在では優生保護法〔現在は，母体保護法〕が指定医の行う「人工妊娠中絶」を大幅に合法化しているから，右のように狭い堕胎罪のうちでも，現実に処罰されるものはほとんど存在しない。

　刑法学説が「人」と「胎児」の限界を論じるとき，主として念頭に置いていたことは，過失堕胎が不可罰である現行法のもとで，いつからヒトの生命を過失致死罪の処罰規定を適用して保護すべきか，いつから「人」を認めるべきかであった。このような学説の1つとしての独立呼吸説は，古いドイツの学説であった。その有力な主張者であったフランツ・フォン・リストの説いたところを見てみよう[3]。

　　人とは人から生まれ，母親の生命から独立した存在を持つ生命である。しかしながら独立の存在は民法1条の「出産の完了によって」（mit der Vollendung der Geburt），すなわち子が母親から完全に分離することによって始まる，というのではない。また，分娩行為（「陣痛」）の開始によってすでに存在するというのでもない。それは，胎児の胎盤呼吸が終了し，肺

---

[3] Franz v. Liszt, Lehrbuch des Deutschen Strafrechts, 21./22. Aufl. (Berlin u. Leipzig: Gruyter, 1919), S.286.

◆ 第3部 ◆ 出生をめぐる問題

呼吸の可能性が生じたときに存在する。

　独立呼吸説は当時はかなり多くの学者によって支持されていたのであり(4)，必ずしもリストの創見にかかるものではなかった。リストと同時代の，そして彼の最大の論敵ビンディングでさえ，「呼吸の開始を新たな存在の開始と見るのは医学界のほぼ一致した傾向である。医学的にはこれは完全に正当な見解である」としていた(5)。独立呼吸説は当時の医学的な見解をそのまま刑法学説としたものだったのである。したがって，胎児は胎盤呼吸と肺呼吸とを併存させることがあるという医学的認識が一般化するようになると，独立呼吸説は非科学的で使用に耐えない学説として捨てられることになった。リストの教科書を改訂したエバハルト・シュミットはリストの見解を削除し，後にも出て来る陣痛開始説を支持した(6)。

　現在のドイツの学説は次のように説く(7)。

　　昔は（臍帯脈管を通しての）胎盤呼吸が終わり，肺呼吸もしくはその可能性が始まる時点が決定的であるとされることも珍しくはなかった。だが，このような区別はまったく機能しないものであるので，今日この学説を支持するものはいない。すなわち2つの呼吸形式は並存して存在するのである。子宮からの離脱後臍帯切断までの間が特にそうであるが，ときにはそれ以前の出産過程において，母体の膣内に空気が入って来たときもそのよ

---

(4) たとえば，Karl v. Birkmeyer, "Das Strafrecht," in : ders. (Hrsg), Encyklopädie der Rechtswissenschaft, 2. Aufl. (Berlin: Häring, 1912), S.1162; Heinrich Lammasch, Grundriß des Strafrechts, 4. Aufl. (Leipzig : Duncker & Humblot, 1911), S.135 ; Ernst Schwartz, Das Strafgesetzbuch für das Deutsche Reich. Mit Kommentar (Berlin: Springer, 1914), S.475 ; Friedrich Wachenfeld, Lehrbuch des Deutschen Strafrechts (München: Beck, 1914), S.300.

(5) Karl Binding, Lehrbuch des Gemeinen Deutschen Strafrechts, Bes. T., Bd. I , 2. Aufl. (Leipzig: Engelmann, 1902), S.39. ビンディング自身は，後にも出て来るように，一部露出説を支持した。

(6) Eberhard Schmidt (Hrsg.), Lehrbuch des Deutschen Strafrechts von Franz v. Liszt, 25. Aufl. (Berlin u. Leipzig: Gruyter, 1927), S.459.

(7) Hans Lüttger, "Der Beginn der Geburt und das Strafrecht," in : ders., Vorträge und Abhandlungen (Berlin u. New York: Gruyter, 1986), S.30.

うなことがおこる。それは，手や器具が挿入される際におこるが，通常の出産過程でも生じうる。すでに出産の少し前にも，胎児の子宮内での，肺の中に空気を入れない「呼吸運動」が観察されるが，これは法的な観点からは無意味な事実である。

◆ Ⅲ ◆ さまざまな刑法学説

　リストの引用の中にもあったように，ドイツ民法1条は「人の権利能力は出産の完了によって始まる」としている。つまり，出産過程が終了しなければ，民法上，人は存在しない。だが，ドイツ刑法217条（嬰児殺）1項は，「その婚外子を出産中あるいは出産直後に殺した母親」を通常の殺人より軽く処罰することとしている。「出産中」(in der Geburt) の生命も嬰児殺の対象であるということは，出産の終了以前に「人」が存在することを意味する。独立呼吸説を説く学説の中には，本条は嬰児殺についての特例なのであって，それ以外の場合には別に考えるべきであるとするものもあったが[8]，多くの学説は，この条文を根拠として，刑法においては民法におけるのと異なり，出産過程にある生命も「人」であるとしたのである。引用したところからもわかるように，リストの独立呼吸説もこの前提に立つものであった。

　独立呼吸説は有力な学説ではあったが，それ以外にもいくつかの学説が主張されていた。その中には，子の身体の一部が母体外に出たとき「人」になるというビンディングらの「一部露出説」があった[9]。この説が日本の判例・通説となることは，後に見るところである。ライヒ裁判所もこの趣旨を判示したことがあった[10]。

　しかし，出産の開始後であればすでに「出産中」である。そこで，ライヒ

---

(8) 前掲注(4)の Schwartz, Wachenfeld がそうである。
(9) Karl Binding, Handbuch des Strafrechts, Bd. I (Leipzig; Duncker & Humblot, 1885), S. 220; ders., a. a. O. 〔Anm. (4)〕, S. 33; Philipp Allfeld, Lehrbuch des Deutschen Strafrechts, 8. Aufl. (Leipzig u. Erlangen; Daichert'sche, 1922), S. 330. 頭部の露出を要求するのは, Joseph Heimberger, "Berufsrecht und Verwandte Falle," in : Vergleichende Darstellung des Deutschen und Ausländischen Strafrechts, Allg. T., Bd. Ⅳ (Berlin: Liebmann, 1908), S. 72.
(10) RGSt 1, 446 (1880).

◆ 第3部 ◆ 出生をめぐる問題

裁判所は，母体が胎児を子宮から外に押し出す分娩行為の開始によって「人」が存在するという「陣痛開始説」を採用するようになり[11]，学説もこれを支持した[12]。陣痛開始説は戦後の連邦通常裁判所にも受け継がれ[13]，現在はこれに異論を唱えるものはない。ただ，どの段階の陣痛の開始をもって出産の開始とすべきかについて見解の対立があったにとどまる[14]。

独立呼吸説は一部露出説とともに，ドイツでも完全に過去の学説である。

◆ Ⅳ ◆ 輸入された独立呼吸説

以上のようなドイツの刑法学説は，すべて日本に紹介された。当然，独立呼吸説も紹介された。すでに旧刑法時代に，岡田朝太郎と小疇傳は独立呼吸説を支持していた[15]。そして大場茂馬は新刑法施行後間もなく，独立呼吸説を詳細に展開し[16]，山岡萬之助がこれに続いた[17]。小疇と大場においては，呼吸作用の永続的停止が人間の生命の終焉である以上，その生命の開始である出生は呼吸作用の開始でなければならないとされ，出生の概念としての独立呼吸説が，死の概念としての呼吸終止説に対応させられていた。このような論理はドイツの文献には見られないところであり，日本の独立呼吸説の1つの特色として注目すべき点かもしれない。ともかくここでは，少々長くなるが大場の論述を引用することにする[18]。

---

(11) RGSt 9, 131 (1883); 26, 178 (1894).
(12) Reinhard Frank, Das Strafgesetzbuch für das Deutsche Reich, 18. Aufl. (Tübingen: Mohr, 1931), S.461; Eberhard Schmidt (Hrsg.), a. a. O.〔Anm. (6)〕, S.459.
(13) BGHSt 10, 5 (1956).
(14) Hans Lüttger, a. a. O.〔Anm. (7)〕, S.32 は開口陣痛を基準とし，Klaus Saerbeck, Beginn und Ende des Lebens als Rechtsbegriffe (Berlin u. New York: Gruyter, 1974), S.95 は娩出直前の共在陣痛の開始を基準とすべきだとした。BGHSt 32, 194 (1983). この点をめぐるドイツの判例と学説については，萩原由美恵「堕胎と殺人」警察研究58巻5号（1987年）71頁。
(15) 岡田朝太郎『刑法各論』『刑法講義・全』（明治大学出版部，訂正3版，1906年）212頁，小疇傳『日本刑法各論』（日本大学，1905年）563頁。
(16) 大場茂馬『刑法各論』上巻（中央大学，1909年）44頁。
(17) 山岡萬之助『刑法原理』（日本大学，訂正増補版，1920年）373頁。
(18) 大場茂馬・前掲注(16)44－48頁。片仮名は平仮名に改め，濁点・読点を補い，傍点等は省略して引用した。

独逸民法は其第1条を以て，人の権利能力は出生の完成を以て始まると規定せり。又，我民法第1条〔現在の1条ノ3—引用者注〕は，私権の享有は出生に始まることを規定せり。此両民法の規定に依れば，胎児は出生を完成するに因り人と成るものと解釈すべきこと毫末の疑なし。(中略)然れども，刑法に於て此解釈を採用し得るや否やは頗る疑問なりとす。(中略)而して医学者多数の一致する所の見解に従へば，胎児が呼吸を為したるや否や，若しくは呼吸を為し得るに至りたるや否やを以て胎児と嬰児との分界と為すものゝ如し。即ち呼吸し又は呼吸可能なるに至りたるときは，最早胎児に非ずして嬰児なりと解するが如し。蓋し，胎児の独立呼吸は嬰児が母体を離れて外界即ち母体外に於て独立生活を始むる起点なれば，此時より外界に於て独立の存在を認めんとする医学者多数の見解に賛同するを相当とす。又，呼吸の如何を以て生産なりや又は死産なりやを判断するは，我邦一般裁判上の慣例と為り居るが故に，此説の採用は我実務上の慣行と一致するものなり。人の生存の終点即ち人の死亡したるや否やに付ては，其呼吸止息を以て標準と為すものなれば，其起点に付ても呼吸の有無を以て其標準となすを以て論理一貫するものと為すべきなり。

さらに大場は自説と他説とを比較しつつ，独立呼吸説の妥当性を，大要次のように説いている。

　出産の完了は独立呼吸の開始より後に来るものであり，このときにならなければ「人」でないという全部露出説は，法益保護の必要性をみたさないものである。足の指先でも手の指先でも母体から露出すればよいという一部露出説は，逆に，母体外で独立の生活を開始していない存在を「人」と認めるものであり，常識に反する。また，分娩作用が開始しても数日間子供が生まれないことがあるのであるから，そのときも「人」が存在するという陣痛開始説は，もっと常識に反する。

◆ V ◆ 独立呼吸から産声へ

以上の引用からは，大場は「独立呼吸」の発生はかなり遅い時期に来ると

考えていたことがわかる。おそらくは，頭部が母体外に出て呼吸した事態を考えていたのだろう。これは岡田においては明らかであった[19]。現実に肺呼吸が行われたことばかりでなく，その可能性を獲得したときにすでに「人」となるというのがドイツの独立呼吸説であり，大場もこれを前提としていたのであるから，これは必ずしも必然的な結論ではなかった。しかし，岡田，大場においては，このように，独立呼吸は一部露出の後にずらされたのである。ドイツから日本に来て，独立呼吸法は「成長した」のである。

だが，彼らにおいても，独立呼吸は出産の完了前，胎児の身体の全部露出の前に来るものであり，それ以前に「人」が存在することは当然であると考えられていたのである。ところが，独立呼吸説のもう一人の支持者であった山岡に至っては，事情が異なる。彼は学説を，「（一）陣痛説，（二）一部露出説，（三）全部露出説・生声説或ハ独立呼吸説等」と分類した[20]。すなわち，独立呼吸説は全部露出説と同等か，あるいはそれより後の段階で「人」を認める説とされ，さらには「生声」すなわち産声を発したときとされるに至ったのである。以前には小疇は，産声がなくても独立呼吸はあるのだから独立呼吸説を「生声説」と称するのは失当であるとしていた[21]のであるが，山岡においてはそのような認識は全く存在しなかった。

このようにして，日本における独立呼吸説は，その母国ドイツにおけるそれとはまったく異なったものとなっていった。ドイツでは，その医学的認識の正確性に問題があったにせよ，出産の開始後その完了前の，胎児が肺呼吸を現実に開始したかあるいはその可能性を取得したときに「独立呼吸」が認められると考えていたのに対して，日本では，現実に肺呼吸を行ったときと理解され，さらには産声を発したときとまでされたため，出産の完了時あるいはそれ以後に初めて「人」が存在するとされるようになったのである。

日本でも，独立呼吸説はそれ以上の支持を得られなかった。独立呼吸説が不当である理由として，ドイツの学説の批判と同様に，胎児は胎盤呼吸と肺呼吸とを併存させることがあるという事実を援用する論者もいたが，一番重

---

[19] 岡田・前掲注(15)212頁は，独立呼吸説によると逆子の場合は身体の大部分が外に現れても，頭部がまだ出て来ていない以上，「人」とはいえないとしている。
[20] 山岡・前掲注(17)373頁。
[21] 小疇・前掲注(15)563頁。

視されたことは，右のように理解された独立呼吸説は「人」の存在を認める時期があまりにも遅く，ときには産声を発するまで「人」でないとするため，人間の生命の保護に欠ける憾みがあるということであった。

　大審院の判例もそうであった。旧刑法時代の大審院は，産門から頭部を一部露出させた胎児に攻撃を加え母体内で殺害した事例を，殺人罪ではなく堕胎罪で処断した[22]。大場は，この判決は陣痛開始説，一部露出説を退けたものであることは明らかであるが，全部露出説，独立呼吸説のいずれを支持したかは不明である，としていた[23]。しかし，現刑法の施行後しばらくして大審院は，「胎児が未だ母体より全然分離して呼吸作用を始むるに至らざるも，既に母体より一部を露出したる以上（中略）殺人罪の客体となり得べき人なりと云ふを妨げず」[24]とした。この判決においては，独立呼吸は全部露出のときかそれ以降であるということが前提とされたうえで，独立呼吸説が全部露出説とともに排斥され，一部露出説が支持されたのである。

　もっとも，この判例の具体的事案は，産門からその面部を露出した胎児に攻撃を加えたあと，さらに生まれ落ちた後も攻撃を加えて結局殺害したというものであり，全部露出説，あるいは日本流の独立呼吸説をとったとしても殺人罪の成立が認められた事案であった。したがって，判旨の一部露出説は傍論であったともいえるのであるが，学説は一般に一部露出説が判例であるとしつつ，かつこれを支持したのである。

◆ Ⅵ ◆ 民法学説としての独立呼吸説

　独立呼吸説は日本に入って来てから「変質した」。そして，変質した独立呼吸説も支持を得られず，大審院によっても否定された。一部露出説を採用したとされる大審院判例は大正8（1919）年に出ており[25]，独立呼吸説を支持した最後の文献と思われる山岡の教科書は大正9年のものであった[26]。

---

(22) 大判明治36年7月6日刑録9輯18巻1219頁。
(23) 大場・前掲注(18)49頁。
(24) 大判大正8年12月13日刑録25輯1367頁。原文の片仮名を平仮名に改め，濁点，読点を補って引用した。
(25) 前掲注(24)参照。
(26) 前掲注(17)参照。

◆ 第3部 ◆ 出生をめぐる問題

　ところが,独立呼吸説はわが国で,民法学説として再登場するのである。
　民法で「人」の始期が問題になるのは,多く相続に関してである。相続に関しては胎児はすでに生まれたものとみなされるが,死産であったときはそうではない(民法886条)。したがって,「出生」(民法1条ノ3)の時期に生きていなければ,結局相続は開始しないということになる。たとえばAが死亡したとき,その妻BがCを懐妊していたとする。その後Cが出生すれば,たとえ彼が短時間しか生きなかったとしても,彼は相続し,その死後に新たな相続が開始する。だが出生前に死亡したとすれば,Cの相続は一切ない。民法の通説は,ドイツにおけるのと同様,全部露出説である。胎児の身体の全部が母体外に出ることを要し,臍の緒の切断までは必要でない。これに従えば,Cの体全体がBの体外に出たあとCが死亡したときは,Cが相続したAの財産は再度Bに相続される(民法889条1項)。だが,Cの最後の脚が母体から出る前に死亡したときには出生はなく,Aの財産はBおよびC以外のAの子が相続することになる(民法887条・890条)。
　すでにしばしば触れたようにドイツでは「出産の完了」の時期が基準であり,日本民法の「出生」もこれと同じだと解されている。そして,両国では子の身体の全部露出がその具体的内容とされているのであるが,その主たる理由は法的安定性の要請である。出生が完了し子の身体が全部露出すれば,子の生死の判断も容易である。だがそれ以前,例えば一部露出の段階ですでに出産の完了があるとするのは言葉の上でも無理があるし,その段階で子の生死を判定するのは困難である。その時期に「人」の存在を認めようとすると,相続などの財産関係の確実性も不安定なものとしてしまう。
　以上のような民法の考え方のもとでは,ドイツ的な意味での独立呼吸説が民法の学説として採用されることはありえないはずである。すでに見たように,ドイツの刑法では「出産中」に「人」が存在し,胎児の呼吸が胎盤呼吸から肺呼吸へと切り変わる時点がそうであるとしたのが独立呼吸説である。したがって,独立呼吸説が「出産の完了」の解釈として採られることはありえないのであり,実際にもドイツ民法の学説には独立呼吸説は存在しなかったのである。
　鳩山秀夫が次のように「独立呼吸説」を説いたのは[27],ドイツの民法学説の影響によるものでなかったことは明らかであり,むしろ,日本の刑法学

説において変質し終えた独立呼吸説を前提とするものであったと見るべきである。もう1人の民法における独立呼吸説の支持者，勝本正晃が明言するように(28)，独立呼吸は全部露出の後に来るべき事態であり，おそらくは産声を上げた時点として考えられていたのである。そして確かに，これによって胎児が生きて生まれたことを確認することができる。この意味での独立呼吸説は，まさに民法の要求する法的安定性に，おそらくは全部露出説よりも適合すると考えられたのであろう。

　　出生の時期に付ては数説あるも，全部脱〔ママ〕出説と独立呼吸説とを最も有力なるものとす。民法に付ては前説を採る者多数なるも，余は後説に従ふ。自己の肺臓を以て呼吸する時に独立の生存を開始するものと解するが故なり。

　鳩山の独立呼吸説を支持したのは，勝本ただ1人であった。要するに，刑法でも民法でも独立呼吸法は過去のものである。しかし鳩山の学説は，日本において「独立呼吸説」の内容を最終的に固定する効果を持ったように思われる。今や刑法の学説も，独立呼吸説とは鳩山の主張したようなものであることを少しも疑わず，ドイツにおけるリスト，日本における岡田，大場の説いたような学説があったこと，むしろこれが本来の形であったことを認識することは少ないようである。たとえば，独立呼吸とは臍の緒を切断したときである(29)，全部露出ののちさらに独立して胎児が呼吸を始めたときである(30)，などとされている。このように理解された独立呼吸説は，人の始期を認めるのに遅きに過ぎ，生命の保護に欠ける憾みがある，と批判されるのである(31)。

(27) 鳩山秀夫『日本民法総論』上巻（岩波書店，1923年）43頁。原文の片仮名を平仮名に改め，読点を補って引用した。なお，同『日本民法総論』（岩波書店，増訂改版，1930年）43頁においても叙述の変更は見られない。
(28) 勝本正晃『新民法総則』（創文社，1952年）53頁。
(29) 江家義男『刑法各論』（青林書院新社，増補版，1963年）194頁。
(30) 中山研一『口述刑法各論』（成文堂，第3版，1987年）20頁。
(31) 金築誠志（大塚仁・河上和雄・佐藤文哉〔編〕）『大コンメンタール刑法』第8巻（青林書院，1991年）8頁。

◆ 第3部 ◆ 出生をめぐる問題

◆ Ⅶ ◆ 旅路のはて

　ドイツで医学的認識を基礎に置いたものとして今世紀初頭に主張された独立呼吸説は、日本に渡ってからは、「臍の緒を切ったとき」「おぎゃあと泣いたとき」という、きわめて感覚的な考え方へと変化したが、出生後50年くらいで、結局息がたえた。いずれの独立呼吸説であれ、これを復活させようと思う者はいないようであるし、筆者も死んだ子の歳を数えようとまでは思わない。

　しかし筆者は、ドイツ流の考え方の方が感覚的な日本の考え方より良かったのではないかとは思う。少なくとも刑法においては「人」と認めるべきかは、「人」としての手厚い保護に値する実質を備えているかという考慮が決定するものといわなければならない。一部露出説はしばしば、胎児が外部に一部でも姿を現した以上もう人であることが誰の眼にもわかるのだから、その時点で刑法上も「人」として認めるべきだとする。産声を上げた、あるいは臍の緒を切ったとき「人」とすべきだという日本流の独立呼吸説にも、これと似た考え方が潜んでいるのである。さらにいうならば、これは、まだ体も温かく血色もある肉体を死んでいるとする脳死説は、正常な感覚に反し不当であるという、しばしば登場する考え方にも通じるものである。だが、生きているように見えるから生きているとすべきだ、人のように見えるから人とすべきだ、というのは、やはりおかしな議論ではないだろうか。

　ドイツ流の独立呼吸説は、胎児が自分の肺で呼吸しうるようになったときから母体から独立した生命体になり、独立の「人」であるとしたのである。その医学的認識に不正確な点があったことは、すでに明らかである。また、母体からの独立性の有無によって「人」の存否を決定しようとしたことも妥当ではない。そもそも生物学的には受精の瞬間からその生命は母体とは別個・独立のものである。しかし、だからといってその段階から「人」であるとすることはできない。また、その生存・生育が母体に依存している生命は「人」ではない、ということもできない。母の乳房に依存している嬰児も「人」である。要するにドイツ的な独立呼吸説は、小嶋や大場が認めたように[32]、肺呼吸を人間の生命の実質とする生命観に基づいたものだったので

ある。その論理は，そしてこのような生命観そのものにも問題があったことは否定できないが，ドイツ的な独立呼吸説は，胎児の生物学的な発展段階を基礎に置きつつ，「人」の法的概念を決定しようとしたものであり，その基本は正しい方向にあったと思われるのである。

---

(32) 本書122-123頁。

◆ 第3章 ◆ 日本学術会議報告書の意義

◆ I ◆ 報告書とその周辺

　問題の日本学術会議報告書は2008年4月に「対外報告」として出されたものであり，正式なタイトルは「代理懐胎を中心とする生殖補助医療の課題──社会的合意に向けて」という（以下，「学術会議報告書」あるいは単に「報告書」という）[1]。
　日本学術会議は，この報告書を出す前の2008年1月31日に，「生殖補助医療のいま──社会的合意を求めて」という公開講演会を開催した。「報告書」が出た後になるが，この公開講演会についても日本学術会議の機関誌『学術の動向』2008年8月号[2]に特集があり，「報告書」からは読み取れない「日本学術会議生殖補助医療の在り方検討委員会」（以下，「委員会」という）の委員の具体的意見が分かる。「報告書」については，法律雑誌である『ジュリスト』1359号（2008年7月1日）が「生殖補助医療の法制化をめぐって」という特集を組んでいて，「委員会」にはおられなかった人たちも加わった座談会，論文が掲載されており，報告書への批判などもある。これらは，問題の理解を助けるものである。

---

(1) これは日本学術会議のホームページ（http://www.scj.go.jp/）からダウンロードできるが，町野朔＝水野紀子＝辰井聡子＝米村滋人編『生殖医療と法──医療・医学研究と法1』（信山社，2010年）〔以下『資料集』として引用する〕203-224頁にも掲載されている。
(2) 次のサイトからPDFでダウンロードできる。http://www.h4.dion.ne.jp/~jssf/text/doukousp/2008-08.html。

131

◆ II ◆ 生殖補助医療と日本学術会議

　この問題に医学者，法律家だけが対応したら，かなり的外れな議論で終わってしまう。多様な分野の研究者から構成されている日本学術会議は，その点からするならこの問題を議論するのに適切な場所であったと思われる。しかし，なぜ日本学術会議が進んでこういうことを議論しなければならなかったのかは，1つの問題である。その背景には，生殖補助医療の規制のためには法律が必要だという議論があったにもかかわらず，立法が進まなかったという事情があった。

　生殖補助医療はそもそも医療といえるのかというのは，古くから問題とされてきた。元の英語，assisted reproductive technologies，つまり ART には medical という言葉はどこにもない。不妊に悩んできた女性に体外受精・胚移植によって子どもを出産してもらうのに成功したとしても，不妊が治るわけではないから ART は医療とはいえない，医療として許容することはできないとまでいう人もいた。日本学術会議の委員会に参考人として意見を述べた方の中にも，このような主張をされた人がいた。しかし，医療の範囲を超えるからといって，それだけで許されないという理屈はない。

　古くから，体外受精を含まないタイプの人工授精は，生殖補助医療として行われてきた。配偶者間人工授精（AIH: artificial insemination by husband）は，その反自然的な生殖方法を問題視する宗教的見解はあるが，一般にはそれほどの倫理上の問題があるとは受け取られてこなかった。しかし，不妊原因が夫の側にある場合に第三者から精子の提供を受けて妻が出産するという，非配偶者間人工授精（AID: artificial insemination by donor）が行われるようになると，その倫理性をめぐって議論が巻き起こった。出生した AID 児の身分上の地位，その子は夫の嫡出子となるのかという法律上の問題も現実のものとなった[3]。

---

(3) 東京高決平成 10 年 9 月 16 日家月 51 巻 3 号 165 頁は，AID 児についても嫡出推定（民法 772 条）が及び，嫡出子としての地位を取得するという。この判例を含めて，生殖補助医療によって出生した子の親子関係に関する民法学からの明快な解説が『資料集』231－270 頁（水野紀子執筆部分）にある。

◇第3章　日本学術会議報告書の意義

　さらに，1978年，イギリスで，体外受精・胚移植（IVF/ET: in-vitro fertilization and embryo transfer）によって女児が誕生したことによって，妊娠・出産において卵子と子宮との分離が可能になり，複雑な代理懐胎問題が生ずることになった。
　わが国での最初の政府側からの立法提案は，2000年末の厚生省（当時）の報告書「精子・卵子・胚の提供等による生殖補助医療のあり方についての報告書」[4]であった。これを受け，厚生労働省と法務省が並行して審議を進め，2003年には厚生労働省の「精子・卵子・胚の提供等による生殖補助医療制度の整備に関する報告書」（以下，「厚労省報告書」という）[5]，法務省の「精子・卵子・胚の提供等による生殖補助医療により出生した子の親子関係に関する民法の特例に関する要綱中間試案」（以下，「法務省中間試案という）[6]，「中間試案の補足説明」（以下，「法務省補足説明」という）[7]が公表された。「厚労省報告書」は生殖補助医療をどの範囲で認めるか，認めるとしたらどのような規制を課すべきかに関するものであり，「行為規制」の問題といわれた。「法務省中間試案」「法務省補足説明」は，生殖補助医療によって生まれた子どもの親子関係についてのものであった。
　しかし生殖補助医療の規制については見解の対立が続き，法案作りはすぐに頓挫してしまった。その間，高田・向井夫妻が代理懐胎によって生まれた子どもを嫡出子として届け出ようとした戸籍受理請求事件，根津医師による，日本産科婦人科学会の会告を無視した代理懐胎などが起こった。そこで，2006年11月，法務大臣と厚生労働大臣から審議の依頼が日本学術会議にあったのである。
　日本学術会議が法務大臣，厚生労働大臣から依頼されたのは「審議」であり，法制審議会のように法律案を作れというようなものではなかった。しかし，最初に述べたような経緯で依頼がなされた以上，日本学術会議は議論するけでなく，一定の立場を出すことが期待されていたと思われる。
　また，両大臣からの審議以来の内容は「代理懐胎を中心に生殖補助医療を

---
(4)『資料集』5-29頁。
(5)『資料集』30-72頁。
(6)『資料集』72頁。
(7)『資料集』73-82頁。

めぐる諸問題について」であり，必ずしも代理懐胎に問題を限定していたわけではない。しかし「報告書」は，代理懐胎，その中でも高田・向井夫妻の場合のような胚移植型代理懐胎（いわゆる「借り腹」）だけを問題として取り上げるに止まった。卵子提供の問題，AID児の出自を知る権利も議論はされたが，時間の制約があったために今後の課題ということにされた。「報告書」最後の「提言」部分が法務大臣・厚生労働大臣への回答とされ，「報告書」自体は「参考」として，これに付けられた[8]。

◆ III ◆ 代理懐胎に関する5つの立場

代理懐胎をどのように扱うかについては，いろいろな選択肢がある。

現在，代理懐胎は法律によって禁止されていない。日本産科婦人科学会の会告「代理懐胎に関する見解」（2003年4月）[9]は，日本の医師たちの自主規制として禁止を宣言している。第1の立場はこの会告も撤廃して代理懐胎の完全自由化を実現すべきだというものである。

第2の立場はこのような現状を維持すべきだというものである。私個人の考え方は基本的にこのようなものであったし，現在でもそうである。法律による規制に反対の人たちが，この第1の立場か第2の立場かは必ずしも明確ではないことが多い。

第3の立場は法律により代理懐胎は禁止するが処罰まではしないというものでる。代理懐胎に反対し，法律による規制を主張する法律関係者には，「刑法の謙抑性」の観点から，このように考える人が多い。

第4の立場は，法律による禁止を行い，弊害が大きいと思われる行為だけを部分的に処罰すべきだとするものである。イギリスの「ワーノック報告」（1978年）が，女性を搾取することになる営利・非営利の代理懐胎斡旋機関（agency）の設置・運営を処罰すべきだとしたのはこの趣旨であった[10]。

---

[8] 『資料集』225-227頁。
[9] 『資料集』160-161頁。
[10] メアリー・ワーノック（上見幸司訳）『生命操作はどこまで許されるか――人間の受精と発生学に関するワーノック・レポート』（共同出版，1992年）110-111頁。ワーノック報告の全文は，http://www.educationengland.org.uk/documents/warnock/で見ることができる。

最後に，第5の代理懐胎全面的処罰論がある。「厚労省報告書」が「代理懐胎のための施術・施術の斡旋」を処罰すべきだとしたのはこの趣旨と思われる[11]。代理懐胎に反対の人たちの間では，このような考え方の人も多かったと思われる。

◆ Ⅳ ◆ 代理懐胎の禁止と処罰

報告書の論理は次のようなものだった。——

　代理懐胎の害悪は何かを見極めることから考えなければいけない。それが反倫理的かそうでないかを議論しても，倫理というのはいろいろあるのであり，それでは決着しない。次にそのような害悪があるとしたなら，それは法律によって禁止する必要があるようなものなのか，さらには，処罰までする必要があるのかを検討しなければならない。

　子を持つ親の権利を認めるべきであるとして，前記第1の立場を支持する見解も「委員会」では主張された。しかし，代理母は，依頼者に代わって，妊娠・出産という重大なリスクにさらされる。さらに，代理懐胎によって出生した子どもの不安定さもある。「報告書」は，これらは当事者の自己決定を超える問題であり，禁止すべき理由になると考えた。
　次に，代理懐胎の禁止が，現在の日本産科婦人科学会の会告だけで十分かが問題であった。現在，国内の殆どの医療関係者は会告に従っているのであり，公然とこれに違反するのはごく限られた人たちである。これは満足すべき状態であり，ガバナンスとしては十分なので，あえて法律を作る必要までないという見解もあった（前記第2の立場）。しかし，代理懐胎禁止という公的な施策を採用する以上，その実施を任意団体である日本産科婦人科学会の全責任でやれということは無理な注文であり，現在もすでに限界に来ているという意見もあった。第2に，国民に対して，代理懐胎は禁止されていると

---

(11) 『資料集』54頁。「厚労省報告書」は，代理懐胎の依頼者，代理母は処罰しないと考えていたのかもしれない。しかし明文の排除規定を置かない以上，これらの者も施術の共犯者（ときには共謀共同正犯者）として処罰しうるというのは刑法上の常識である。

いうメッセージを出す必要もあるのではないか，そのためには法律が必要ではないかかという議論もあった。以上のような議論を経て，代理懐胎は法律によって禁止するということになった。

代理懐胎全部について処罰せよという考え方（前記の第5の立場）も，かなり強く主張された。しかし，ここまでする必要はないので，営業的に代理懐胎契約，施術を行うことにより，妊娠・出産という女性の負担を累積させる行為だけを処罰しようということにした。「報告書」は結局，前記第4の立場を取ったということになる。

これは，代理懐胎で金儲けするのはけしからんから処罰する，というのではない。営利の目的において行われるということは，何回も反復されるから，それだけ被害が及ぶ可能性が高いということを考慮したことによるものである。そうである以上，依頼した人たちも処罰すべきであるということになる。これは，依頼者夫婦には酷ではないか，生まれてくる子を犯罪者の子どもにしてしまうので不当であるという議論もあった。しかし，妊娠・出産というリスクを他人である代理母に転嫁する行為を，その心情を考慮するとやむを得ない，だから処罰しないということはできないとされた。

さらに「報告書」は，代理懐胎の「国外犯」も処罰すべきだとする。特に，代理懐胎ツアーのようなものが行われることは防止しなければいけない，海外に被害を及ぼすことも防がなければならないということである。

◆ V ◆ 代理懐胎の「試行的実施」

非常に議論があったのは「試行的実施」である。

これは，代理懐胎はすべて禁止するが「代理懐胎を，公的管理の下に厳格な要件を付けて限定的，試行的に実施する」というものである。世論の中には，代理懐胎は全面的に禁止すべきではなく，ある場合は許容していいのではないだろうか，という「部分的許容論」がかなり強かった。しかし，医療関係者の方には，これについても強い抵抗があった。部分的にでも許すと，どんどんそれが膨らんでいって結局は禁止が崩れてしまう危険性があるというのである。これは，「クサビ」(thin wedge)，「滑りやすい坂道」(slippery slope)，日本では「蟻の一穴」という古くからの議論である。要するに，全

面禁止という建前は維持したい，しかし，「ダムの決壊」になってしまうことを回避しながら，ある場合には実施できるようにしようしたいというものである。そこで厳格な制限を付けながら，「報告書」は「試行的実施」を認めようとしたのである(12)。

代理懐胎を「調査捕鯨」のように扱うのは不当ではないかという批判もあった。実質的には，試行的実施は部分的許容である。しかし，代理懐胎を「部分的に許容する」ということにすると，一定の要件に合致すればやっていいものだと誤解されてしまう。代理懐胎を許容するということではなく，それは一応は禁止しておいて，公的管理のもとで徐々に行っていく仕組みを作るべきであり，これを「試行的実施」と呼んだにとどまるのである。

以上のような議論には，過去の人工妊娠中絶許容についての苦い経験が背後にあったように思われる。

1948 年に作られた「優生保護法」は，禁止処罰されている堕胎（刑法 212 条 - 214 条）のうちの「人工妊娠中絶」（法律は「胎児が，母体外において，生命を保続することのできない時期に，人工的に，胎児及びその附属物を母体外に排出すること」と定義する）を，「指定医師」が「地区優生保護審査会」の審査を条件に許容するものであった。1949 年には，人工妊娠中絶の許容要件を「妊娠の継続又は分娩が身体的又は経済的理由により母体の健康を著しく害するおそれのあるもの」にまで拡張した。いわゆる経済条項の導入である。1952 年には，地区優生保護審査委員会による診査を不要として，指定医師の判断だけで人工妊娠中絶を行えることとした。このため人工妊娠中絶の件数は飛躍的に増加し，ピーク時には届出件数は 1,128,231 件にまで達した(13)。同年の出生数は 1,653,469 人であるから，実に出生数の 68.2％にあたる胎児の生命が奪われていたことになり，「中絶天国ニッポン」といわれる事態が生じた。その後中絶数は減少し，1996 年には法律の名称も「母体保護法」に改められ，2009 年の人工妊娠中絶届出件数は 226,878 件，出生数（1,070,035 人）の 21.2％となっている。しかし，優生保護法の経験は医療関係者の意識の中に残っていて，法律で代理懐胎の許容要件だけを決め，

---

(12) 『資料集』217-219 頁。
(13) 以下の人工妊娠中絶関係の数字は「政府統計の総合窓口」から得られるものである。
http://www.e-stat.go.jp/SG1/estat/eStatTopPortal.do。

実施のための手続きを決めないとこのような事態が生じるのではないかと危惧したのである。

「報告書」は，代理懐胎の許容要件を決めるばかりでなく，許可された代理懐胎についてもこれを公的なモニタリングのもとにおき，出産後の状況も含めて危険性がないかどうかを見て行く制度を提案している。「臨床試験」という表現も使われたので，"代理懐胎を人体実験にするのか。"という反発が生じた。しかし，「報告書」の意図は以上のようなものであり，代理母，出生児の生命・健康を見ながらの「試行的実施」の結果，解禁か全面禁止かを改めて考えるべきだというものである。

◆ Ⅵ ◆ 「分娩者＝母ルール」

「代理懐胎，是か非か」とは別の時限にある問題は，代理懐胎を依頼し生まれた子を自分の子として育てる希望を持っている依頼者，特に，妻と出生児との間に親子関係を認めるべきか否かということである。

"代理懐胎を禁止する以上，代理懐胎によって出生した子の母子関係を依頼者である女性との間に認めるべきではない。親子関係は行為規制に連動する。"という理解は多くの人が支持してきたところだと思われる。「厚労省報告書」が代理懐胎を禁止し，「法務省中間試案」「法務省補足説明」が，この「制度的枠組み」を考慮しながら，代理懐胎によって出生した子の母子関係は代理母について認めるべきであるとしたのは，このような「連動論」を前提にしたものと理解されていた。これを一貫するなら，フランス法のように事後的に養子縁組の手続により依頼者夫婦の子となることも許さないということになろう。

「報告書」は，代理懐胎の禁止・許容から母子関係の否定・肯定が直接出てくるものではないとする。いわゆる「連動の否定」である。たとえば強姦は犯罪であり，禁止されている。しかし，子どもについては，強姦した男性と強姦によって生まれた子との間の親子関係を否定する理由はない。また，子の利益は，「生殖行為の制度的枠組み」とは別に保護されなければならない。これは考えてみれば当然のことであろう。

しかし，「報告書」は連動を否定しながらも，妊娠・出産した人が母とな

◇第3章　日本学術会議報告書の意義

るという原則，いわゆる「分娩者＝母ルール」は依然として維持すべきだとした。

　母子関係を決定する基準はいろいろと考えられる。血縁の存在，血のつながり，DNA のつながりで決めるべきだという考え方を支持する人たちが多いことも事実である。しかし，代理母はその胎内で子どもをはぐくむことにより母性を形成しているのであり，これは法律上の母子関係を認める要素になる。さらに，子の地位を早期に安定させるために，早い時期に母子関係を決めた方がいい，そのためには「分娩者＝母ルール」をとるべきであるともいわれる。確かに，DNA 鑑定が行われる現在，血縁の存否で親子関係を決めるべきだとしたなら，いつ親子関係が覆されるかも知れず，子の地位は極めて危うい不安定なものになる。

　「報告書」は，以上のような理由から，改めて最高裁の判例[14]と同じく「分娩者＝母ルール」を支持し，立法によってもこのルールを変更する必要はないとしたのである。

◆ Ⅶ ◆　「報告書」が出たことの意味

　「報告書」に対する国会議員の間からは，これは保守的で認めがたいという議論が出て，独自の法律案を作ろうという動きもあったが，その後はこれも止まっている〔本章初出：2012 年〕。卵子提供による出産が報道され，他方，「出自を知る権利」についての議論も続いている中で，立法への動きが加速しそうな様子はない。日本学術会議の「報告書」もすでに忘れられようとしているように見える。

　しかし，子どもの福祉を中心に考え，代理母の健康，子を持つ権利（生殖の権利）を考慮し，日本の家族制度の中で考えなければならないという「報告書」の議論は，今後の生殖補助医療に関する議論においても考慮されるべきものだと思われる。

　さらに，ここでの議論は，生命倫理と法との関係を再検討することの契機ともなったように思われる。倫理的に悪いということだけで，直ちに法律に

---

[14] 最決平成 19 年 3 月 23 日民集 61 巻 2 号 619 頁，『資料集』261-267 頁。

よる規制をすべきではないことは誰でも知っている。倫理は個人的な自律的な問題であり，1つの倫理が社会の中で広く共有されているからといって，それを支持しない個人に押しつける権利は社会にはない。そして，何もかも処罰すれば済むわけではないことも認識された。生殖補助医療の規制についても，刑罰を用いることは許されるか，許されるとしてもそれを用いることが賢明か，どのように用いたらよいかを考えなければならない。

他方，生命倫理における政策決定のあり方についても，考える契機を与えてくれたように思う。

日本には「慎重論」と「社会的合意論」しかないように思われる。そのために，「合意形成のあり方」に汲々とし，結論を出すのに抑制的なのが日本の生命倫理の状態である。しかし，社会的合意論は，自分の意見を言うことさせずに，社会が一致しているところに従う，という議論であるから，非・倫理的な議論である。倫理的に正しいかどうか，みんながそう言っていることによって決まるわけではない。みんなが反対したから反倫理的になるわけではない。まして政策決定を世論調査によって決めるのはある意味で無責任である。また，「慎重論」は無内容な議論である。すべての論者は慎重に議論しているのであって，自分は「乱暴論」「軽率論」だという人はいない。わが国の「慎重論」に意味があるとしたら，「石橋をたたいて渡らない。」という主張でしかないだろう。「報告書」においては，この種の議論が登場することがなかったのは，良いことだったと思う。

すべての政策決定と同じように，生命倫理の世界における政策決定は，政策の意味をオープンにして，人々の理解を得ながら進んで行かなくてはならない。「委員会」は公開で行われ，マスコミもその模様を報道した。マスコミ報道が続いたのはそれほど長い時間ではなかったが，また，報道の内容についても私にはいろいろの感想はあるが，マスコミの注目を集めたのは良いことであったと思う。

第 4 部
生と死と自己決定

〈第4部の論文収載にあたって〉

　本第4部には、患者の自己決定権に関する論稿を収録している。私にはこのテーマに関するモノグラフィー、『患者の自己決定権と法』（東京大学出版会、1986年）があるが、その前後にかかれた本第4部収録の論文は、現在に至るまでの私の道程である。
　第1章は、もともと、日本医事法学会第5回（1974年）のシンポジウム「医師と患者の関係」において報告したもので、最初は『ジュリスト』568号（1974年）に掲載された。これは後に補訂と「補論」を加えて、日本医事法学会編『医事法学叢書 第1巻 医師・患者の関係』（1986年）に再録された。本章に収録されたのはこのバージョンである。
　アメリカ留学から帰ってからそれほど時間の経っていないときに、唄孝一先生からお話があり報告させていただいた結果がこの文章であるが、改めて読み返すとその内容の未熟さ、議論の荒っぽさには、あきれるばかりである。それから12年後の「補論」でかなりの部分を補ってはいるが、まだ、その後の法の展開、それに対する筆者の考えは補充されていない。本書には収録されていないシンポジウムでの質疑応答（日本医事法学会編『医事法学叢書 医師・患者の関係』62-72頁）を読むと、筆者のこの問題に対する思考の原点が、この学会報告にあったことに今更ながら気がつく。私を誘ってくださった唄孝一先生、司会をしていただいた上野正吉先生、シンポジウムで問題点を鋭く指摘され、私の止まりがちな思考を後押ししていただいた植松正先生、團藤重光先生、平野龍一先生もすでに世を去られた。今更ながら、諸先生の学恩に思いを致しているのである。
　第2章は、日本刑法学会第53回（1977年）の共同研究「医療と刑法」における報告である。患者の自己決定権が尊重されなければならないことを前提として、その法的保護の範囲、特に刑法的保護について考察している。①「治療行為傷害説」によって患者の承諾、インフォームド・コンセントの範囲は限定されるべきこと、②患者の自己決定はその推定的承諾をも包含

143

すべきものであること，③刑法による傷害罪としての処罰は謙抑的に行われるべきである，ということが報告の柱であるが，討論（『刑法雑誌』22巻3＝4号47頁）では大方の納得が得られていないのが分かる。しかし，その後のインフォームド・コンセントの限度のない拡大を目の当たりにするとき，私は，改めてこの基本的観点を維持しなければならないと思う。

精神科医療における「薬の隠し飲ませ」の倫理性は昔から問題にされていた。これに関する第3章は，日本生命倫理学会第7回年次大会（1995年）での私の報告である。この4年後，千葉地方裁判所は，精神科医が患者の家族等の依頼によって行った患者の診察を経ないでする診断，患者に告知を行わないでする投薬について，当該事案においては違法性を欠き，医師法20条違反，患者の人格権侵害として不法行為を構成しないとした（千葉地判平成12年6月30日判時1741号113頁，判タ1034号177頁）。この判決に対しては控訴・上告がなされたが，原告敗訴で確定している（大塚明彦「『かくし飲ませ』（非告知投与）裁判——最高裁で勝訴した事例について」日精診誌7巻（2001年）5号79頁，参照）。

患者の自己決定権と医療のパターナリズムとは，患者の自己決定能力を分水嶺として棲み分けが決められるというものではなく，医療決定の全体について並行的に働くというのが，この報告の趣旨である。

第4章は，日本医事法学会第29回総会（1999年）のシンポジウム「医療上の意思決定の代行」における報告である。第3章の趣旨を推し進め，自己決定権と医療的パターナリズムは本人の主観的最善の利益決定のための2つの道具であるとして，両者を本人の利益の下に統合した。その上で，本人に自己決定能力が十分でない場合に要請される代行者の決定についても本人の最善の利益に仕えるものと理解されなければならない，とした。この自己決定権とパターナリズムについての理解は，その後の精神医療，終末期医療についての私の考え方の基礎となっている。

◆第1章◆ 患者の自己決定権

◆ I ◆ 問 題 状 況

　さっそく内容に入らせていただきますが，ごく最近，と申しましてももう5，6年になると思いますが〔本章初出：1986年〕，医師による人権侵害が問題になることが非常に多くなってきています。医療過誤のほかにも，精神病院内での患者の人権侵害，それから患者の同意を得ないで行なわれた人体実験，ロボトミー手術，さらには日本最初の心臓移植手術に関してのいろいろな批判だとか非難というものが提出されています。ごく最近では日本弁護士連合会が，これらの問題に対しまして，関係者に対して警告を発するということまでしました[1]。そして患者の人権を強調する人々からは，医師の専断に対してワクをはめるということで「患者の自己決定権」の尊重というのが唱えられているわけです。

　このような状況は，わが国では基本的人権思想の高まりということを背景にしているということは否定できないわけです。それはたとえば国民のための医療，というようなスローガンとなってあらわれているわけです。

　しかし，さらにもう1つ，医療に固有のやっかいな問題があるように思います。本来，医療というのは人の生と死という，ある意味できわめて宗教的，形而上学的なものを対象としなければならない宿命にあるといっていいと思います。現在の社会では人の価値観の多様性，多元性というものが意識されまして，その等価値性というものが強調されています。他方ではロボトミー手術だとか心臓移植手術，それから性転換手術，人工授精，ごく最近新聞で

---

[1] 日本弁護士連合会編『人権白書（昭和47年版）』（日本評論社，1972年）。

拝見したところでは試験管ベビーなど，医学技術の非常な進歩というものは，われわれがこれまで，人間の根元的価値の属するところと思ってきて，また現在でもそう思っているところに，人間の支配が介入する可能性をきわめて大きくしたといえるわけです。

法律雑誌『ジュリスト』でごく最近「医療と人権」という特集（548号）がありまして，その中の座談会で川上武先生がいわれましたが，生きるということの価値判断が個々の医療技術の中に入ってくる。そうなりますと，単に医者だけの判断ではどうにもいかないというような状況にあると思われるわけです。

◆ II ◆ 業 務 権 説

医師が治療行為について持っております権利に関する法律学の考え方も，このような背景の中で変わろうとしているように思われます。従来は刑事法の分野で申しますと刑法35条「正当ノ業務ニ因リ為シタル行為ハ之ヲ罰セス」という文言によって，医師は狭義の治療行為に限らず，堕胎，美容整形手術，人体実験など，非常に広範囲の業務権というものを有すると漠然と考えられていたわけです。もちろんそういいましても，患者の意思を無視してはならないということは認められていたわけですが，医師の行為の合法性の積極的な基盤はあくまでも医師の業務権にある，患者の反対の意思はその柵あるいはその障害にすぎないという考え方が漠然ととられていたようです。

もちろん，現在の刑法典の立法当時，つまり明治40年ごろ，ドイツでは，医師は国家の機関として公的な業務権を持つという「業務権説」が依然として有力であった。その影響を受けたと思われます刑法35条の文言からは，そのような考え方というものは当然の成り行きだったともいえるわけです。

しかし現在では患者の医療への主体的参加ということを認めなければならない，そういたしまして，法律学者のほうも，これまでと違いまして，患者の意思を医師の行為の正当性の積極的な要素であるというぐあいに考えていこうとしているわけです。

◇第1章　患者の自己決定権

◆ Ⅲ ◆　専断的治療行為の意味

　以上のような自己決定権の問題を考えるとき，患者の同意を欠いた治療行為（これを一般に「専断的治療行為」〔eigenmächtige Heilbehandlung〕といいます。ことばは非常にショッキングに響きますが，少しお許し願いたいと思います）というのは刑法上どのように理解されるべきかという，いわば別の側面から検討を始めるのがわかりやすいように思われます。

◆ Ⅳ ◆　傷　害　説

　このような専断的治療行為というのが原則として違法であるということについては争いがない。しかしどのような意味で違法なのか。ドイツなどの判例の一貫してとっている立場は，手術，注射等，医師が患者の身体に何らかの侵襲を加えている以上，たとえそれが医学的に正当であり，また患者にその手術等が成功いたしまして治癒の効果をもたらしたとしても，傷害罪として処罰されるという立場を一貫してとっております。

◆ Ⅴ ◆　非　傷　害　説

　しかし，圧倒的多数のドイツの医者や法律家の考え方はこれに反対なわけです。
　その考え方は，患者を治療するために行なわれる医学的に正当な治療行為が，患者の生命，健康を侵害するものだと考えるのはおかしい。それが成功したときはもちろん，たとえ失敗して患者が死亡したときでも，一切生命，身体に対する罪を成立させないと考えるべきだ。ただ患者の同意のない治療行為は，患者の意思決定の自由を侵害する意味で違法であることは間違いないから，そのやり方のいかんによっては，ドイツの現行法上の監禁罪，強要罪として処罰されることはあり得る。しかし常にそうではない，ほとんどの場合は不可罰である，ただ民事責任を発生させるだけであるというわけです。そして，戦後のドイツの刑法改正事業もこのような立場をとりまして，明文

147

で、医学的に正当な治療行為は傷害罪としては不可罰であるということを規定するとともに、専断的治療行為は違法なのだから、これを自由に対する罪として処罰する規定を設けようという方向をとっています。

「専断的に」ではあるとはいいましても、患者の利益のために行なわれる治療行為を傷害罪として処罰するのは不当だ、医師のスローガンによれば、メスを持った医者を刃物を持った無頼漢と同一視するのはけしからん、ということになります。たしかにこの考え方の合理性を全く否定することはできないと思われます。そう考えまして、わが国の学説にもこれに従うものがあるわけです。

しかしこの考え方はやはり採用すべきでないと思われます。自分の身体に対する侵襲を含む治療、検査を受けるか否かの患者の自己決定権というのは、まさに患者の生命、身体を治療者の手に委ねるか否かの、つまりそれを処分する患者の権利である、そうである以上、その意思を無視した行為はこれらの患者の利益を侵害するものとして生命、身体に対する罪と考えざるを得ないと思われます。

患者の意思決定の自由を患者の生命、健康という利益から切り離して理解する、それがいま申しましたようなドイツで一般の考え方ですが、そういう考え方をとりますと、患者の自己決定権の内容をきわめて漠然としたものにしてしまうおそれがある。このような立場によりますと、個人としての人間の自律権の絶対性という哲学的な理解に結びついて、自己決定権の内容が深化されるということにはなりますが、法律的な処理としてはきわめて危険な概念になる可能性がある。つまり、患者の自己決定権の発動を担保するものとして、医者には治療にあたり患者に必要なインフォメーションを与える説明義務というものが要求されていますが、その義務の範囲を拡大することになってしまう。医師は、抽象的な患者の意思決定の自由を一般的に保障してやるという広い義務を持つことになってしまうわけです。

このように、患者の同意に基づかない治療行為、患者の自己決定権を侵害する行為は刑法上傷害罪を成立させると解釈すべきであるというぐあいに思われますが、この考え方をとっても日本の傷害罪の規定（刑法204条）は幅の広い法定刑を定めていて、ドイツのように加重傷害罪の規定がないので、当罰性の低い、つまりそれほどひどくない専断的治療行為についても適正な

刑罰を与えることができるわけです。この結論はわが国ではほぼ通説的な立場だといってもいいと思います。

◆ Ⅵ ◆ 民事責任の問題

民事法上は専断的治療行為をどう理解するかということはあまり意味を持たないようです。なぜかと申しますと、身体的利益ではないが単なる自由を侵害する行為だといたしましても、当然不法行為責任を発生させると考えられているからです。ですから、ドイツの通説であるような治療行為は傷害ではないという考え方をとっても、やはり不法行為責任はあることになります。

要するに専断的治療行為は、①刑法上は傷害罪、過失致死罪、ときによっては殺人罪を成立させる、②民法上は常に不法行為責任を成立させる、ということになろうと思います。

◆ Ⅶ ◆ 患者の同意の内容

患者の同意はまず手術、注射等の医的侵襲それ自体に及んでいなければならない、腕の切断だとか開腹だとか、そういうものに及んでいなければならないわけです。最近あらわれました民事判例には、原告である患者の同意を得ないでなされた乳房の手術について医師の不法行為責任を認めたものがあります[2]。

次に患者の同意というものは、治療行為に随伴する患者の生命、身体に対する危険、たとえば聴覚の喪失であるとか身体の一部の麻痺等の危険にも及ぶ必要があります。たとえば手術自体に同意していたとしても、医師がその危険性を説明しなかったため、患者がその危険を理解してOKを与えたのでないようなときには、その危険が現実のものとなり結果が発生したとき、それに対して医師は責任を負わなくてはならないということになるわけです。

---

[2] 東京地判昭和46年5月19日判時660号62頁。

◆ Ⅷ ◆ 治療行為と一般の傷害行為との相違

　しかし，治療行為は当然一般の傷害行為とは違う，したがって患者の同意の要求についても特別の考慮をしなければならないことが多いわけです。
　もう10年以上前のことになると思いますが，どこかで事件がありまして，やくざが女のことで不義理をしたので，しきたりに従って指を詰めなければならない。ところが自分でやるだけの度胸がない。そこで医者に頼んで麻酔をかけた上で切ってもらったという事件がありました。このような場合の医師の行為というのは，おそらく刑法上は同意によって違法性が阻却され，医師は不可罰だというぐあいに解釈すべきだと思うわけです。このような行為というのは何ら患者の利益というものに奉仕していない。これに対して医師が破傷風にかかった指を切断する治療行為は患者の生命，身体の利益を増進させる行為であり，両者には大きな相違があります。破傷風の治療のため足の切断手術をしたら運悪くショックで患者が死亡してしまったというような場合でも，そのような医師の行為は，事前的に見れば，つまり，手術に着手した時点では，手術が成功して患者の生命を救う蓋然性のほうが高く，患者の利益に奉仕する傾向を持っていた行為だということがいえるわけです。
　もう1つ別の例をあげますと，ボクシングでボクサーが死亡したりあるいは重大な傷害をこうむったといったとき，それがルールに従った競技の結果である限り，相手は刑法上の過失傷害罪等として処罰されない，なぜならそのような危険に対しては相手方が同意を与えていたと見られるからです。これも同意により違法性が阻却される1つの場合です。しかし，失敗した手術の場合と違いまして，ボクシングでルールに従って相手をなぐるという行為は，事前的に見て相手の生命，健康を増進する傾向にあるとは全然いえない。こう考えますと，治療行為といいますのは，刑法上「被害者の同意」といわれる場合とは違っているわけです。
　医学的に正当な治療行為というのは患者の同意がないと正当化されないという原則はありますが，それ自体の中に患者の利益のための行為であるという重大な正当化要素をすでに持っているわけです。①患者の同意という正当化要素と，②患者の利益のための行為であるという2つの要素が相まっ

て治療行為の正当化をもたらすという関係にあるわけです。治療行為が患者の利益である程度が高ければ高いほど，すなわち医学的に申しますと，「医学的適応性」が高ければ高いほど，患者の同意というのはそれを従属的に補足するという2次的な地位になる。逆に適応性が低くなればなるほど正当化要素としての患者の同意の重大性が高まってくるという関係にあるわけです。

◆ IX ◆ 人 体 実 験

　具体的な例をみますとこの関係が理解できると思います。たとえば，純粋の，つまり治療的でない人体実験というものは，医学的適応性の全然存在しない場合です。ここでは医学研究だとか終局的には社会全体の福祉という利益が存在するにもせよ，このような人体実験とこのような利益の実現との関係というのは近接していないことが多い。したがいまして，ここでは被験者の同意というものは正当化のほとんど唯一の要素である。当然同意の有効性を認める要件も厳格なものになるわけです。

　ニュールンベルク原則（1947年），それからヘルシンキ宣言（1964年）以来強調されておりますように，被験者というのは実験の具体的な内容，その危険性を十分理解して同意を与えていなければならない。また同意は真摯なものでなければならず，利益誘導とか心理的強制によって得られた同意は無効である。囚人に対する人体実験が慎重でなければならないとされるのもこのためなわけです。同意能力につきましても，実験の意味を理解して正当に判断を下せるだけの精神の成熟が備わっていることが必要で，相当に高度のものが要求されるわけです。

　美容整形手術が治療行為の概念に入るかどうかよく問題にされます。しかしいずれにいたしましても，これが容貌の増進という患者の利益のために行なわれるものであるということは疑いない。しかし医学的適応性の程度はきわめて低い。同意の要件も人体実験ほどではないけれども，やはり相当にきびしいというぐあいに考えられます。

◆ X ◆　治療行為における同意の要件

　このような例に対しまして，医学的適応性のある治療行為では，同意の要件はさほど厳格ではない。人体実験や美容整形手術では，侵襲への単なる受け身的な承諾だけでは足りない，積極的にそれに同意することが必要であるというぐあいに考えられますが，治療行為においてはそうではない。もちろん詐欺や脅迫による同意というのは無効ですが，たとえば治療費等の点につきまして患者に錯誤があった，そんなに高くつく手術とは知らなかったといたしましても，治療行為そのものは違法となるのではない。もちろん行なわれる治療行為の重大性によって相違はありますが，同意能力につきましても民法の法律行為能力のような高度のものは必要でない。未成年者はもちろん，場合によっては精神病者でも特定の治療行為に同意を与えることはできるということは認められているところです。

◆ XI ◆　同意の代理

　また人体実験等と異なりまして，同意能力のない患者については，その監護権者等による代理が一般的に認められている。これも治療行為がそれ自体患者の利益のための行為だからというわけです。もっとも代理を認めますと，代理権者が複数いるときどうしたらいいか，それから代理権者が同意権を濫用して正当な治療行為を拒んだときどう処理するかなど，あとでもふれることになると思いますが，困難な問題がでてきます。

◆ XII ◆　緊急状態における同意

　患者の有効な同意を得る余裕のない，つまり緊急状態における治療の場合もこの問題と関連してくるわけです。たとえば交通事故の被害者が意識不明のまま病院にかつぎ込まれた。直ちに手術をする必要がある。患者の意識の回復を待って同意を得てから手術をするということをしていたら，患者の生命，健康に重大な危険があるというような場合です。患者の同意を得てある

◇第1章　患者の自己決定権

内臓の手術を始めたが，手術の最中，最初の診断とは異なり，他の内臓にも重大な疾患が発見された，手術を一たん中断して患者の身体を縫い合わせた上で，手術の拡張について患者の新たな同意を得てからもう一度手術をするというような手続をとっていたら，患者の体力等から見て危険のあるときもこのような場合の1つです。

　以上のような場合に，患者の同意が現実に存在することは必要でないということは認められております。これも治療行為が単なる被害者の同意と違う正当化事由であることの1つのあらわれであるわけです。

　問題は患者の推定される意思をどう扱うべきかということです。たとえばいまのような場合におきまして，腕の切断手術をしなければならない患者がピアニストであった，それから子宮の切除手術をしなければならない患者が未婚の若い女性であった。あるいは緊急に輸血しなければならない患者がキリスト教の一派でありますエホバの証人である。そういったときに治療的侵襲を拒むであろう患者の推定的意思というものを無視していいのか，あるいはこれに従うべきかという問題です。

　法律家の多くは，ニュアンスの相違はありますが，治療行為は患者の推定的意思に合致していなくてはならないという考え方をとっております。しかし，このような緊急状態で行動する医者に対して，患者の推定的意思を確かめるということまで要求することはきわめてむずかしいわけです。そこで，ドイツの刑法草案（1962年案）は以上のような緊急状態の場合であって，種々の事情から本人が同意を拒絶するだろうという認定に至るとはいえない場合，非常にややっこしい言い方ですが，要するに積極的に同意するだろうとまではいえない。しかし反対するだろうとまでもいえないというような場合にはかまわないのだという規定を設けたわけです。しかし，これでもやはり厳格過ぎる。そこでドイツの法律家や医師からは，このような文言でも依然として医師の直面する不安定さには変わりはないといたしまして，きわめて反対が強いわけです。オーストリアの刑法草案（1968年案）は，患者の推定的意思の要件を以上のように考えまして，一切削ってしまったわけです。わが国でも，民事法については私は疑問を留保いたしますが，少なくとも刑事法に関する限りこの考え方をとるべきだと思います。つまり患者の推定的な意思というのは一切この場合考慮しなくてもいい，というぐあいに思われ

153

ます。刑法にいう緊急避難におきましては，被救助者の同意というものは少なくとも明文の要件ではないわけです。

　もっとも，この緊急状態においては患者の現実的あるいは推定的同意は不要だという原則は，単なる技術上の便宜等の理由から簡単に認められてはならない。

　司会しておられる上野先生がかつて，医師は治療するにあたって緊急避難に関する判断の態様，即ち「其行為ヨリ生シタル害其避ケントシタル害ノ程度ヲ超エサル」かどうかの実質判断を心がけるべきだと主張されましたことが，ここでもあてはまるだろうと思います。しかしとにかく，少なくとも胃の手術のため開腹手術を始めたところ，盲腸が少し炎症を起こしていたので，将来のためについでにそれも取るなどというのは許されない，というぐあいに一般にいわれております。

　先ほどもちょっと触れました東京地方裁判所の民事判例は，患者の同意を得て乳腺ガンである右乳房を切除する手術を始めた医者が左乳房も乳腺症であるということを発見して，将来ガンになるとの判断によってこちらも手術したという事案につきまして，左乳房の手術につきあらかじめ原告（患者）の承諾を得るため手術を延期することが，患者の生命，健康に重大な危険を及ぼすような緊急の事情を認めるに足る確かな証拠はないといたしまして，不法行為責任を認めているわけです。

　いままで問題にしてきましたのは現実的な患者の同意がない場合ですが，現実に患者が拒絶の意思を持っているのに，医師がそれを無視して強制的に治療することができるときがあるのかということが問題になるわけです。

◆ XIII ◆ 自 殺 者

　公益のために伝染病予防法等の法律によって強制的に医療行為をする権利が医師に与えられている場合は一応別論といたします。一例といたしましては自殺意思の問題があります。たとえば自殺をはかった者が病院に収容されまして，なお自殺意思を継続して医師の治療を拒絶した場合，このような公序良俗に反する意思は無効で，無視し得るものだというぐあいに一般にいわれています。これを自己決定権の濫用だという学者もあります。

◇第1章 患者の自己決定権

◆ XIV ◆ 同意権の濫用

　それではこの同意権の濫用ということはこの場合に限られるかが問題です。子供の生命を救うために医学上必要な法療行為を親が合理的な理由なくして拒んだ場合はどうか。たとえば財産上の利益が目的のとき，あるいは迷信によって治療を拒絶したようなときです。専断的治療行為は傷害罪を成立させるというのがドイツの判例だと申しましたが，そのリーディングケース（1894年できわめて古い事件ですが）は，実はこのような例でした。自然療法の信奉者である父親が反対したのに，その子供の足を切断して生命を救った医者に関するものです。ドイツでは，このようなときでもその親の意思を無視してはならない，裁判所に請求してその親権，監護権を裁判所の任命する後見人に移してもらい，それからその者の同意を得る手続をとることが要求されているわけです。アメリカではここまで複雑ではないわけですが，やはり裁判所の命令が必要だ，医者は自分でかってに無視してはならないというぐあいに理解されています。

◆ XV ◆ 患者の死ぬ意思

　一番問題になるのは，患者が医師の治療を受けないと死ぬ危険があるというのに，それを十分承知の上で拒んだときどうか。ドイツの医者は，かつては国家的，社会的な利益という見地から，このような患者の恣意は許されない，それは患者の勝手な考えである。こういうときは医師に強制的治療の権利を認めるべきだということを主張したことがしばしばあったわけです。しかし現在では，患者の拒絶があれば，それがいかなる理由によるものであれ医師はそれを尊重しなければならない，医師は自己決定権の前には「降伏」しなければならないというような原則が認められている，そしてそれはドイツの医者，法律家とも一致しているところです。

155

◆第4部 ◆ 生と死と自己決定

◆ XVI ◆ エホバの証人の例

　他方では，アメリカの場合は少し事情が違うようです。このような拒絶を受けた医者というのは，やはり自分の権利だけで治療を強制することはできない，しかし裁判所の命令を得れば手術し得るという考え方をとっております。ただエホバの証人である患者 ── エホバの証人というのは輸血を教義に反することとして拒むものですが，そのエホバの証人であるような患者が輸血を拒否したとき，裁判所が輸血を強制するのは，患者の，つまりエホバの証人の信教の自由を侵害するものではないか，つまり憲法によって守られた宗教の自由の侵害ではないかということが問題とされるわけです。
　そこでの判例の大体の考え方は，その患者に依存している子供がいれば，その子供の利益のために輸血を許すことは認められるということです。この考えの基本になっているのは，エホバの証人である両親が自分の子供に対する輸血を拒否するのは，自分ばかりでなく，自分の子供まで殉教者にしようとするものであり，憲法上保障された宗教の自由もここまで保障するものではないというのは連邦最高裁判所の1944年のプリンス判決の趣旨だというのです。
　両親が自分の信仰に基づいて子供の輸血を拒否した場合ばかりでなく，アメリカの判例は，エホバの証人である成人の患者が輸血を拒否したような場合についても同様の考え方で，彼に依存する子供の利益から彼の治療受忍義務を肯定することができるという立場に大体立っているわけです。しかし，患者に依存している子供が全然いないというときについては判例もどうもはっきりしていない，分かれているように思われます。自殺の場合 ── 自殺というのは英米法上，コモンロー上の犯罪であったわけですが，自殺の場合と同じであるという理由，患者の生命については国家，社会的な利益があるという理由，治療しないことによって患者がもし死亡したときは，理論的には患者の側から医療過誤で訴えられる危険もあるという理由などをあげまして，この場合についても裁判所は輸血を許可する命令を出すことはできるというような考え方をとった判決も1つありますが，大多数の考え方は反対のように思われます。

156

その反対の理由は，この場合は成人の患者の信教の自由に優越する要素が何ら存在しないということです。しかし，以上のようにアメリカで裁判所が強制治療を許可し得るかどうかが問題にされますのは，信教の自由との関連においてのみであって，それ以外のときは裁判所の権限はあまり問題にされていないようです。それではわれわれはどう考えるべきかといいますと，きわめてむずかしい問題ですが，私は現在ではむしろドイツの考え方のほうに共鳴を覚えるものです。

◆ XVII ◆ 医師の説明義務

　以上，いいましたような意味で，患者には自己決定権がある，医師はそれを尊重しなければならない。ということは，手術をしようとする以上，医師はそれに対する患者の同意を得る義務があるということです。医師は患者の有効な同意を得るためには，患者に治療につきまして説明しなければならない。ここから医師の説明義務が生ずる，これはいわば患者の自己決定権の反射であり，事実上の前提であるといっていいと思います。

　まず，患者はどのような治療行為がなされるのか知って，それに対して同意を与えなければならない。たとえば歯を抜くのか，腕を切るのか，子宮を切除するのか等々の医学的な侵襲につきまして，医師は当然説明しなければならない。もしこの点の説明がなかったことによりまして患者が了解していないような種類の侵襲が行なわれたようなときには，たとえ患者が表面的に治療に同意を与えていたように見えたとしても，そのような同意は具体的に行なわれた行為をカヴァーするものではないわけで，医師を免責するものではないわけです。もっとも，患者が医師の診断治療を申し込んだとき，通常予想される範囲での小さな侵襲には同意が与えられていると見ていいと思います。したがって，医師もその点について一々説明することは必要でない場合がある。

　たびたび引用いたしました民事の判例も，比較的軽微な手術であって，身体の損傷や肉体的苦痛が通常さほど重大でない場合については，手術に関する承諾が当該治療の申込みに包含されて，これを同時になされたと解する場合が少なくないと考えられるから，医師は手術に当たり，手術の軽量にかか

わりなく，常に患者の承諾の有無をあらためて確認しなければならないというものでもないというぐあいにいっております。この事件では，もう1つの乳房の切除というのはこのような場合には入らないといって，不法行為責任が認められたわけです。

◆ XIII ◆ 治療行為の危険性についての医師の説明義務

次に，患者の同意といいますのは，治療行為の持つ危険性にも及んでいなければならない。さもないと，その危険が現実のものとなったとき，たとえ治療行為遂行の過程に過失がなかったといたしましても，その結果に対する医師の責任というのは免れない。ここから治療行為の持つ危険に対する医師の説明義務というものが出てくるわけです。

問題はどの程度の危険までこのような説明義務があるかという問題です。人体実験，それから美容整形手術のようなときは，先ほども触れましたとおり，このような説明義務も高度のものが要請されるということになります。しかし患者の利益のために侵される危険についてはそうではない。ドイツでは，①医学上予期し得るが，通常の医術の法則に従えば容易に結果の発生を防止し得るようなノーマルな危険，②その逆に容易に結果の発生を回避し得るものではないが，まれにしか起こらないような非定型的な危険について説明義務がない。しかし，③結果発生が医学上予見し得，しかもそれに対して確実に有効な防御手段があるとはいえない，そういうような定型的な危険についてのみ医師に説明義務があるというぐあいに考えられております（エベルハルト・シュミットという刑法学者がいい出したことです）。

この考え方は，結果発生の蓋然性の高低を基礎とするものですが，説明義務の範囲はこれだけできめられるものではないということはいうまでもないわけです。結果の重大性というのは説明義務の存否に影響を持つことはまず当然のことです。たとえば死亡の危険か，それとも聴覚喪失の危険か，それとも一時的な手指の麻痺かなどということはやはり重大なわけです。

もう1つは，治療行為の適応性の度合いというのも当然考慮されなければならない。ある人によりますと，火災にあっている者に救助の際に傷害を受ける可能性があるということを説明したり，山で遭難している者に必要な治

療，つまりザイルでおろすということには「定型的な危険」が伴うということを告げたりすることは全くナンセンスであるということになるわけです。

◆ XIX ◆ 診断についての説明義務

　以上の説明義務とは，治療行為の持つ侵害結果と治療行為の持つ危険性についてですが，それ以外の場合，たとえば患者の病状についての説明義務は存在するかということが問題になります。ドイツの判例，学説は原則としてそれを肯定する，すなわち医師が患者の病状について隠したまま，あるいは積極的に虚偽を教えて手術に対して同意を得ても，その同意は無効だという考え方をとっております。

　それでは，患者の病気がガンのように，それを教えると患者の健康及び精神状態，ひいては治療に悪影響を与えるといったときは，医師は一体どうしたらいいのか。すでにわが国でも唄先生によって紹介されておりますとおり，ドイツでは医師，法律家の間にこの点の論争がきわめて激しいわけです。

　しかし，患者が自己の病状について錯誤があったとしても，それは一般に医学的に正当な手術への同意を無効とするものではないと考えられます。たとえば，乳ガンの患者に医師がただの腫瘍だということを告げまして乳房の切除の同意を得，それを実行したような場合を考えてみますと，もし患者が自分がガンだと知っていたらやはり同意したであろう，医師がそれを告げないのは同意が得られないのをおそれたためではなくて，それが患者にショックを与えるというのをおもんぱかったからにすぎないわけです。このような同意を錯誤によって無効だという必要は全くないと思われます。

　抽象的な決意の自由というものが治療行為における患者の自己決定権だという考え方（これが実はドイツなどで強い考え方のわけですが）によりますと，ガンだということを知らされなかった患者は，自分のこれからの生活態度についての決定の自由を侵害されたというぐあいに考えることも可能かもしれない。また民事上は診断，治療契約の趣旨から医師の説明義務を認めるということもまた可能かもしれない。

　しかし，自己決定権を自己の身体，生命に対する患者の終局的な支配権というぐあいに考えますと，診断についての医師の説明義務は刑法上存在しな

159

いといっていいと思います。もちろん医師の倫理の問題，宗教の問題（たとえばカトリックなどでは患者に必ずガンであることを知らせなければならないというぐあいにいわれているわけです）は別論です。

◆ XX ◆ 医師の裁量権

　医師は治療行為につきまして裁量権を有するというぐあいにいわれます。つまり，治療手段が多数ありまして，そのいずれもが，少なくとも尊敬すべきマイノリティーである医学の立場から承認を受けているときは，医師がそのうちの1つを選んだということによって医療過誤としての責任を追及されることはないという原則です。裁判所が独自の立場でその複数の治療法の優劣を判断いたしまして，こちらの治療法をとったというのは誤りだ，だから医者には過失があるというぐあいにいうことは，医学的な判断能力がない裁判所がすることではないし，また医学上の対立に介入することにもなって，プロフェッショナルとしての医師たちに対して敬意を払うということにもならないというのがこの原則の根拠です。このような医学上承認された法則のことをドイツではレーゲ・アルティス（lege artis）というぐあいにいいますが，このように複数あるレーゲ・アルティスのどれをとっても認められない行為をしたことが医療過誤の成立要件であるとされているというのも，実は医療の裁量性を認めるという趣旨のわけです。

◆ XXI ◆ 説明義務と医師の裁量権

　それでは説明義務にはこの原則が及ばないのか，ということが問題になります。
　前に述べましたように，どのような侵襲行為，どのような危険について説明すべきかというのはかなり流動的であるわけです。それぞれの具体的なケースについて微妙な判断が要請されるわけです。医師の説明すべきかどうかの判断を，事後的に，医師のプラクティスを考慮することなく，裁判所が純粋な法律判断として裁くことが許されるだろうか。他方では，診断につきまして法的な説明義務は存在しないにいたしましても，重大な手術，危険の

◇第1章　患者の自己決定権

ある手術について医師が常に十分に患者に説明しなければならないというように考えますと，患者の精神状態を考慮して治療を続けなければならない医師の立場ははなはだしく阻害されることになってしまうのではないか。医師は自己の医学的な判断に基づいて説明を差し控える権利があるのではなかろうか。もし説明義務として，ガンなどの診断についての説明義務というものを肯定するといたしますと，この点の問題はより一層深刻になるわけです。ドイツの医師は，以上のような考慮から，説明の履行というのは薬を処方することと同じである，医師の身分倫理に従うべきであって，法律家はそれに介入すべきでないということを主張するわけです。

　他方で，アメリカ法のこの点での発展というのはきわめて興味深いものがあります。アメリカでは専断的治療行為つまり同意のない治療（unauthorized operation）の責任は殆ど民事で処理されております。アメリカの不法行為法では，医療過誤はネグリジェンス（negligence）という不法行為のタイプとして処理されている。そうしてその医療過誤の要件である医師の医学法則の違反ということは，原則として原告が立証責任を負う，しかも資格ある医学鑑定人の鑑定によって証明しなければならないという挙証責任の原理がある。ところがアメリカの医者は大体において患者側に立って証言することを好まない傾向にある。ときには「沈黙の陰謀」と呼ばれることもありますが，そういうことがありますために，この原則は患者である原告にとりまして大きな障害であるわけです。

　最初は，判例は患者の同意のない治療は不法行為法上のネグリジェンスではなく，アソールト・アンド・バッテリー（assault and battery：暴行・傷害）だという立場をとりました。この原則によりますと，問題は医師の治療行為に患者が同意していたかどうかという純然たる事実問題だ。医学法則違反は最初から問題にならない。患者は医学鑑定人を探さなくても全然かまわないということになるわけです。このために同意のない治療を理由とする訴訟というのは急激に増加しました。ドイツでも，専断的治療行為による訴訟の増加ということは医療過誤訴訟の噴出の一部だというぐあいによくいわれますが，この点アメリカでも全く同じでありまして，かつドイツよりも問題はかなり深刻だったわけです。

　しかしアメリカの判例は，その後，このアソールト・アンド・バッテリー

161

で処理されるのは，侵襲行為自体についての患者の同意がなかったときである。それに患者が同意していたかどうかというのは全くしろうとでも判断できる。だから鑑定は必要でない。しかし治療行為から生ずる危険について説明して患者の同意を得るべきかどうかということは，危険の重大性，患者の精神状態などを勘案して行なわれる医学的な判断である．だから医療過誤訴訟の原則に従う，つまり，その点の鑑定人が必要であるというように態度を変えるようになったわけです。ですから，現在では治療行為自体について同意がない場合，つまりアンオーソライズド・オペレーションの場合の責任は，アソールト・アンド・バッテリー，つまり暴行・傷害の民事責任を生じさせる，しかし危険についての説明を受けなかった，インフォームド・コンセント（informed consent）というものがなかったということについての責任というのはネグリジェンスだという原則は現在確立しているといっていいわけです。すなわち，治療行為自体についてはそうではないが，治療行為から生ずる危険につきましては医者の説明義務は医学法則によって決すべきだということが現在では認められているわけです。

わが国のこれからの問題　わが国の医療事件では説明義務が問題になったことはまだほとんどないようです。しかし，これから医療過誤訴訟がさらに増加しますと，長い目で見た患者の利益という点から医師の業務慣行をどれだけ裁判所が尊重すべきかということは当然問題になると思いますが，この点も将来当然考えていかなければならない問題であろうと思われます。

　やさしくということだったのですが，どうもあまりまとまりのない報告で，しかもまだ勉強を始めたばかりですから，いろいろわからないことがありますので，皆様方のご教示をいただければ幸いだと思います。

◆ XXII ◆　補　論

　「報告」の行われた昭和49〔1974〕年春以後現在〔本補論初出：1986年〕に至るまで，患者の自己決定権をめぐる法の展開は目を見張るものがあった。
　「報告」では昭和46年の「乳腺症事件」判決を引用しえたにとどまったが，

◇第1章　患者の自己決定権

　その後説明義務違反に関するおびただしい数の民事判例が現れ，医事法学会における諸報告も含めて多くの法・医の議論が現れるに至った。ロボトミー手術の違法性を認めた2つの判例が出され，精神衛生法の規定する強制入院制度に対してもその正当性を問題とする意見が相次ぐなど，患者の自己決定権の思想は精神医療の分野にも及ぼされるのが必然となった。さらに，尊厳死・自然死の権利の問題は，患者の自己決定権がその延命拒否権をも包含するものかの問題を意識せしめることになった。信仰上の理由による輸血拒否の問題が，わが国でも現実のしかも深刻な問題となっていることも周知のことである。唄孝一教授の論文[3]はアメリカ法の状況を的確に分析したものであり，不完全な形でこの問題に言及したにとどまる筆者の「報告」がその意に反して現在でも引照されることに鑑み，特に参照を願いたいものである。

　筆者自身も宿題についてさらに検討を進める機会を得た。しかし，患者の権利・利益保護のためには「患者の自己決定権」という概念が万能ではないという当然の事理を，ますます自覚することになった。たとえば，安楽死を患者外的な考慮によって許容することを排するためには患者の自己決定権をここで貫くことが不可欠であるが[4]，延命措置の中断は患者の推定的意思に合致するが故に合法であるという考え方は，かえって患者の生命の質を考慮した尊厳死に道を開くことになる[5]。

　精神医療の問題は報告者に課された宿題のなかでも最も困難なものであった。筆者はまず，保安的合理性が認められる範囲で精神傷害者の自己決定権の制限を許容するのが措置入院制度，精神障害の故に自己決定の能力のない者のために保護義務者が同意権を行使するのが同意入院制度であるという通常の理解に立ち，そのことを認めるにしても，現行精神衛生法とその運用は，精神障害者一般を意思無能力者であり保安上も危険な存在であるという不合理な前提に立っているために，その自己決定権をあまりにも広範かつ深刻に

---

(3) 唄孝一「アメリカ判例法における輸血拒否──『死ぬ権利』論の検討過程における1つのデッサン」東京都立大学法学会雑誌18巻1・2号（1978年）101頁（後に『生命維持治療の法理と倫理』（有斐閣，1990年）に再録）。
(4) 町野朔「安楽死──ひとつの視点」ジュリスト630号（1977年）59頁，631号（同年）114頁〔本書第5部第1章〕。
(5) 町野朔「法律問題としての『尊厳死』」加藤一郎＝森島昭夫編『医療と人権』（有斐閣，1984年）209頁〔本書第5部第2章〕。

制限しているとした(6)。

　だが，医師が保守的考慮によって患者の権利を制約することの正当性を認めることは，患者の福利のみを追求すべき医療の本質とは相容れない。おそらく，精神障害者の意思能力の限定を理由とする後見的な治療の強制のみを許容すべきであり，精神医療から保安的要素を払拭することこそ現在の義務であろう(7)。安楽死・尊厳死とは問題が異なることはいうまでもないが，ここでも，医療的合理性の名の下に患者の主体的決定を侵害することに反対するとともに，他方では，患者に最善の治療を確保することを医療と医師に期待するという態度がとられている。

　患者の自己決定権が法的な保護を受けるべき権利であることに疑いはないにしても，その侵害が法的制裁を受けるべき範囲はどのようなものであるべきかという問題は，具体的には専断的治療行為の意義，医師の説明義務の範囲いかんとして現れる。患者の自己決定権は，その人格的実現の権利と同義の広範な権利であり，患者は一般的な「知る権利」を有するのが原則であるとしつつ，ただ，医療的配慮から医師の説明義務の範囲が限定されることがあるにすぎないという考え方は，現在の民法学説でも依然として有力なようである。筆者は「報告」において，このような考え方は，治療行為は患者の自由を侵害する行為であるという「治療行為非傷害説」の帰結であり，医師の責任追及の範囲をあまりにも無限定・不明確なものとする，少なくとも刑法上は，患者の自己決定権をその身体利益の処分権に限定する「治療行為障害説」が法の介入を妥当な範囲に限定するものとして支持されるべきだとしていた。昭和52年の刑法学会での筆者の報告(8)は，この考え方をさらに押し進めるとともに，患者の現実的同意のない行為がただちに刑法上障害罪等を成立させるのではなく，その現実的あるいは推定的意思に反した行為に限られるべきであるとした。これは，患者の現実的同意のない治療行為は，すべて専断的治療行為であるということを漠然と前提としていた医事法学での

---

(6) 町野朔「精神医療における自由と強制」大谷實＝中山宏太郎編『精神医療と法』（弘文堂，1980年）26頁。
(7) 町野朔「保安処分と精神医療」ジュリスト772号（1982年）23頁，同「精神医療」唄孝一編『明日の医療⑨ 医療と人権』（中央法規出版，1985年）255頁。
(8) 町野朔「患者の自己決定権と刑法」刑法雑誌22巻3・4号（1979年）34頁。〔本書第4部第2章〕。

この「報告」の考え方を否定することであった。専断的治療行為を処罰することと刑法の謙抑性との関係についての「討論」における問題提起が，このような筆者の思考に深刻な影響を持っていたことはいうまでもない。筆者は続いて未完の論文[9]において，その理論構成をより詳細に行うとともに，それにもとづいて個々の論点に関して刑法上の解決を与えようとした。

しかし書き進めているうちに，治療行為傷害説による問題の解決は単に刑法内にとどめおくべきものではなく，現在の判例・学説の状況においてはむしろ民事の不法行為法にこそ及ぼされねばならないと思うようになった。「報告」においては，「民事法上は専断的治療行為をどう理解するかということはあまり意味を持たないようです」としていたが，むしろ意味を持たせることこそ必要かつ妥当であると考えるようになったのである。そこで，治療行為の刑法ドグマティークに関する 15 年前の，やはり未完の論文[10]と右の論文を利用しつつ，西ドイツにおける近時の動向の紹介とわが国の民事判例の検討にまで及んだ書物を新たに書くことにした[11]。そこでは，医師の説明義務に大幅な限定を加えるほか，患者の自己決定権の他人による代行を現行法上否定するなど，幾つかの重要な点で従来の支配的な考え方と基本的に相反する結論をとることになった。

誤解を恐れずに大雑把にいうなら，「医師の説明と患者の同意」の問題は，医倫理と医師の法的義務との原則的一致を押し進める考え方に抗して，大幅に非・法律化されるべきであるというのが現在の筆者の考え方である。

10 年以上前のこの「報告」は当時の筆者の問題意識を伝えようとした拙いレポートにすぎない。今これを再度印刷していただくことには若干のためらいもある。少なくとも 10 余年の年月に耐えて現在でも生命を維持しているものとはとうてい思われない。「討論」とこの「補論」を参照することによって，筆者の考え方がその後大きく変わっていることを読者諸賢に御理解いただけたら，幸せである。

---

(9) 町野朔「治療行為における患者の意思 —— 刑法上の違法阻却論との関連において」上智法学論集 22 巻 2 号（1979 年）65 頁，24 巻 2 号（1981 年）41 頁。
(10) 町野朔「刑法解釈論からみた治療行為」法学協会雑誌 87 巻 4 号（1970 年）29 頁，88 巻 9・10 号（1971 年）1 頁。
(11) 町野朔『患者の自己決定権と法』（東京大学出版会，1986 年）。

◆第2章◆ 患者の自己決定権と刑法

◆ I ◆ 問題状況

　1965（昭和40）年に，唄孝一教授が，ドイツにおける患者の同意と医師の説明義務の問題を「医事法の底にあるもの」として詳細に紹介されて(1)以来，患者の自己決定権の尊重，医師の説明義務の存在，そして，法による自己決定権保護の必要性を認める見解が，特に民事法の領域で有力になってまいりました。民事の判例にも，その主張を受け容れて，患者の同意のない手術，併発症の危険について説明のなかった手術について，医師の民事責任を肯定するものが，続々と出て来るようになりました(2)。同意のない手術について不法行為責任を認めた戦前の判例(3)が，手術そのものが医学的に不必要なものであった事案だったのに対して，これらの判例は，医学上正当と見られる手術についても，患者の自己決定権の存在を認めたところにきわだった特色があります。結論的には医師の責任を否定する判例も，患者の自己決定権，医師の説明義務の法理を，当然の前提としているものがかなりあります(4)。

---

(1) 唄孝一「治療行為における患者の承諾と医師の説明——西ドイツにおける判例・学説」契約法大系刊行委員会編『契約法大系』（7）補巻（有斐閣，1965年）66頁。後に同教授の論文集『医事法学への歩み』（岩波書店，1970年）3頁以下に収録。

(2) 東京地判昭和46年5月19日下民集22巻5・6号626頁，秋田地大曲支判昭和48年3月27日判時718号98頁，京都地判昭和51年10月1日判時848号93頁，広島高判昭和52年4月13日判時863号62頁，熊本地判昭和52年5月11日判時863号62頁，札幌地判昭和53年9月29日判例タイムズ368号132頁。

(3) 長崎地佐世保支判昭和5年5月28日，丸山正次『医師の診療過誤に就て』司法研究報告書18輯4号（1934年）246頁。

(4) 札幌高函館支判昭和47年1月28日下民集23巻1-4号23頁，東京地判昭和49年11

患者の自己決定権尊重の傾向が強まるにつれ，それには高い地位が与えられる傾向があります。西ドイツでは，患者の自己決定権は，基本法2条2項の保障する「生命および身体不可侵の権利」であるというのが，連邦裁判所の考え方です[5]。スイス，オーストリアでも，同様に，国民の憲法上の権利として理解する学説があるようです[6]。アメリカでも，患者の自己決定権・治療拒絶権を憲法上保護されるプライバシーの権利とする考え方があり，カレン・アン・クィンラン事件で，ニュージャージー最高裁判所はこの考え方を前提としたうえで，カレンの医療措置中断を求める権利を肯定しました[7]。我が国の民事学説にも，「人間性が喪失している」医師・患者関係に人間性を回復させるために，患者を医療関係に参加させ，官僚化した医師の行為をコントロールする必要がある，アメリカの informed consent の法理は「医療におけるデュープロセス」を保障するものであり，我が国でも積極的に導入すべきである，とする学説が現れています[8]。

だが，医療側には，このような傾向に対して，反対の，あるいは警戒的な態度が見られます。もちろん，お医者さん方としても，患者の治療行為に対する同意権を無視してもよいといわれるのではありません。ただ，患者の自己決定権の厳格な尊重をいうことは，医療の専門性とそれに伴って生ずる医師の裁量という，現実の近代医療の場に適合しない[9]。患者の自己決定権

月11日下民集31巻9-12号976頁，神戸地判昭和50年9月4日判時810号67頁。そのほか判例の詳細については，菅野耕毅「診療行為における患者の承諾」岩手医科大学教養部研究年報11号（1976年）102頁以下，同「医師の説明義務」同研究年報12号（1977年）120頁，参照。

(5) BGHSt. 11, 111ff.; BGHZ. 29, 46ff., 176ff.

(6) J. Gross, Die persönliche Freiheit des Patienten. Zur öffentlichrechtlichen Normierung des medizinischen Behandlungsverhältnisses, 1977 参照。

(7) 唄孝一「解題・カレン事件――シュピリア・コートの場合」「続・解題カレン事件――シュプリーム・コートの場合」『生命維持治療の法理と倫理』（有斐閣，1990年）247頁，289頁。町野朔「安楽死――ひとつの視点」ジュリスト630号（1977年）59頁，631号（同年）114頁〔本書第5部第1章〕，参照。

(8) 新見育文「医師と患者の関係――説明と同意の法的側面」名古屋大学法政論集64号（1975年）67頁，65号（同年）182頁，66号（1976年）149頁，同「医師＝患者関係に対して法の果たす役割」法律時報49巻10号（1977年）10頁。

(9) 渡辺治夫「医師患者関係を考える」日本医事法学会編『医事法学叢書 第1巻 医師患者の関係』（日本評論社，1986年）73頁〔本書第4部第1章〕。

は，患者自らが決定する権利というよりは，むしろ「同意する，あるいは承諾する」権利という範囲でのみ考えるべきである(10)，といわれるのです。

　以上のように，究極的には，患者は自分の身体に何がなされるべきかを決定する権利があり，それは医師の決めるべきことではないという原則には，異論のないところです。また，医倫理的にも，「医師が真実を告げることを差控えるという考え方を前提とするとき，彼は，すべての病人は大人ではなく小児か白痴であり，非人格的な存在であるという前提に立っている」(11)といえるかも知れません。しかし，以上のような状況からも理解されるように，法が，特に刑法が，どこまで医療の現場に介入すべきかという点については，慎重な考慮が必要だと思われます。刑法学者のなかには，患者の自己決定権を無視した専断的治療行為に対するサンクションについては，医療側のセルフ・ディスィプリンに委ねるなどして，刑罰の適用という厳しい手段を避けるべきではないのかという意見もあります(12)。私は，一律に刑法の介入を否定するのも不当だと思います。しかし，患者の自己決定権の優位性を強調するあまり，法的なサンクションを受ける範囲があまりにも漠然と広くなりすぎるのも不当だと思います。

　以下では，患者の自己決定権と医師の説明義務をどのように理解したなら，刑法的処理としては妥当なものになるかという観点から，報告をすすめさせていただきたいと思います。報告者としても，まだ十分考えをまとめるに至っておりませんので，諸先生方の御意見をお聞かせいただけたら幸いです。

◆ II ◆ 同意と説明義務

　1　医学的適応性を持ち，医学的準則にのっとって行なわれる治療行為は，身体の侵襲という不利益を患者に与えますが，それによって患者を疾病から解放し，客観的に患者の身体的利益を高めるものです。しかし，患者の身体

---

(10) 蓮沼正明「医療における社会性 ── その実態と法理論の世界」前掲注(9)『医事法学叢書第1巻』141頁。
(11) ジョーゼフ・フレッチャー（岩井祐彦訳）『医療と人間』（誠信書房，1965年）第2章。
(12) 第5回医事法学会（1974年2月）における討論（前掲注(9)『医事法学叢書第1巻』62頁），参照。

的利益は彼個人の問題である以上，治療行為のもたらす侵襲結果の正当化については，患者本人の治療を受けるか否かについての主観的意思も考慮しなければなりません。治療行為において患者の優越的利益が守られたという判断は，患者の衝突する2つの利益──たとえば，破傷風ではあるが足をつけたままでいるという利益と，足は切断されたが破傷風の結果から解放されるという利益──に対する彼の主観的評価を考慮したうえでなされなければならないわけです。患者の自己決定権の刑法上の意味は，以上のように考えるべきだと思われます[13]。

　患者が足を切断されることに同意し，健康になるという利益を選択したときには，まさに治療行為に対して同意がある場合で，医師の行為が適法であることに問題はないわけです。他方では，患者の治療拒絶の意思が現実に存在しているときは，それが基準になることも基本原則でありましょう。たとえ生命を救うために必要不可欠な手術であったとしても，患者がそれを拒絶しているときは，その意思を無視する権利を医師に認めるべきではないと思います。

　問題は，以上のような患者の選択の意思が現実に存在しない場合です。もし治療行為における患者の同意が，通常の身体傷害に対する「被害者の同意」と同じものだとするなら，治療に対する積極的な承諾が現実にない以上，治療行為は正当化されないということになります。しかし，治療行為は，患者の利益を，客観的にではあるにせよ，優越的に守るものであり，やくざに頼まれて指を詰めてやる行為とは違います。だが，そうだからといって，逆に，患者の拒絶の意思が現実に存在しない場合は，常に治療行為をなしうると考えるわけにもいきません。意思決定をする以前の患者になら，医学的判断だけですべてがなしうるというのではないからです。そう考えますと，治療を拒絶する患者の現実的意思が存在しないときには，彼の推定的意思によって，治療行為の合法性・違法性を決定すべきだと思われます。つまり，患者本人が，自分の置かれている身体的利益の状況を知っていたなら，彼は同意したであろうかという判断によって決めるべきだということです。患者

---

[13] 町野朔「患者の自己決定権」前掲注(9)『医事法学叢書 第1巻』〔本書第4部第1章〕。

170

の推定的意思の認定にあたりましては，彼の個人的事情とならんで，その病状，治療の必要性・緊急性，治療行為のもたらす侵襲結果の重大性，その危険性，などの考慮がきわめて重要だということになります[14]。

　患者の拒絶意思が現実に存在するのに，それを無視して治療行為を行なった場合には，後に申し上げますような理由で，刑法上も傷害罪（240条以下）として処罰されますが，患者の推定的拒絶の意思を無視した場合も同じです。しかし，その際注意すべきことは，刑法がこのようにしてまで干渉すべきなのは，状況から患者の推定的拒絶の意思が明確に認められるべき場合に限られるべきで，単に，同意意思が推定されえないという場合には，民事責任が成立するかどうかは別論として，刑法上は処罰すべきではないということです。ドイツの学説が，「患者の同意は治療行為正当化の根拠（Grund）ではなく，その柵（Schranke）にすぎない」[15]というのは，右のような考え方の図式的表現としては，正しいものがあると思います[16]。

　我が国では，安楽死の場合に，「被殺者の意思は正当化の根拠ではなく柵にすぎない」というような考え方がみられる一方，治療行為については患者の同意原則をきわめて厳格に考える傾向にありますが，私は，考え方はむしろ逆でなければならないと思います[17]。

　西山先生が，患者の同意の存否を傷害罪の構成要件の問題とされました[18]のは，私のように，患者の同意を違法性阻却のための要素とし，治療行為が客観的に優越利益を維持するものであることを理由として，推定的同

---

(14) 私は，かつて，医学的適応性が高まるに従って同意原則が弱くなると考えたことがあった。前掲注(9)『医事法学叢書 第1巻』〔本書第4部第1章〕。しかし，現在では，医学的適応性の問題は，本文のような意味で患者の推定的意思認定のための資料として考えるべきだと思う。なお，後注(16)参照。
(15) G. Geilen, Rechtsfragen der ärztlichen Aufklärungspflicht, bei: Die juristische Problematik in der Medizin (A. Mergen, Hrsg.), Bd.II, 1971, S. 29.
(16) 治療行為が正当行為であることの根拠は，すでに述べたように，それが患者の現実的・推定的選択による患者の利益に適合するからである。従って，本文に述べた図式を提示する論者が，医学的な正当性を正当化の根拠としている（Geilen, a. a. O.）のは不当である。他方では，患者の選択を，もっぱら彼の現実的な意思に限って考えていた私のかつての考え方（本書第4部第1章論文）も，本文のように修正する必要がある。
(17) 町野・本書第5部第1章論文参照。
(18) 西山雅明「治療行為と刑法」西南学院大学法学論集2巻3号（1969年）29頁。

171

意による正当化を認めるという理論構成が，同意原則の相対化を招くことを警戒されてのことだと思います。つまり，構成要件の段階で同意の現実的存否だけを客観的・一義的に確定せよという御趣旨でしょう。しかし，私は，むしろ以上述べましたような意味で，同意原則を「相対化」する方が妥当な結論に至ると思います。また，他方では，西山先生の理論構成によりますと，同意の存在しない，従って傷害罪の構成要件に該当する治療行為の違法性阻却としては，刑法の一般原則に従い，客観的な優越利益の原理等が働くことになります。これでは，同意の問題の検討はすでに構成要件の段階で終っているのですから，患者の推定的な拒絶意思ばかりでなく，現実的な拒絶の意思があっても，医学的に正当で，患者の客観的な優越利益を守る手術を断行することができることになります。これではかえって自己決定権を軽視する結論になり，おそらく先生の意図にも反することになろうかと思います。

　一方，手術等の専断的治療行為は，それが医学的に正当であっても，患者の身体利益を違法に侵害するものであるという西山先生の御見解[19]には，私も賛成です[20]。専断的治療行為を傷害罪から切り離し，治療を受けるか否かの患者の意思決定の自由を侵害する行為として理解すべきだというのは，ドイツの通説です。このような立場をとりますと，現行法では，専断的治療行為は強要罪（刑法223条）になることがある場合は別として，一般的には不可罰だということになります。しかし，これらの考え方としても，専断的治療行為は当罰的であることを当然のこととして認めますから，立法して自由に対する罪として処罰すべきだというのです[21]。オーストリア刑法[22]，ドイツの刑法改正作業[23]がこの態度であることは周知のとおりです。

　だが，このような考え方をとりますと，同意が医的侵襲による患者の身体利益侵害と無関係なものとされる結果，医師の説明義務の範囲，処罰されるべき専断的治療行為の範囲が無限に広がる可能性がでてきてしまいます。刑法上の立法論としても，このように広範囲の専断的治療行為を処罰するのは，

---

(19) 西山・前掲注(18)。
(20) 町野朔「刑法解釈論からみた治療行為」法学協会雑誌87巻4号（1970年）29頁，88巻9・10号（1971年）1頁。
(21) 町野・前掲注(20)66頁以下，88巻9・10号52頁以下，参照。
(22) 1937年の改正による旧499条d，1974年の新刑法では110条。
(23) 1962年草案161条，1970年別案（人身に対する罪）123条。

◇第2章　患者の自己決定権と刑法

明らかな行き過ぎだと思います[24]。さらに問題なのは，この考え方が，民事法の解釈論にも及ぼされ，患者の意思決定の自由の侵害一般について，医師の責任が問われることです。私には，医師の説明義務を，患者の「理性的な決定の補助」として考える学説[25]は，このような傾向を有していると思われます。

　2　以上のように患者の同意の意味を理解するなら，医師の説明義務は，身体傷害に対する有効な患者の選択意思を存在させるために要請されるものだということになります。従って，およそ一般に医師には，患者に対して，治療の具体的内容，治療の危険性，病状などについて説明する独立の「法的義務」があり，その侵害が違法であるというのではありません。このことは，たとえば，すでに手術の内容，その危険性等を知っている患者に対しては，それを説明する必要がないことからも明らかです。医師の説明は，患者の同意が，医的侵襲のもたらす自己の身体への侵害行為，（ときには生命の）の危殆化行為に及んでいること，つまり，同意が存在するための事実上の前提としてまず必要とされ，次に，そのような同意が存在しているときには，その同意が瑕疵によって無効とならないための，すなわち，同意が有効であるための，やはり事実上の前提として必要とされるということになります。

　患者は，自分の歯が抜かれるのか，四肢の一部が切断されるのか，開腹手術をして盲腸をとるのか，これらのことを知ったうえでそれに対して同意を与えなければなりません。患者がそのことを知らないときは，医師は説明する必要があることになります。だが，患者は，医学的に個々の細かい点まで認識して同意を与える必要はないのは当然です。また，軽微な侵襲行為については包括的な同意があるのが通常でしょう。すでに申し上げましたように，患者の現実的同意も拒絶の意思も確定できないときには，患者の推定的意思で考えることになります。その際には，医的侵襲の医学的必要性を考慮に入れたうえで本人の推定的な意思が基準となります。しかし，潰瘍部分を焼きとるだけだといって舌の3分の1を切り取ってしまった事件[26]においては，

---

(24) 町野・前掲注(20)法学協会雑誌88巻9・10号32頁。
(25) 新見・前掲注(8)名古屋大学法政論集66号（1976年）167頁以下，同・前掲注(8)法律時報49巻10号（1977年）16頁以下。

患者が明示的に舌の切除に反対していたのですから，医師の責任を否定することは困難でしょう。

　手術中に判明した事実にもとづいて手術の範囲を拡張したような場合についても，右のことと同じことがあてはまります。医師が，乳腺癌の右乳房の剔出手術につき同意を得て手術を開始しましたが，左乳房も乳腺症であることがわかり，医師は，将来癌になるという判断から，改めて患者の同意を求めることなく左乳房も剔出した，という事案につき，東京地裁は，患者の承諾の不存在を理由として医師に不法行為責任を認めました[27]。

　患者は若い女優であり，かつ，手術の医学的適応性はさほど高くなかった事案ですから，民事責任としては，このように考えたことも，あるいは妥当であったかも知れません。しかし，刑法における傷害罪の成否の問題として考えるならば，本人が事態を認識したとしても拒絶したであろうことが明らかでない以上，行為の合法性を認めてもよいと思います。ドイツの連邦裁判所刑事判例は，健康になるために身体の不可侵性を犠牲にし，手術に同意するのが理性的であるという判断から出発してはならない[28]，としたこともありますが，事前に手術拡大の可能性を患者に告げたとしたら同意したであろうようなときには，医師は患者の同意を得なかったことに過失があったとはいえない[29]，としています。このように，同意は存在しないが，同意があると思ったことに過失はない，という処理の仕方も一つの方法でしょうが，このような場合には，むしろ推定的同意の存在を認める方がよいように思います。

　手術等に伴う危険にも，現実的あるいは推定的同意が及んでいなければなりません。すなわち，同意によってカバーされていない危険が現実化したときには，たとえそれが医学的には不可避なものであっても，医師は責任を負います。この同意についても，以上述べたことが基本的にあてはまると考えるべきでしょう。患者の現実的意思がないときには，手術の医学的適応性，

---

(26) 秋田地大曲支判昭和48年3月27日判時718号98頁は，医師の不法行為責任を肯定した。
(27) 東京地判昭和46年5月19日下民集22巻5・6号626頁。
(28) BGHSt. 11, 111ff.
(29) G. Grünwald, Heilbehandlung und ärztliche Aufklärungspflicht, bei: Arzt und Recht (H. Güppinger, Hrsg.), 1996, S.146 参照。

予測される危険の重大性・頻度を考慮に入れたうえで，本人がそれに対してどういう意思を持ったであろうかを問題にすることになります。従って，刑事責任を問うためには，本人がその危険を知っていたらそれに同意を与えなかったであろうと明確にいえる事情が必要であろうと思います。これも，治療行為のもたらす危険が，通常の危険とは異なり，患者の利益のためであって，「許された危険」としての性格を持っているからです。厳しい態度を一般的にとるドイツの民事判例も，「その立場にある合理的な人間なら重要視しないような危険」については説明義務がないとしています[30]。

　我が国の判例にも，最近，この説明義務違反を理由として医師の責任を認めるものが相次いでいます[31]。それらの判例は，説明を怠ったため，手術を受けるか否かについて患者から選択の機会を奪ったことを理由としています。ここには，治療行為における患者の同意を，抽象的な意思決定の自由として理解し，説明義務の懈怠をその侵害とする考え方があるように思われます。しかし，以上述べましたように，刑法上は，治療行為の持つ危険が現実化したときに初めてその正当化が問題になり，患者がその危険を知っていたら拒絶したことが明らかな場合に限り，それが正当化されないのですから，危険についての医師の説明義務も，そのような場合に限定されることになると思います。

　いわゆる「遅れると危険」(Gefahr im Verzug) の状態，たとえば意識不明で病院にかつぎ込まれたが，本人の現実的同意を得てから手術にかかったのでは手遅れになるような場合には，純粋に客観的な医学的適応性だけがあれば足り，現実的同意も推定的同意も不要とすべきでしょう。理論的には，通常の場合と同じように，患者個人の推定的意思を基準とすることも可能でしょう。しかし，そのような緊急状態で行為する医師に対して，本人の具体的事情まで考慮して彼の意思を推定せよというのは酷です。西ドイツの1962年改正刑法草案（162条2項），1970年「人身に対する罪」別案（123条2項）は，このような状態下においても，推定的な患者の拒絶意思が認められるときは，それを無視すると専断的治療行為になるとしています。

---

(30) BGH NJW 1963, S.393.
(31) 京都地判昭和51年10月1日判時848号93頁，広島高判昭和52年4月13日判時863号62頁，熊本地判昭和52年5月11日判時863号66頁。

私は，すでに述べましたように，このような考え方はむしろ通常の場合にあてはまるべきであろうと思います。オーストリア刑法（110条2項）が，緊急状態下では，患者の推定的意思を一切問題にしないことにしているのは妥当だと思います。実際問題としても，医療辞退のカードを身につけている患者がかつぎ込まれたとき，延命的措置を取ったら刑事責任が生ずるという結論は，正しい解決とはいえないと思います。

　3　現実的な同意が存在していても，意思の瑕疵があるときはそれは無効になります。滅多にないことでしょうが，暴行・脅迫による同意がその典型です。問題になりますのは，自己の病状についての患者の錯誤です。このような錯誤が同意意思の無効を招来するとしたなら，その反射として，医師には診断についての説明義務が一般にあることになります。ドイツの学説は原則としてこれを肯定するため，癌であるという所見まで，医師は患者に告げなければならないことになるのか，激しい議論がたたかわされました[32]。
　しかし，癌であることを秘し，ただの腫瘍だといって胃の切除手術をした場合，その手術に対する同意の有効性には疑問の余地はないと思います。ただの腫瘍だと思い込んで手術に同意した患者が，もし癌だということを知ったとするなら，より確実にその手術に同意したであろうからです。医師が患者に癌であるとの診断を告げないのは，それを聞いた患者が心理的ショックを受け，患者の心身，ひいては手術の結果に悪影響を与えるのを恐れてであり，患者が手術に同意しないようになることを恐れてではないのです。
　もし，患者の自己決定権は，医師と患者の人間的交流のために必要とされるものであるというなら，あるいは，患者には，自分の身体に何が起こっているかを知り，自分のこれからの生き様を決定する一般的権利があり，それが法的にも保護されるというなら，このような場合も医師に説明義務を認め，それを怠った場合には専断的治療行為を肯定することになってしまうでしょう。民事法ではこれを不法行為とし，あるいは，準委任契約の趣旨から，医師に対して診断結果の報告を求める権利（民法645条参照）を患者に認めることも可能かもしれません。しかし，刑法では，すでに繰り返して申しまし

---

[32] 唄・前掲注(1)『医事法学への歩み』51頁以下参照。

たように，自己決定権は自己の身体に対する侵襲を受認するかどうかを決定する権利であり，このように考えるべきではないと思います。

◆ III ◆ 刑法における自己決定権の保護

　以上のように，患者の同意は，身体傷害，あるいは身体，生命への危険に対するものであり，専断的治療行為は，これらの法益を保護する刑罰法規によって処罰されうるという考え方をとりますと，治療行為の合法性の判断にあたっては，患者個人の同意のみを問題とし，治療行為の医学的正当性を考慮に入れることができなくなるという批判があります[33]。たしかに，治療行為の正当化は「被害者の同意」の原理にのみよるという同意説をとりますと，メスによる切開手術も，やくざの指つめも，また，ストマイ注射が難聴をもたらす危険も，ボクシングで殴られて耳が聴こえなくなる危険も，すべて同じように考えなければならなくなるでしょう。実際に，同意説をとる西ドイツの連邦裁判所は，民事事件において，電気ショック療法による骨折の危険を，好意同乗させてもらった者が事故により傷害を受ける危険と対比させて，危険についての説明義務を論じたことがありました[34]。

　しかし，治療行為は患者の優越的利益を客観的に維持するものであり，その危険は「許された危険」としての性格を持っていることを考慮したうえで，患者の推定的意思による正当化を認めるという，以上で前提としてきたような考え方をとりますと，治療行為の医学的態様も本人の意思を推定する要素として，必然的に考慮されることになります。その意味で，このような批判はあてはまりません。他方では，専断的治療行為の侵害する利益を患者の人格的自由権と理解しますと，その内容が漠然として広範であるだけに，医師の行為態様との関係で専断的治療行為の成否を論ずることが容易になるという面はあります。しかし，これも両刃の剣であって，自己決定権の内容が無限定になり，診断についての説明義務まで一般に肯定されてしまう危険もあることは，すでに申し上げたとおりです。

---

(33) G. Geilen, Einwilligung und ärztliche Aufklärungspflicht, 1963, S. 37 ff., u. s. w.; ders., a. a. O., S. 28 ff.
(34) BGH NJW 1956, 1106 f.

さらにいうならば、いかに不合理なものであれ、治療拒絶の現実的意思、緊急性のない治療における推定的拒絶の意思は、医師の治療権の柵となるという意味で、自己決定権の主観的性質は依然として認めるべきだろうと思います。医学的な行為の正当性によって患者の意思をすべて相対化してしまうのは正当でないと思います。私は、患者の自己決定権の法律による保護という点については、つとめて抑制的な態度をとるべきだと思います。特に、医療を「改善」するために刑法が介入することには、さらに慎重な考慮が必要でしょう。しかし、自己決定権の基礎は、患者のプライバシーという、きわめて主観的なものであることは常に留意しておかなければならないと考えます。

〈附記〉 本章は、学会報告に注を附したものであるが、時間の関係で学会で報告を省いたところを一部分加えてある。

第3章 患者の自己決定権と医療のパターナリズム

◆ I ◆ 問 題

　1　精神障害者に「薬の隠し飲ませ」をさせること（熊倉伸宏氏の用語法では「非告知」投与）は，精神医療においてはかなり行なわれているらしい。ごく最近，精神科医に行なわれたアンケート調査の結果によると，薬の隠し飲ませを「まったくやっていない」は25.8%であるのに対して，「やむを得ずやることがある」が74%である[1]。そしてその理由については，熊倉氏の報告された例[2]におけるのと同じように，「病識のない患者さんには時に必要な手段である」と回答したものが多く，「やむを得ずやることがある」とした医師がその理由として挙げたものの63.7%に達している。この「研究」は，大学病院の医師の5割弱が「まったくやっていない」と回答したのに対して，国公立病院・その他では3割弱，民間病院・公立病院では2割程度しかこのような回答をしていないことに，1993年の調査では家族の8割が「薬の隠し飲ませ」に肯定的であることを重ね合わせ，「薬の隠し飲ませ」という「相当問題のある」行為の背後には，家族の態度があることを推定している。熊倉氏の報告された事例がまさにこのような例である。

---

(1)「精神医療における『インフォームド・コンセント』に関する研究」（1995年8月）〔厚生科学研究費　精神保健医療研究事業：精神医療におけるインフォームド・コンセント研究班〕4-5頁・20-22頁。
(2)　熊倉伸宏「地域において抗精神病薬剤の『非告知』投与を受けていた一精神分裂病例の報告——インフォームド・コンセントにおける『保護』概念の再検討」精神神経学雑誌97巻2号（1995年）116頁。なお，本章は，この熊倉氏の問題提起を中心として行なわれた「日本生命倫理学会第7回年次大会」における筆者のプレゼンテーションに手を加えたものである。

◆ 第4部 ◆ 生と死と自己決定

　このような行為は患者の自己決定権の侵害であり直ちに法的責任を発生させる，という見解はあまり聞かない。法律的には，「患者の自己決定権」といっても，抽象的な意思決定の自由一般を問題にしているのではなく，その身体・生命に関して決定する彼の自由権を問題にしているからである。薬の副作用のために彼に何らかの障害が生じたときには，それに関する説明の欠如を理由として責任を問われることにはなるが，そのような事態にならない以上，法的制裁は生じない。また，自己決定権侵害は「患者の意思に反する」場合だけに存在し，彼の推定的な意思に反していない行為は，法的には権利の侵害ではない，とする見解もある[3]。これによるなら，薬の隠し飲ませの場合でも，患者が病識を持ち，投薬することを告げられたら，それに同意するであろう状況があるときには，自己決定権侵害を肯定することはできないだろう。

　2　しかし，これは法律的な制裁を受けないということに過ぎない。「隠し飲ませ」は，薬を飲まされている患者が「薬を飲まなくても調子がいい」という錯覚に陥らせ，彼はいつまでも自発的に服薬しない事態になり，結局は，医師・患者の信頼関係を作りにくくしてしまう弊害があることは，熊倉氏が指摘されることである。さらに何よりも，患者をだまして治療を続けるのは，倫理的に許されることなのかという，倫理的な問題は残っている。患者に説明・説得しても彼が服薬に同意しないのなら投薬しない，という医師の態度こそが，患者の自己決定権を尊重する倫理的な態度ではないのか。「患者のため」というパターナリズムさえ持ち出せば，すべてが倫理的なものとされるということはないのではないか。医療における患者の自由を可能な限り保護すべき任務を医師に課しているインフォームド・コンセントの思想からするなら，「薬の隠し飲ませ」は相当に問題のある行為であることは否定できない。しかも，熊倉氏も指摘されるように，およそ医療一般において，地域精神医療，在宅医療がその果たすべき範囲を広げつつある現在，医師のなしうるような十分なinformationに基づいた，患者の完全に有効な

---

[3] 町野朔『患者の自己決定権と法』（東京大学出版会，1986年）131-139頁・193-204頁。

consent が存在することの困難な状況も生じる。熊倉氏の報告された事例は，医師・患者関係だけを視野に入れていたインフォームド・コンセントの法理のこれからについても考えさせるものである。

◆ II ◆ 患者の自己決定権と医療のパターナリズム

1 患者の自己決定権と医療のパターナリズムとの関係はどのようなものであろうか。伝統的には，患者の自己決定が不可能なところで初めて医療的パターナリズムが登場するという考えが強かったと思われる。「保護者」(1993年の法改正までの「保護義務者」)の同意による入院である「医療保護入院」(精神保健福祉法33条)は，精神障害者に意思能力がないときでなければ許されない，意思能力のある患者が入院を拒絶しているときには，医療保護入院は許されない，というのは現在でもかなり強い考え方である[4]。ここでは，パターナリズムの正当化原理は，自己決定によるそれの「補充的」なものとされているのである。彼が自己決定権を行使できる立場にある以上，パターナリズムによる正当化はありえない。だとするのなら患者に意思能力が肯定され，その自己決定権が存在するときには，「薬の隠し飲ませ」はそれを侵害するという非難を免れないことになろう。

他方，両者を並行的に理解する考え方もありうる[5]。すなわち，患者の自己決定権も医療のパターナリズムも，患者の最善の利益を決定する手段に過ぎず，具体的な状況においてより合理的と考えられる手段が医療決定を行なうとするものである。これによると，患者に自己決定能力が否定できないときにも，パターナリズム的決定の方が合理的と思われるときには，パターナリズム的配慮を優先させる。精神障害者に意思能力があっても，彼に医療を与える必要性が高いときには，彼が自己決定権を発動させて入院を拒絶したとしても，「医療保護入院」の措置を取りうる。同じように，患者が自発的な服薬を拒否していても，「隠し飲ませ」をすることはできる，ということになる。患者の自己決定能力の存在にもかかわらずパターナリズムを登場

---

(4) 丸山英二「精神医療におけるインフォームド・コンセントの法的側面」精神医学34巻(1992年)1290頁。
(5) 町野朔「任意入院」西山詮編『精神障害者の強制治療』(金剛出版，1994年)180頁。

させる合理的事情は，医療の必要性・緊急性の高度さとともに，患者の意思能力の低さである。医療保護入院，「隠し飲ませ」のいずれの場合もそのことが現れている。彼らは，自己決定能力が存在するとはいえ，その能力が限定されているために，そして，医療の必要性，緊急性の故に，パターナリズム的決定が許容されるとするのである。

2　もっとも「補充的」に理解する考え方でも，以上のような措置を正当化することができなくはない。すなわち，医療の必要性，緊急性が高度なときには患者の拒絶意思能力は高度なものが必要であり，医療保護入院の場合も「隠し飲ませ」の場合も，この意味での自己決定能力を欠如するから，医療的パターナリズムによって医療を実行しうるとすることは可能である，とするのである[6]。だが，このように自己決定能力を医療行為の適応性との関係で相対化したとしても，それには限界があるのであって，「隠し飲ませ」や医療保護入院のすべての場合をこれによって正当化することはできないと思われる。

3　伝統的な「補充的」理解の長所は，その自己決定権の絶対性の思想に裏付けられた明快さにある。自己決定能力を持つ主体が存在する以上，その決定の前で医師と医療は降伏しなければならない。彼が決定することのできないときに，初めて医療的パターナリズムが決定を引き受けうる。「補充的」考え方は，自己決定権絶対主義といってよい。

しかし，この理想主義的な態度は，ときには患者の意思の絶対性を理由として医療を放棄するということにも至りうる。また，患者の自己決定権の価値に一切の序列を認めず，また，なかには「危うい自己決定」が存在しても，それらを一律，絶対的に保護すべきだとする前提も，現在維持しうるか議論の余地のある考え方である。さらに，患者に自己決定能力がないところでは，専らパターナリズムが事を処理するため，彼の主体性を何ら考慮しないという傾向が生じる。これを恐れるため，患者の無能力を判定するためには

---

[6] 私自身も，「隠し飲ませ」や医療保護入院に関する具体的結論について述べたことはないが，このような理論構成を提案していたこともある町野・前掲注(3)180－182頁。

◇第3章　患者の自己決定権と医療のパターナリズム

デュープロセスが必要だとされることになる。これは，熊倉氏がいわれるような医療に必要な「繊細さ」を，その倫理準則の枠組みに取り込むことを困難にしている論理であるといってもよい。

　これに対して「並行的」理解は，患者の自己決定権を相対化するものであり，自己決定権相対主義ということができる。患者の自己決定能力があるときにも，医師の責任においてパターナリズム的に医療を実行しうる。患者の意思だからという理由で，医療を放棄することは許されないことがある。また，パターナリズムによって決定することが許されるときにも，患者の自己決定権は消滅しているのではないから，その主体性を考慮しつつ医療を遂行すべきことが要請されることになる。そこでは，患者の自己決定の価値に配慮しつつ，その最善の利益を維持しようとする医療の営みが，その倫理準則のなかに取り込まれているといえよう。このような立場のもとでは「薬の隠し飲ませ」が倫理的に正当化されるか否かは，具体的状況がこの「繊細さ」の要請を満たしているか否かが決定的であるということになる。

　しかし，このような相対化は，患者の自己決定権の絶対性を犠牲にしたところで得られたものである。そこには，医療的配慮の名の下に「合理性の優位」（Vernunfthoheit）が認められてしまう危険が常につきまとっているといえよう。さらに，患者の自己決定権の行使があっても，医師は具体的状況を考慮しながら行動しなければならないのであり，その立場に不安定さが生じることは否定できない。「補充的」「絶対的」思考の長所と短所をちょうど逆にしたものが，「並行的」「相対的」思考の長所と短所であることになる。

◆ Ⅲ ◆　パターナリズムの限界

　パターナリズムを排撃し，個人の主体的決定の意義を強調した，もう今から30年前〔本章初出：1996年〕の時代的風潮に対して，現代の方位磁針は再びパターナリズムを指しているともいわれている。この「時代に抗して」，依然として患者の自己決定権，インフォームド・コンセントの思想の絶対性を維持することは勇気を要することである。他方，スチューデント・レボリューションの遺産を一気に捨て去ることは，もっと勇気が必要である。

　しかし，現在の医療パターナリズムは，かつての，医療プロフェッション

183

の権威を背景に，医療全体の保護のために，眼の前の具体的な患者の利益をともすれば軽視しがちであったものと同じではない。患者の自己決定権を相対化するとしても，すべての医療的活動は，眼の前の患者の最善の利益の実現を志向するものであり，その背後には彼からの医師への信頼がなければならないのである。我々は昔に戻ることはないのである。

このように考えるなら，「新しいパターナリズム」を支持して，「相対的に」考えることができると思われる。

第4章 自己決定と他者決定

◆ I ◆ 「本人の利益」と自己決定，他者決定

　1　医療を実行する決定を患者，被験者などの本人にではなく，また医療側にでもなく，第三者に委ねるという「他者決定」[1]には，① 通常の治療的医療のときのような純粋に本人の利益の実現を目的とする場合以外にも，② 臨床試験，移植のための骨髄液の採取のような非治療的医療のように，本人以外の者の利益と本人の客観的利益との調整が図られる場合，とがある。以下検討するように，いずれの場合においても，他者決定は本人の主観的利益を保護するための制度である点では，本人自身の決定である「自己決定」と基本的には同じである。しかし，それは，他者の決定が即本人の決定とされるという意味での「自己決定の代行」ではありえない。他者決定は自己決定とは別の決定であり，後者と共同して本人の利益を保護する役割を担うものである。

　2　自己決定とともに他者決定が守るべき「本人の利益」とは何かが，第1の問題である。結論からいうなら，「本人の利益」は主観的に本人が選択すべきものであり，主観的利益でなければならないと思われる。
　医療は当該本人の利益のみに関することであり，何がその者の利益である

---

[1] 筆者はかつて Fremdbestimmung に対応する日本語に「他人決定」をあてていたが（町野朔『患者の自己決定権と法』〔東京大学出版会，1986年〕226頁），光石忠敬『老年期における自己決定のあり方に関する調査研究（老人保健健康推進等による研究報告書）』（国際長寿センター，1998年）33頁に従って「他者決定」の語を用いることにする。なお，同書は法の立場から本報告の対象とする問題を包括的に検討したものであり，報告者も多くの示唆を受けた。

かは本人だけが決めることができる，それ故，医療の実行を本人の選択に委ねる，というのが医療の場において自己決定権を承認する趣旨である。このように「本人の利益」はあくまでも主観的なものであり，自己決定による選択が行われることのない他者決定のときでもそうでなくてはならない。

本人の利益は，その主観的事情を一切捨象し，一般人を基準として純客観的に決定することはできない。推定される本人の選択は，この意味で第1次的な意味を持つことになる。例えば「社会の人々の圧倒的多数」の選択を基準として延命医療中止の可否を決し「客観的基準説」をとったとされるクインラン判決[2]も，「本人と同じ状況下」での彼らの選択を問題としている。しかも裁判所は，「本人の推定的選択を知ることができない」が故に，以上のようにしたのであり，それを知りえたとしたらそれに従うべきことを前提としている。すなわち，本人の主観的利益を決定する基準はその推定的意思であり，それを知ることのできないときに，それ以外の本人の具体的事情を考慮して決定するということなのである。その論理は，同じく延命措置の中止が問題となったコンロイ判決[3]でもとられている。それは，事前の本人の意思表示によりその意思が明確であるときにはそれに従うという「主観的テスト」，その意思が存在することを推知できる事情があるときには，それに医学的利益の程度を考慮を加えて決定すべきであるという「制限的・客観的テスト」，その意思を知ることがまったくできないときには本人の利益を基準とする「純客観的テスト」をそれぞれとるべきであるというのであり，すべての事例について単一の基準をとるべきだとしたものではない。「無能力者に代わって行う決定は，もしその患者が能力者であったならばしたであろう決定をできる限り目指さなければならない」から，このようにしたのである。

3　本人の主観的利益の把握が問題なのであるから，それを託すべき他者，代行者は本人の主観的事情をよく知りうる者でなければならない。冒頭②の

---

[2] In re Quinlan, 70 N. J. 10, 355 A. 2d 647 (1976). 町野朔ほか編著『安楽死・尊厳死・末期医療』(信山社，1997年) 180頁。
[3] In the Matter of Conroy, 98 N. J. 321, 486 A. 2d 1209 (1985). 町野ほか・前掲注 (2) 189-194頁。

◇第4章　自己決定と他者決定

非治療的行為の場合にも，本人以外の者の利益の存在を考慮に入れて本人の主観的利益に沿う選択をしなければならないのだから，やはり同じことが妥当する。このようなことから，「代行者」は家族，近親者から選定されるのが通例ということになる。

4　医療の場における他者決定は，①の治療的行為，②の非治療的行為の場合のいずれにおいても，自己決定に代わって本人の利益保護の機能を果たすべきものである。「本人の利益」は，以上のようにその主観的利益であり，その推定的選択，推定的自己決定が最終的意味を持つことから，他者決定は「自己決定の代行」のように見える。しかし，ここでも現実には存在しない本人の有効な意思活動とは別の，他者によるそれが存在しているのである。他者決定は本人の現実的選択に近づく営みとして理解されるべきではあるが，それは自己決定と同一ではないのであり，それに自己決定と同一の法的効果を認めることはできない。他者決定は代行決定であるというのは，以上の意味で光石会員がいわれるように「法的フィクション」に過ぎないのであり，代行決定によって直ちに本人の（主観的）利益が守られるとすることはできないのである(4)。本人の自己決定が不合理であり，あるいは本人が自己決定を誤ったとしても，それは本人の責任に帰することであり，後で検討するような例外的な場合がありうるとしても，基本的には受け入れられなければならない。しかし，他者決定はそうではない。

◆　II　◆　治療行為と他者決定

1　他者決定が必要とされる最も一般的な事例は，幼児の盲腸の手術のように，意思無能力者への治療が行われる場合である。そしてここでは，監護権者の意思がただちに本人の意思と同一視され，しばしば代行決定が存在することを意識させないほどになっている(5)。

---

(4) 光石・前掲注(1)24頁は，「それが『法的フィクション』であるとの自覚なしに用いられると，無能力者にとって危険ないし過酷なものとなる」と指摘する。
(5) 例えば，ライヒ裁判所の古典的な2つの刑事判例——その父親の承諾を得ることなく幼女の脚を切断した医師の行為は，患者の意思に反する治療行為であり障害罪を成立さ

187

◆ 第4部 ◆ 生と死と自己決定

　しかし問題は，親などの他者による決定を待たなければ治療を実行しえないのかである。生命・身体に対する危険が予測される医療，重大な侵襲を伴う手術，さらには遺伝子治療などの実験医療的行為においては，本人の利益の存在は自明とはいえないだろう。ここでは，他者決定を要求する意味がないとはいえない。だが，本人の利益であることが明らかで，本人の選択にも合致するであろう治療行為は，医療的判断により医師が行うことが何故許されないのであろうか。エホバの証人が自分の子に対する輸血治療を拒否した場合，重症の障害を持って出生した新生児の親がその子に対する延命医療を拒否した場合などは，ただちに親権の濫用ということではないかも知れない。しかし，これらの場合も含めて，医療的に必要と判断される行為を，本人の利益のために，医師が断行したとしても，その法的責任を問うべきではないのではないか[6]。報告者はこのようにして，さらに，将来は保護者の同意がなくても精神障害者を精神病院に入院させることができるように現在の医療保護入院制度を改革すべきである，ともした[7]。

　2　しかし，以上のような患者本人の利益になることが明らかな場合においても，医療がパターナリスティックに，一方的に行動しうるとすることには，一般的に，特に医療の側にも躊躇があることは事実のようである。医療

せうるとした 1894 年判決（RGSt 35, 375），父親がその子（幼児）への治療を拒絶しこれを死亡させた場合において，この判決の自己決定権を絶対視する立場に疑問を呈し，父親ばかりでなく，その意思に従って治療を行わなかった医師にも過失致死罪の刑責を認めたナチス時代 1940 年のライヒ裁判所判決（RGSt 74, 350）参照。これらの判決については，町野・前掲注(1)38-41 頁・60-61 頁参照——，および，10 歳の幼児の開頭手術が問題となった最高裁民事判決（最判昭和 56 年 6 月 19 日判時 1011 号 54 頁。開頭手術判決）も参照。

(6) 町野・前掲注(1)230-232 頁。なお，重症障害児の手術を両親が拒否したときには，手術を行わないのが実務のようである。塚本泰司「重症障害新生児の選択的非治療——私的経験と欧米判例の考察」『医療と法——臨床医のみた法規範』（尚学社，1999 年）195-207 頁参照。

(7) 町野朔「保護義務者の権利と義務——同意入院と監督義務をめぐって」法と精神医療 3 号（1989 年）23-25 頁，同「精神障害者の保護と保護者の同意」精神神経学雑誌 96 巻（1994 年）1018-1019 頁，同「医療保護入院と保護者——その法的・倫理的検討」石川義博編『精神科臨床における倫理　法と精神医学の対話 3』（金剛出版，1996 年）86-87 頁。

188

の専断に対する警戒，医療に対する不信が以前より一般化しつつあることが否定できないのが現在であり，医療もそれを十分に認識しているのである。このようななかで，患者本人の主観的利益を評価し，医療実施の可否を決定する責任を負う者としての代行者を設定し，その同意を得る事前的手続を規定しておくことは，医師たちの法的・倫理的安定性を確保し，医療に対する人々の信頼を保つことに役立つものではあろう。

◆ Ⅲ ◆ 非治療的行為における他者決定

　1　無能力者に対する治療行為の場合とは異なり，認知症患者に対する薬剤の臨床試験のような，意思無能力者に対する非治療的行為を許容すべきかは，そもそも問題かもしれない。本人を侵害するが医療的利益をもたらさない行為は代行者の同意があってもなすべきでない，という見解もありうる[8]。しかし，特に刑法における「被害者の推定的承諾」の法理にも見られるように，客観的には本人の不利益をもたらすものであると思われる行為を本人が受容したであろうと思われる場合には，そのような本人の現実の意思決定が存在しない場合であっても許容される，とすることは可能である。非治療的行為における他者決定も認められるべきである。

　しかし，治療行為の場合とは異なり，代行者だけに本人の主観的利益の認定を委ねることは，ここでは慎重でなければならない。それが一般人からみて受忍しがたいものであるときには，代行者の決定をまつまでもなく，そのような臨床試験は行われるべきでない。このようにして，当該臨床試験が実質的な医学的利益をもたらす見込みがあり，予想される本人への危険がそれと釣り合う程度のものであり，かつ，そのような被験者によってしか臨床試験を行うことができないことなどを，「治験審査委員会」などの実施施設内の倫理委員会がプロトコルを審査することにより確認して初めて，代行者に対するインフォームド・コンセントを得て行うことになるのである[9]。

---

(8) 例えば，生命倫理研究会「臓器の摘出に関する法律（試案）」2条［生きている人からの摘出］は，提供者本人にインフォームド・コンセントが行われなければ移植のための臓器・組織の摘出をなしえないとするから，それが不可能な意思無能力者はドナーとはなりえないことになる。

2　無能力者に対する非治療的行為においても，近親者等が代行者となるのが通例である。臨床試験の場合には，彼は，それがもたらすことが期待される医学上の利益と本人への負担を考量して，本人の主観的選択を推定するのである。彼は，基本的には本人の主観的選択だけを考えればいい。しかし，自分の白血病の子Aに移植するために，同じく自分の子Bから骨髄液を採取することに同意するという「血縁者間骨髄移植」においては，事情は異なっている。この場合も，親を代行者とするのが一般的なようであるが，A・Bには利益の対立状況が存在するのであるから，親はそれぞれの子の利益・選択を考慮しなければならず，これを同一人が努めることはできないのではないかという疑問があるからである。あるいは，むしろ親であるからこそ，このような家族間の利害の調整を委ねるのに適切な立場にあると考えられるのであろうか。

◆ Ⅳ ◆ 自己決定の補完と代替

1　一般には，本人の意思能力の有無を分水嶺として，自己決定と他者決定とが分かれると考えられている。しかし既に述べたように，この2つの決定原理はいずれも本人の主観的利益の決定という1つの目的のための手段であり，両者は相互に補完しながら用いられるべきものである。そもそも，自己決定は自律（autonomy），他者決定は後見（paternalism）にそれぞれ基づく決定原理である。そしてこの両者は，択一的にではなく，並行的・相互補完的に本人の利益の維持のために機能するのである[10]。自己決定，他者決定もそれぞれが相互排他的な，絶対的な存在ではないのである。

2　本人に自己決定能力は存在するが完全とはいえないときにも，医行為の実行を，本人の決定および代行者の決定にかからしめるべきだと思われる。

---

(9) なお，National Bioethics Advisory Commission, Research Involving Persons with Mental Disorders That May Affect Decisionmaking Capacity, Volume I: Report and Recommendations 1998 参照。
(10) 町野朔「患者の自己決定権と医療のパターナリズム」生命倫理7号（1996年）〔本書第4部第3章〕。

特にこれは非治療的医療の場合に妥当する。

認知症患者に臨床試験を行う場合，本人の意思能力の有無を一定の基準に従って判断し，あると判断されたときには本人のインフォームド・コンセントを，ないとされたときには「代諾者」のそれを得るべきであるといわれることがある。

確かにこのような患者といえども直ちに意思能力が失われている者ではない。しかし，それは健常者と同じ位に完全だとはいえないのも事実であり，その自己決定によって最終的に本人の利益が守られたと判断してよいとは思われない。さらに，意思能力の有無の判定は医学的にも困難であり，しかも患者の精神状態が刻々と変化するため，意思能力ありと判断された患者が臨床試験実施の時点ではそれを喪失していることもありうる。医師が被験者の意思能力を誤って判断したことによって，事後的に法的責任を追及されるということは，耐えがたい事態であろう。おそらくは，本人に意思能力を肯定しうるときにも，それが完全でないと認められるときには，その承諾とともに代諾者のそれを得るという手続をとるべきだと思われる。

3　それが倫理的に妥当であるかには議論の余地はあるとはいえ，意思能力のある本人の自己決定を援用することが困難な場合には，他者の決定によって治療行為を行うこと（能力者における代行決定[11]）は，法的には認められるべきであると思われる。血圧の高いクモ膜下出血の患者への手術の告知を本人ではなくその家族に行う場合，癌などの予後不良な疾患の診断を本人に告知せず治療方針をその家族の承諾を得て行う場合などである。このような場合には，本人が告知を現実に受ければ彼も治療に承諾を与えるであろうと思われるのであり，他者決定による医療の実行は本人の（主観的）利益に合致するからである。

4　さらに進んで，意思能力者が治療を拒絶するであろう場合，あるいは現に拒絶している場合においても他者決定によって治療をなしうるかは問題である。服薬を拒否している在宅の精神障害者に，家族が向精神薬をお茶な

---

(11) 塚本泰司「医療における自己決定権——人間と生命」前掲注(6)75-86頁。

◆ 第4部 ◆ 生と死と自己決定

どに混ぜて飲ませるという場合（隠し飲ませ，非告知投与[12]），入院を拒否する精神障害者を保護者の同意によって医療保護入院（精神保健法33条）させる場合などが，その例である。治療を拒絶する意思が有効であるための意思能力は，治療に同意する場合のそれより高度でなければならないとするなら[13]，ある場合には本人の拒絶意思は無効であり無視することができる，といえるかもしれない。しかし，そのような考えをもってしても精神障害者に意思能力を肯定しうるときには，これらの措置は彼の自己決定権の侵害であって許されないものなのであろうか。

筆者は，ここでも，本人の意思能力が低減している状態にあること，投薬，入院という医療がもたらす医療的利益が大きいことを考えるなら，他者決定に従った医療を行う権利を医療側に認めるべきではないかと思う。またこのようにしないならば，具体的に行なわれた医療保護入院が，意思能力のある精神障害者に行なわれたもので不当であるとして，精神保健指定医と精神病院の管理者に法的責任が問われる事態を回避することができないであろう[14]。

(12) 熊倉信宏「医療における『主体』と『判断』」生命倫理7号（1996年）30頁参照。
(13) 町野・前掲注(1)184-187頁。
(14) 平成11年法律65号によって，精神保健及び福祉に関する法律33条は次のように改正された。
　33条　精神病院の管理者は，次に掲げる者について，保護者の同意があるときは，本人の同意がなくてもその者を入院させることができる。
　　1　指定医による診察の結果，精神障害者であり，かつ，医療及び保護のため入院の必要がある者であつて当該精神障害のために第22条の3の規定による入院［任意入院］が行われる状態にないと判定されたもの
　　2　（略）
　　2・3・4（略）
　立法関係者の解説は，法改正の趣旨は，同意能力ある精神障害者は任意入院，それのない者は医療保護入院という区分けを明確にするところにあるとしている。精神保健福祉研究会監修『精神保健福祉法の概要　改正事項の説明と検討の経緯』（中央法規出版，1999年）34-35頁。
　たしかに，公衆衛生審議会精神保健福祉部会の段階での法案は，任意入院に同意する能力のない場合に医療保護入院をなしうるという趣旨が明確であった。しかし，たとえそのような能力のある精神障害者であっても，閉鎖病棟での処遇を必要とし，あるいは頻繁に行動制限を行うことが必要な者は任意入院とせずに医療保護入院とすべきであるという意見もあり，閣議決定においては，結局この趣旨にも読める右の玉虫色の文言が採用されたのである。

第 5 部
安楽死と尊厳死

〈第5部の論文収載にあたって〉

　これまでの各部に収録した論考でも安楽死・尊厳死の問題に触れるところはあったが，本第5部はこの問題に関する論文9篇を発表の年代順に集めたものである。およそ36年の間に私の思考も少しずつ変わってきている。たとえば，第1章・第2章の論文のあとでは，脳死を人の死と認めた。さらに終末期医療における作為・不作為の区別に法的意味を認めるようになったが，再転して，現在では再び両者を同質のものと考えるようになっている。
　第1章は，カレン・アン・クインラン事件，ニュージャージーの各裁判所の判断が世界をかけめぐっていたときに書かれたものであり，術語，訳語の生硬さからも時代がわかるものである。そこでは患者の自己決定権を「ひとつの視点」に止まるとしながらも，「惻隠の情」からの違法阻却，行為者の切羽詰まった状況を「責任阻却」で考慮する当時の日本の安楽死論に対して，自己決定権の思想を安楽死論の隅々まで及ぼそうとした。私は，行為者の心情から安楽死を論じる見解は，肯定論，責任阻却論ともに，当時はやっていた表現によれば「殺す側の論理」であり，「殺される側の論理」ではないと思っていたからである。
　カレン・アン・クインラン事件の後，カリフォルニア自然死法から始まり，アメリカ各州は尊厳死法を次々と制定していった。私は第1章の7年後に書いた第2章において，尊厳死法は終末期医療に形式性を持ち込み，むしろ医療現場を混乱させるもので妥当でないと考えた。日本でも尊厳死法，終末期医療法などの提案があるが，立法に反対する私の考えは現在でも変わっていない。だが，その他の点では後に修正し，現在修正を考えているところも多い。
　カレン・アン・クインラン事件の後，議論は積極的に患者の死を招致する安楽死から，人工呼吸器の取り外しなど消極的行為による尊厳死へと向かっていった。そこでは終末期患者の自己決定権を基礎に置くことが当然のこととされていた。しかし私は第1章の7年後に書いた第2章において，尊厳死

◈第5部◈　安楽死と尊厳死

をリビング・ウィルという書面，病者の推定的意思に委ねようとする自己決定権論の危うさから，尊厳死は医師の患者への配慮義務から考えるべきだという，およそ第1章を書いたときには予想できない方向で議論を展開した。患者の自己決定と医師の配慮義務を患者の最善の利益で統合するという考え方に至るのは，それから16年後である（第4部第4章・第5部第4章）。

　医師による病院での安楽死事件である「東海大学病院安楽死事件」は，日本の医師は安楽死を行わないものだと思い込んでいた私たちには大きな衝撃であった。今や終末期医療の法律論も，「病院で死ぬこと」を考えなければならない時代になったのである。この事件に関する横浜地裁判決を検討したのが第3章である。

　横浜地裁は患者の明示の承諾のない積極的安楽死行為は違法であるとして，患者の自己決定権の考え方を積極的安楽死の議論に及ぼした。しかしさらに，点滴の取り外しなどの医療の中止についてもその合法性の要件を論じ，患者の推定的意思によらない行為は違法であるとした。医師の治療義務論から終末期医療の適法性を考えるべきだという第2章における私の主張は受け入れられなかったのであるが，私は第3章において，この横浜地裁の「傍論」が終末期医療における医師の裁量性を否定し，刑事司法の介入を招くことになるのではないかという危惧の念を表明した。そして，横浜地裁判決の後，医療行為の中止について警察が介入する事件がいくつか起こり，ついに，抜管行為も殺人行為の一部として起訴された川崎協同病院事件が起こったのである。しかしながら私は，第3章の執筆時も，そして新たな事態を迎えた現在も，医療中止の要件を考え直す作業を行った訳ではない。私のこの点の思考は第2章から先に進んでいないのには，忸怩たるものがある。

　第4章は，終末期医療の検討は，「生命保護の絶対性」「自己決定権の無限性」「医療的配慮の優位」というばらばらな単一の視点から考えるべきではないとするもので，第1章の自己決定権，第2章の医療的配慮義務という単一の視点を超える必要があることをいうものであり，第4部第4章の論文と平行して考えられたものである。第5章（書評）は自己決定権と生命の絶対性を基本として実際上ほとんどすべての尊厳死行為も違法とする見解を批判したものである。

　厚生労働省は1992年からほぼ5年ごとに「検討会」を設置し，終末期医

〈第5部の論文収載にあたって〉

療に関する意識調査を実施し、報告書を出してきている。現在は、第5期の「終末期医療に関する意識調査等検討会」（2012年）が進行中である。私は第2期の「末期医療に関する国民の意識調査等検討会」（1993年）からこれに参加し、第4期・第5期と続けて、「座長」という重責を務めさせていただいている。近親者、親しい人たちの終末期に立ち会ったことはあるが、基本的には医療現場にいない私にとっては、このような会議で、いろいろな活動をしている方たちのご意見を聞かせていただいて来たことは、自分の蒙を啓くことになっていると思う。

第6章は第4期「終末期医療に関する意識調査等検討会」（2002年）の報告書（2004年）に寄せたものである。私は第3期「末期医療に関する意識調査等検討会」の報告書（1998年）にも寄稿しているが、これは「終末期における家族」として、町野朔『生命倫理の希望——開かれた「パンドラの箱」の30年』（上智大学出版、2013年）に収録されている。

今からすでに10年前になる第4期は、老人問題が終末期医療に大きな意味を持ち始めるとともに、医療中止に関して警察が介入し、医療現場に混乱が生じた時期であった。第6章は、医療は病者の自己決定とともに病者への医療的配慮によって行われるべきだという私の考え方を終末期にも及ぼしたものである。

川崎協同病院事件控訴審判決は、気管支喘息により意識不明となった患者から家族の要請に基づき気道確保のために挿入されていたチューブを抜き取る行為の合法性を否定したものである。私は第7章において、控訴審判決の論理——患者の自己決定権論と治療義務論の2つの「アプローチ」のどちらによっても行為を合法とすることはできない、問題の解決は立法によるしかない——を批判した。

被告人側の上告を受けた最高裁判所は、やはり被告人の抜管の違法性を肯定したが、その理由は第1審（横浜地裁）判決、控訴審（東京高裁）判決とも異なるものであった。最高裁は、被告人が患者の回復可能性、余命について適切な診断をしていなかったこと、行為が患者の推定的意思に合致していなかったことを理由とするものであった。私は第8章において、厚生労働省の「終末期医療プロセス・ガイドライン」（2007年）に始まる医療的行為規範論の考え方が、最高裁の法律論にも及んでいるのではないかと考えた。

直ちに医療の法的責任に関係するものではないが，終末期医療における病者のスピリチュアル・ケアの重要性は十分に認識されている。看護学におけるケアリングの倫理はこの観点で注目されるものである。第9章は，私が国際シンポジウム「ケアリングの倫理」（2012年12月10日）において「法律の立場から」の報告を求められたときのものである。法律も伝統的な生命倫理も行為の規範への適合性だけを問題にするのに対して，他者との関係性を基礎としてキュアではなくケアを目指すケアリングの倫理は，医療の観点から終末期医療のあり方を考える現在の終末期医療論とも共通の指向を持つものだと思われる。

◆ 第1章 ◆ 安楽死──ひとつの視点──

◆ I ◆ 本稿の目的

　安楽死肯定論者であった瀧川幸辰博士は，現実に自分の肉親の死の床に面したときのことを，次のように書いておられる[1]。

　　強く私を襲うたのは，天の與えた生命を多少なりとも縮めることに対する不安であった。自分の理論に対し忠実に行動する勇気がなかったのである。私は現在も法律解釈としてはオイタナジー適法論が正しいと思っている。しかも理論の実現に二の足を踏んだのは，理論が誤っているのか，理性がくもっていたのか，二つの一つである。落ちつきを取り戻して，改めてこの問題を考え直すことにする。

　延命のための医学的技術が飛躍的に開発され，我々がこの問題に直面する度合いが，瀧川博士の時代と比べものにならないほど大きくなっている現在，安楽死，生と死についての議論はますますさかんである[2]。昨年（1976〔昭和51〕年）7月16-19日，マニラで開催された「第4回世界医事法会議」（4th World Congress on Medical Law）も，「生命の始まり」「生命の終り」をトピックとして取り上げた[3]。そのあと，8月23-24日，東京で「安楽死

---

(1) 瀧川幸辰「刑法解釈上の一つの問題」『学問と世間』（有恒社，1947年）135頁以下。
(2) たとえば，宮野彬『安楽死——人間に"死ぬ権利"はあるか』（日本経済新聞社，1976年），デヴィッド・ヘンディン（山根貞男訳）『安楽死——死についてどう考えるか』（二見書房，1975年）など。
(3) ちなみに取り上げられた四つのトピックは次の通りである。① 生命の始まり（人間の生命の基準，家族計画，人工授精，優生手術等），② 生命の終り（死にゆく者の権利，安楽死，死の基準等），③ ヘルス・プロフェッション（医倫理・医業者と医行為等），

199

◆ 第5部 ◆ 安楽死と尊厳死

国際会議」（Tokyo International Conference on Euthanasia）が開かれ，日本の「安楽死協会」もそれに参加した[4]。

　だが，問題に実際に直面する人々の態度は，依然として瀧川博士と同じようにアンビバレントのままのようである。カレン・アン・クィンランにつながれている人工呼吸器を取り外すことを裁判所に求めた両親も，呼吸器の管が外れているのを発見すると，そのたびに自分で元に戻したという。事件を取材していたジャーナリストの，法廷が仮に両親自らの手で取り外すことを条件にその請求を認めるといったらどうするか，という質問に対して，彼らの反応はきわめてエモーショナルであった[5]。

　「そんな残酷な話ってありませんわ！」
　ジュリーが，私が驚くぐらいの大きな声でいった。
　「病人のいちばん身近にいる人間にそんなことをさせるなんて。私たちは，精神的にも，肉体的にも，もう充分苦しんでいます。そのうえ，まだ，これ以上……。それこそ……」
　こみあげてくる怒りにからだを小刻みに震わせながら，ジュリーは目頭に手をやった。指のあいだから涙のしずくが落ちて，本人の裸の膝頭を濡らしはじめた。泣くことにさえ疲れたのであろう，ジュリーは声を出さず肩で泣いていた。今ずっしりと重荷ののっているその肩で。
　「それこそ，最悪だ」
　妻の言葉をひきとって，ジョーがいった。

　自分の行為によって他人の生命を断つことへのおそれ，自分が倫理的責任を負うことになるのではないかという考慮からくる不決断が，医師達の間にもあり，それが，カレンのような状態にいる人々が多く存在していることの背景にあることも，このジャーナリストが報告するところである。

---

[4] ヘルス・ケア（個人と国家の権利，健康保険等）。死の基準についての「学会」での発表については，金川琢雄「死の定義をめぐって」金沢医科大学教養部論文集4巻（1976年）20頁以下に紹介がある。
[4] 宮野彬「初めての安楽死国際会議」書斎の窓259号（1976年）50頁以下参照。
[5] B. D. コーレン（吉野博高訳）『カレン　生と死』（二見書房，1976年）33頁。

◇第1章　安楽死

　これらの人々が決断できないとすると，法的・倫理的問題の仲裁者とみなされ，かつ個人である患者の利益を守るのにもっとも適しているとされている裁判所が，それをなすべきなのか(6)。ニュージャージーの裁判所で争われたカレンの事件(7)では，見方によっては，このことが最大の争点であったといえよう。
　しかし，裁判所は，結論としては，医療上の決定にまかせるという態度を取った。原審は，人工呼吸器をカレンから取り外すべきか否かは，「医療上の決定であって，司法的決定ではない」として，カレンの父の申立を退けた。また，衡平裁判所の正義実現の任務から，現在の主治医の従っている医療慣行が必ずしも裁判所を拘束するものではないとした最高裁判所も，呼吸器の取り外しを直接命ずることは拒否し，カレンの父を，主治医を変更する権利を持つ身上後見人に任命したうえ，主治医が取り外しを決定して，病院の「倫理委員会」の許可を得てそれを実行しうるという，医療中断の決定を，依然として医療側に委ねる結論をとった。最高裁判所も，自らのことばによれば，「医プロフェッションの管轄領域に対するいわれのない侵入」をなすべきでないと考えたからである。

　本章は，安楽死を刑法の視点から取り扱おうとするものである。議論のテーマは，安楽死を行なった者を処罰するのが妥当か否かという問題であり，直接には，安楽死を行なうべきか否か，どのような要件で行なうべきかという問題ではない(8)。その限りでは，我々は，瀧川博士，カレンの両親，医師，そしてニュージャージーの裁判所とは異なった立場にある。

---

(6) Comment, The Problem of Prolonged Death: Who Should Decide?, 27 Baylor L. Rev. 169, 172-173 (1975) 参照。
(7) 原審（高等裁判所）判決は，In re Quinlann, 137 N. J. Super. 227 (Ch. Div. 1975)，上訴審（最高裁判所）判決は，In re Quinlann, 355 A. 2d 647 (1976). ジュリスト編集室の御好意により，この2つの判決文を読むことができたことに謝意を表したい。周知のように，両判決については，唄教授の詳細な紹介と委曲を尽くした解説がある。唄孝一「解題・カレン事件──シュピリア・コートの場合」ジュリスト616号（1976年）58頁，同「続・解題カレン事件──シュプリーム・コートの場合」ジュリスト622号（1976年）60頁。以下，本稿でこれらの判決を参照するときは，この論稿によることにする。
(8) 平野龍一「生命と刑法──とくに安楽死について」『刑法の基礎』（東京大学出版会，1966年）176頁参照。

また，ある者が安楽死を決断し実行した場合の処罰を問題にするときにも，関係者の良心の問題，倫理の問題であるとして，刑法が立ち入るべきでない場合も相当にあろう。特に，カレン事件において裁判所がしたように，医療慣行，医業の自律性の前で立ち止まるべき場合もあろう。しかし，どこから刑法が立ち入って処罰すべきかの問題は，やはり決定されなければならない。関係者個人の倫理をオーバーライドしなければならない場合もあるのである。そして，その場合には，間接的にではあれ，安楽死をしてはならない場合を──すると処罰されるという意味で──，確定することになるのである。

　我々には，安楽死を処罰すべきか否かの基本的視点を，苦痛のある生命と，安らかなより短い生命とのどちらかを選ぶという，病者の自律権を，どの程度認めるか，という点に求めるべきだと思われる。もとより，細かい個々の点については立ち入る余裕はない。ただ，安楽死の議論を概観しながら，この原則を考察しようとするだけである。

◆ II ◆ 安楽死論の新たな動き

1　安楽死問題の世俗化 ── 死ぬ権利

　キリスト教倫理は，安楽死に対して否定的な立場を取っている。特に，生命は神の手に委ねられているものであり，本人もそれを自由に処分することはできない，安楽死は罪なき者を殺害することであり，「汝殺すなかれ」という第5戒に反する，という立場を厳しく貫いてきたのは，カトリック教会である[9]。ヒットラー政権による，身体障害者，精神病者等の強制的安楽死が教皇庁の知るところとなったとき，ピオ12世は，1943年の回勅『ミステチ・コルポリス』のなかで，「ことに憐れむべきであるがゆえに，救い主には特に愛されている，これら不幸な人たちの血の叫びは，地から天にまで達する」[10]と激しいことばをもって非難した。ピオ12世はその後，いくつ

---

(9) 宮野彬「安楽死の立法化について（四・完）」鹿児島大学法学論集 8巻1号（1972年）58頁以下，参照。
(10) 東京大学教養学部カトリック研究会訳『ミステチ・コルポリス』（中央出版社，1965年）132頁。

◇第1章　安楽死

かの公式談話（allocutio）の中で，任意的安楽死をキリストの教えに反するとし，苦痛を緩和するために，生命の短縮を付随的に伴う鎮痛剤を投与すること，患者の回復がありえないような場合に，「通常外の」（extraordinary）医療措置を取らないこと，のみを許容する態度を明らかにした[11]。プロテスタントの人々のなかには，安楽死を積極的に肯定するものもあるが，おおむね同様の見解であったといえる[12]。

以上のようなキリスト教思想は，現在でもそう大きく変わっているとは思われない。しかし，最近のアメリカでおこった2つの事件は，キリスト教思想にも動きが見え出していることを我々に印象づけるものであった。

ひとつは，自由主義神学者として指導的立場にあったヴァン・デューセン博士が「アメリカ安楽死協会」のアクティヴなメンバーとして活躍を続けていたが，病気によってこれまでのような活動が困難になると，その状態を清算するため，夫人とともに自殺を遂げたという事件である。この事件は，日本のキリスト教関係者の間にも大きな波紋を投じた[13]。

いまひとつは，いうまでもなくカレン事件である。敬虔なカトリック信者であるカレンの父は，前に紹介したピオ12世の見解——通常外の治療手段を望みなき患者に用いる倫理的義務はない——を援用して，人工呼吸器の使用を含む，「通常外の」医療をカレンに中止する権能を与えるように申し立

---

(11) N. St. John-Stevas, Life, Death and the Law 270-273 (1961). ステーバス（阿南成一訳）『法と道徳——死刑・自殺・産児制限等をめぐって』（理想社，1968年）78頁以下参照。後述のように，カレン事件では，この「通常外の」医療措置の打ち切りを認める教皇の公式談話が問題になった。内容の詳細につき，唄・前掲注(7)ジュリスト616号69頁以下，622号66頁。
　　なお，トーマス・モアの『ユートピア』（1516年）の中に安楽死の記述があるが（第2巻第7章），これは，カトリック教徒であるモアが，安楽死を理想としてすすめた趣旨に理解されるべきではない。本書の最後の部分に，「しかしこのユートピア人の風俗や法律などの中には，必ずしもその成立の根拠が合理的とは思われない点が沢山あるように，私には感ぜられた」（平井正穂訳『ユートピア』（岩波文庫，1957年）181頁）と書かれていることからも窺われるように，『ユートピア』の趣旨は，キリスト教のないコミュニティの状態を描き，そのことにより，現実のキリスト教社会がそれより劣っていることを風刺的に示すことにあったと思われる。N. St. John-Stevas, id. at 270参照。
(12) 前掲注(9)・(11)の文献参照。
(13) 聖書と教会115号（1975年10月号）の安楽死特集を参照。

てた。原審は，教皇の公式談話は，カトリック教徒がこのような行為をしても罪にならないということを意味するに過ぎず，「宗教上の信仰」ではないから，裁判所が治療の中断を認めなくても，両親の信仰の自由に国が関与したことにはならないとした[14]。最高裁判所においてもこの点は同様であり，呼吸器の取り外しの可否は，「宗教上の『中立性』」(religious "neutrality") の問題に過ぎないとされた。だが，裁判所にアミクス・キュリエとして受け入れられた，ニュージャージー・カトリック会議を代表して，ケイシー司教は，両親の決定は「道徳的に正当なもの」であると強い支持の態度を示した。裁判所も，後見人として任命されるべきカレンの父親の良心・動機等へ影響を与える要素として考慮するのであり，法的なオーソリティーとして認めるのではないことを断りながらも，この見解に重大な関心を示した。しかも，回復の望みのない患者の生命を延長することが，人間的にも人道的にも何らのプラスも持たないときは，その措置を取らないという医師たちの態度は，全ユデア＝キリスト教の伝統を尊重するものである，と宣言したうえ，この考慮を，カレンの現在の主治医が従っている，医療中断をしないという医学的慣行が，裁判所を拘束するものではないことを認める，重大な要素としたのである[15]。

　もちろん，この2つの事件から，ただちにキリスト教全体の態度の大きな変化，安楽死の自由化を読みとることはできない。だが，生命がその担い手たる人間の決定に委ねられるべき限界的場合が存在することを認めるニュアンスが，強くなりつつあることは看取しうる。安楽死協会においては，ヴァン・デューセン以外にもアクティヴな聖職者がいることは良く知られている。アメリカでは，後述の「品位ある死」(death with dignity) の権利を個人に確保するための「生者の意志」(living will) の制度に対して，依然として，これは，患者は霊的かつ現世的に死の準備をなすべきであるというカトリックの教えに反するのみならず，終局的には非任意の安楽死へと至る可能性があるとして，「クサビ原理」(wedge principle) を援用して反対するカトリック

---

[14] 唄・前掲注(7)ジュリスト616号66頁以下。
[15] 唄・前掲注(7)ジュリスト622号64-66頁，71頁。

司祭がいる[16]が，それに好意的な司教達の声明[17]，「カトリック病院連合」(Catholic Hospital Association) の賛同もある[18]。

　一方，法律家たちは，安楽死は宗教的見地によって考えられるべきでないことを主張していた。安楽死を許容すべきことを早くから主張していた，イギリスの刑法学者グランヴィル・ウィリアムズによれば，「安楽死が宗教的意見によってのみ非難されうるとするなら，このことは，現在においては，その禁止を刑法から除くのに十分な理由となる。社会一般の現世的福祉にとって必要でない場合には，宗教的信仰による禁止は，その宗教的信仰を支持しない人々に，法律によって適用されるべきではない」[19]。アメリカの刑法学者ノーヴァル・モリスは，安楽死を処罰するについて宗教を考慮することは，連邦憲法修正1条の Establishment Clause に反するという[20]。

　それでは，非宗教的，世俗的にはどう考えるべきか。モリスは，自由な行為は，それを禁止する十分な理由がない限り許容されるべきだという原則から出発すべきであり，西欧文明の3つの基本的価値——残酷さの防止，自由の許容，人間の尊厳の増強——という「世俗的理由」は，任意的安楽死を肯定するものであるとする[21]。彼も認めるように，個人の自由は他の価値を支え増進させる原動力である以上，また，現代が個人主義・自由主義の社会である以上，個人としての患者・病者の主体的な意思こそが，安楽死を許容するについてのガイドラインとならなければならない。

　このようにして，ウィリアムズが安楽死を合法化する私案を提示して[22]以来，患者の真意による同意を確保・確認することは実際に可能か，安楽死をほどこす時点で彼がその意思を変更しているといった事態にどう対処する

---

(16) Hogan, The Conscience of the Law, 21 Catholic Law, 190, 195 (1975).「クサビ原理」については，後述2(2)参照。
(17) Suckett, Euthanasia: Why No Legislation?, 27 Baylor L. Rev. 3 (1975) 参照。
(18) Kutner, The Living Will, Coping with the Historical Event of Death, 27 Baylor L. Rev. 39, 43-44 (1975) 参照。
(19) G. Williams, The Sanctity of Life and the Criminal Law 278 (1958).
(20) Morris, Voluntary Euthanasia, 45 Wash. L. Rev. 239, 248-251 (1970).
(21) Id. at 251.
(22) G. Williams, *supra* note (19), at 302-309.

か，特に，家族の安楽死希望の意向が患者の意思に影響を及ぼすのを，どう回避するか，といった点が問題とされることになったのである[23]。

このような状況において，患者が不任意に安楽死させられるのを避け，かつ，本人に「品位ある死」を選ぶ権利を保障する制度として「生者の意志」が提案されるようになったのである。提唱者は，それを，「安楽死のデュー・プロセス」を保障するもの[24]，「20世紀後半における自由主義のかがり火」と考えている[25]。1930年代後半に，イギリス，アメリカで設立された「任意的安楽死立法化協会」が，その初期には，重症心身障害者に対する非任意的安楽死をも合法化することを考慮していたのに対して，現在の世界各地の安楽死協会は，この制度の普及と立法による効力の付与を運動の中心に置いているようである[26]。先にふれた「安楽死国際会議」の「東京宣言」(Tokyo Declaration of August, 1976) も，「品位ある死」の権利と「生者の意志」の尊重をよびかけている[27]。

2 我が国における安楽死論——人道主義とクサビ原理

ここで，目を我が国の状況に転じてみよう。

(1) 戦後さかんになった安楽死についての法律家の議論においては，西欧に比して広い範囲で安楽死の不可罰性を肯定する立場が有力であった点が特徴的である。おそらくこれは，自殺を罪悪死する強固なキリスト教思想の支

---

[23] Kamisar, Some Non-Religious Views against Proposed "MercyKilling" Legislation, 42 Minn. L. Lev. 969 (1958); Williams, "Mercy-Killing" Legislation —— A Rejoinder, 43 Minn. L. Rev. 1 (1959); Morris, *supra* note (20).
　　なお，宮野彬「安楽死の立法化について（3）」鹿児島大学法学論集7巻1号（1971年）1頁以下参照。
[24] Kutner, Due Process of Euthanasia: The Living Will, A Proposal, 44 Ind. L. J. 539 (1969).
[25] Kutner, *supra* note (24), at 41.
[26] このバック・アップを受けている。アメリカ諸州の任意的安楽死法案については，宮野彬「アメリカの任意的安楽死法案について」明治学院論叢法学研究234号（1975年）23頁，同「アメリカの厳かな死法案について」同239号（1975年）69頁参照。
[27] 宮野教授の御好意により参照しえた。なお，本章中，「品位ある死」「生者の意志」という訳語は，この「宣言」に使われているところに従ったものである。

◇第 1 章　安　楽　死

配が我が国になかったこととも関係しているのかもしれない。合理主義を強調され，安楽死を積極的に肯定される植松博士は次のようにいわれる。

「神から与えられた生を人為をもって葬り去ることは，神の意志にさからうものであるから，罪悪であるとの思想がある。それは，人類が自己の種族保存に役立てる結果にはなっているであろうがそれは宗教的信念という独断である」[28]。また，小野博士は，原始僧伽の戒律においては安楽死は否定されているが，慈悲心を根本とし，現在の生命を単純に肯定しない仏教信仰においては，安楽死は肯定される余地がある，と論じられている[29]。

我が国の安楽死肯定論のもうひとつの特色は，安楽死を正当化する世俗的理由を人道主義に求める点であり[30]，従って行為者側，すなわち安楽死をほどこす側の事情を重要視する傾向が強いことである。小野博士が，「純粋な人間的同情，惻隠の行為としての安楽死」を肯定するのが，我々の「人道主義的文化」であると論じられている[31]のが，その典型である。また死ぬことの自由を強調される植松博士も，「一定の事態のもとにおいては，生命の短縮を行なうことが，科学的合理主義に裏づけられた人道主義にかなうものである」[32]とされている。このような傾向は，安楽死を許容する要件についても，影響を持たざるを得ない。

我が国の判例には，安楽死による処罰阻却を結論として肯定したものはまだない[33]。しかし，いずれの判例も，積極的安楽死であっても一定の要件

---

(28) 植松正「安楽死を選ぶ自由――20 世紀の迷信『延命の強制』」からだの科学 41 号（1971 年）25 頁。
(29) 小野清一郎「安楽死の問題」『刑罰の本質について・その他』（有斐閣，1955 年）212 頁以下。
(30) 宮野彬「安楽死の概念とその思想的背景」明治学院論叢法学研究 234 号（1975 年）19 頁以下参照。
(31) 小野・前掲注(29)211 頁。
(32) 植松正「安楽死の許容限界をめぐって」ジュリスト 269 号（1963 年）45 頁。
(33) 東京地判昭和 25 年 4 月 14 日裁判所時報 58 号 4 頁，名古屋高判昭和 37 年 12 月 22 日高刑集 15 巻 9 号 674 頁，鹿児島地判昭和 50 年 10 月 1 日判時 808 号 112 頁，神戸地

にあてはまるときは，不可罰であることを認めている。そのなかで，安楽死の要件を列挙したのは有名な昭和37年の名古屋高裁判決であり[34]，その六つの要件は，この判決前に小野博士の見解にあらわれたもの[35]に，ほぼ同じである。「本人の真摯な嘱託又は承諾」はそのうちの四番目にあげられているにすぎず，しかも，「病者の意識がなお明瞭であつて意思を表明できる場合には」と限定して，病者が意思表示をできないときには，それを不要とする見解をとっている。植松博士は，現実的同意が得られない場合には，推定的同意があれば足りるとされ[36]，小野博士はより直截に，「安楽死を正当化するものは本人の『意思』ではない」[37]とされる。

学説には，このような考え方に反対して，現実的，明示的な病者の同意意思を要求するものもある[38]。しかし，その理由も，病者の同意のない安楽死を肯定すると，濫用の危険がある，「生きる価値のない生命の毀損」にまで至る可能性があるということを考慮してのことであり，安楽死を肯定する基礎が，病者の死を選ぶ意思にあることを認めるためではない。

さらに注意すべきは，ここで問題とされているのは，いわゆる「積極的安楽死」の場合であり，苦痛にみちた生命を延長しないという「消極的安楽死」や，鎮痛剤の投与により副作用として若干の生命の短縮を伴うような「狭義の安楽死」の場合には，もっぱら医師の作為義務の問題，適法な治療行為の限界としてのみ問題とされ，患者の意思が問われるところは，さらに少なかったのである。

名古屋高裁の判決は，小野博士の見解と同じく，「もっぱら病者の死苦の緩和の目的でなされたこと」，「医師の手によることを本則とし，これにより得ない場合には医師によりえない首肯するに足る特別な事情があること」，

判昭和50年10月29日判時808号113頁。
[34] 名古屋高判昭和37年12月22日・前掲注[33]。
[35] 小野・前掲注[29]215-219頁。
[36] 植松・前掲注[32]46頁。
[37] 小野・前掲注[29]217頁。
[38] 大塚仁「安楽死の要件」『刑法論集』(1)(有斐閣，1976年)154頁，同『刑法概説(総論)』(有斐閣，1963年)246頁，平野・前掲注[8]182頁，同『刑法総論』II(有斐閣，1975年)252頁。

◇第1章　安楽死

「その方法が倫理的にも妥当なものとして認容しうるものなること」を要件としてあげている。小野博士のように，行為の反倫理性とその違法性を密接不可分なものとして考える基本的立場からは，これも一貫した考え方であろう。しかし，必ずしもそう考えていない他の学説が，安楽死を違法性阻却事由であるとし，しかもこの判旨を是認しているのは，論理的には一貫しないものが感じられる[39]。そして，このような要件を重要視する[40]のは，安楽死肯定の基礎を，死苦に悩まされている者の意思に求めることをせず，もっぱら，安楽死を行なう者の反倫理性の欠如に求める態度からきているのである。

(2)　だが，すべての学説が，安楽死を認めることについて積極的であるのではない。「積極的安楽死」を違法とする学説は，木村博士，金沢教授によって有力に主張されていた[41]。特に，近時では，安楽死を責任阻却事由として理解しようという考え方が多くなってきている[42]。この責任阻却説の背後には，安楽死を行なうものの反倫理性の欠如を重視する小野博士，名古屋高裁判決の考え方と同質のものがあるとも思われるが，同時に，生命の不可侵性を強調して，人の生命の人為的短縮を合法視することはできない，とする考え方にももとづいていることは否定できない。

　これらの見解としても，生命はその担い手である主体も絶対に放棄しえないのであり，国家的あるいは公共的法益である，とまでするものではなかろ

---

[39] 井上祐司「安楽死の要件」法律のひろば19巻6号（1966年）52頁参照。これらの要件に疑問を呈するものとして，平野・前掲注(38)『刑法総論』Ⅱ252頁以下。
[40] たとえば，名古屋高裁は，殺害行為が医師の手によらなかったことについて肯認するに値する特別の事情がなかった，有機燐殺虫剤を牛乳に混入して殺害したことは倫理的に許容しがたいとして，安楽死の主張を認めなかった。また，鹿児島地判昭和50年10月1日判時808号112頁も，絞頸の方法は「社会的相当性を欠く」としている。
[41] 木村亀二「安楽死と刑法」法律タイムズ4巻5号（1950年）11頁以下，同『刑法総論』（有斐閣，1959年）290頁以下，金沢文雄「安楽死の問題」法学25巻1号（1961年）122頁以下。
[42] 井上・前掲注(39)52頁以下，佐伯千仭『刑法講義（総論）』（有斐閣，1968年）290頁，中義勝『刑法総論』（有斐閣，1971年）181頁，内田文昭「安楽死」『刑法の判例』（有斐閣，第2版，1973年）37頁。

う。だが，例外的にではあれ，安楽死を合法とすることは，終局的には，人間の生命の不可侵性という公理をくつがえすことになる，という考え方がその基礎にある。これは，伝統的な「クサビ原理」と同じ考え方である。「クサビ原理とは，ある行為が，行為の一般的指針にまで昇格させられると，人間性に反する結果になってしまうようなとき，具体例における当該行為も誤りである，という意味である」[43]。しかし，ウィリアムズが批判したように，この原理は，許さるべき行為とそうでない行為との間に限界を認めることを，およそ不可能にしてしまう非合理な論理である[44]。むしろ重要なのは，例外を許容することによって実際上生じうる不当な結果である。任意的安楽死をいったんでも認めると，強制的安楽死までいきかねない，社会的功利主義の観点から，寝たきり老人，不治の病者，心身障害者，奇型児などを抹殺することにもなりうる[45]，国家的観点から選択的に人間の命を操作するという「オーウェルの悪夢」が現実のものとなる[46]，という警告は，現代の管理社会化，大病院の官僚化，医師・患者関係の非個人化を感じることのある我々には，説得力を持たないわけではない[47]。大谷教授がクサビ原理を援用されて，安楽死一般はもとより，人工蘇生術中断を合法化することは，「人の生命を不安定なものにし，人間性を無視する結果を招く」といわれるのも[48]，この趣旨であろう。

だが，安楽死問題をタブー化することが問題の解決に役立つものとも思われない。我々には，医師，家族などの病者を囲む人々の側から，個人である

---

(43) J. V. Sullivan, Catholic Teaching on the Morality of Euthanasia 54 (1949). *Cf.* G. Williams, *supra* note (19), at 280.
(44) G. Williams, id. at 281.
(45) たとえば，清水昭美「『死にたい』は本心ではない」科学朝日 407 号（1975 年 2 月号）28 頁以下。
(46) St. Martin, Euthanasia: The Three-In-One Issue, 27 Baylor L. Rev. 62, 67 (1975).
(47) 特に，安楽死肯定論者の発言には，意識の回復の見込みのないものはすでに権利の主体ではない，これからの過剰人口の世界では量より質である，という誤解を受けやすい表現も見受けられる。たとえば，太田典礼『安楽死のすすめ』（三一書房，1973 年）119 頁，158 頁など参照。
(48) 大谷實「死の判定と人工蘇生術の中断」同志社法学 25 巻 1 号（1974 年）17 頁以下，20 頁。

◇第1章　安　楽　死

病者の主体性に視点を移しかえ，このまま苦痛のある短い生命を続けるのか，それとも安らかな生と死を選ぶかをきめる権利が帰属すべき人間がいるとしたら，それは本人以外にはないことを承認することによって，問題を考えるべきだと思われる。これは，一般の治療行為において，患者の「自己決定権」を承認すること[49]と同一の基盤のうえにある。レスピレイター使用の中止，死期を早める鎮痛剤の使用，重症奇型児の放置等々についての実情を我々は知らない。しかし，心臓移植，人工授精，羊水診断，優生手術，試験官ベィビー等々，現在および未来の医療技術が「オーウェルの世界」をも可能にしつつあるとしたら，我々はまさに医療の場で，患者の主体性を認めていかなければならない[50]。

以下では，アメリカと西ドイツの問題状況を，この観点から見ていくことにする。

◆ Ⅲ ◆　プライバシーの権利——アメリカの場合

1　カレン事件

カレンの父親は，カレンに対する治療の中止を求める申立ては，憲法上保障された彼女のプライバシーの権利から認められるべきであるとし，その権利を自ら行使しえない彼女にかわって，申立て人である自分が行使することを主張した。原審は，父親のこのような申立て適格（standing）を否定するとともに，彼女の生命の維持については州の利益が存在すること，治療中断を命ずることは，無能力者（カレン）に対して国親（parens patriae）として保護を与えるべき裁判所の役割と矛盾すること，を理由として，このプライバシーの権利の主張をも退けた[51]。しかし，最高裁判所は，プライバシー

---

(49) 唄孝一『医事法学への歩み』（岩波書店，1970年）3頁以下，新見育文「医師と患者の関係——説明と同意の法的側面」名古屋大学法政論集64号（1975年）67頁，65号（同年）182頁，66号（1976年）149頁，町野朔「患者の自己決定権」ジュリスト568号（1974年）44頁〔本書第4部第1章〕，など参照。

(50) ジュリスト548号（1973年）の「医療と人権」の特集は，この問題についての諸論稿を集めている。科学技術の進歩のなかでの「法における主体性」の承認を強調されるのは，団藤判事である。団藤重光「科学と人権」法と人権9号（1975年）1頁以下。

(51) 唄・前掲注(7)ジュリスト616号66頁。

211

の権利は，憲法上認められた不文の権利であり，患者の治療拒絶権をも含むものである，としたうえで，原審の判断を否定して次のようにいう[52]。

　身体的侵襲の程度が増加するにつれて，そして病者の回復の見込みが薄くなるにつれて，州の生命維持についての利益は少なくなり，病者のプライバシーの権利が強くなる。本件の場合，カレンはプライバシーの権利にもとづいて，呼吸器の取外しを選択しうる。従って，もし，カレンが正気であり，かつ，回復の見込みのない自分の状態を適切に理解するなら，彼女には，生命維持措置の中止を決定する権利がある。
　本件においては，彼女は無能力であり，現実にその権利を行使しえない。しかも，彼女の「推定的選択」(supposed choice)については，十分な証拠もない。しかし，社会の圧倒的多数の構成員が，同様の状況下では，自分自身あるいは最近親のために，中断を決定するであろうという本件の事情の下では，カレンの後見人と家族が，彼女が治療中止の選択権を行使するであろうことを，「最善の判断」(best judgement)をもって肯定するときには，彼らは，無能力のカレンにかわって，その権利を行使しうる。このように，後見人・家族によるカレンのプライバシーの権利の代行を認めることが，彼女の権利が破壊されたままにとどまってしまうことを防ぐ，唯一の「実際的方法」である。

　唄教授が適切に指摘されるとおり[53]，現実には医療措置中断の決定をなしえない人間にかわって，その後見人・家族が，本人のプライバシー権を代行して決定しうることを認めた点で，この判決に問題があることは否定できない。しかも，カレンが，仮に意思能力があったら中断を選択したであろう，といえるような証拠は十分でないにもかかわらず，社会の構成員の圧倒的多数がそうするであろうときには，家族・後見人が中断の決定をなしうるとすることは，プライバシーの権利が高度に個人的な性質を持つものであるという前提に立つ以上，さらに問題があろう[54]。「死ぬ権利」を認めたものとい

---

(52) 唄・前掲注(7)ジュリスト622号67頁以下。
(53) 唄・前掲注(7)ジュリスト622号74頁，同「生きる権利・死ぬ権利」世界375号(1977年2月号)115頁以下。

◇第1章　安楽死

われるこの判決の論理が，「死なせる権利」の肯定に至りはしないかという問題(55)は，十分検討されなければならないであろう。

　しかし，他方では，治療拒絶権をプライバシーの権利のなかに位置付け，それは憲法上の保護を受けるとし，しかも，生命を維持・延長するに必要な医療措置の拒絶も，それに含まれうる，という論理を取っていることも重要な点である。
　連邦最高裁判所は，すでにいくつかの判決において，「プライバシーの権利」を憲法上保護されたものとして認めている。これは，連邦憲法に明文で書かれているわけではないが，最高裁判所の法廷意見，各裁判官の意見によれば，修正1条，4条，5条，14条，あるいは，「権利章典」のペナムブラにその根があるのである。
　1973年のウェイド判決は，修正14条の，個人の自由の概念，スティト・アクション制限の概念のなかにプライバシーの権利の基礎があるとし，この権利は，「女性が妊娠を中絶するか否かの決定を包含しうるほど広い」ことを認めた(56)。カレン事件におけるニュージャージー最高裁判所は，このウェイド判決を援用して，プライバシーの権利は，「ある状況のもとでは医療措置拒絶についての患者の決定を包含しうるほど広い」とする。
　ウェイド判決以前に認められていたプライバシー権侵害は，避妊器具の使用等の禁止（グリスウォルド）(57)，猥褻文書の単純所持の禁止（スタン

---

(54) 原審は，カレンの医療拒絶の意志が明示されていなかった点から，後述の「自己決定権」は問題とならないとしていた。唄・前掲注(7)ジュリスト616号65頁。
(55) 唄・前掲注(53)世界375号116頁参照。
(56) Roe v. Wade, 410 U. S. 113, 153 (1973). ウェイド判決とボルトン判決（Doe v. Bolton, 410 U. S. 179 (1973)）は，妊娠3カ月まではこのプライバシーの権利に対抗する州の「圧倒的利益」(compelling interest) が存在しないから，中絶は，母親と医師の自由に委ねられるべきであって，広く堕胎を処罰する州法は憲法違反であるとした。松尾浩也「アボーション・ケース」法学教室（第2期）3号（1973年）201頁，佐藤幸治「最近の判例」〔1975-1〕アメリカ法111頁参照。なお，最近，最高裁判所は，妊娠中絶に，配偶者の同意，または18歳未満で未婚の女性のときは，親もしくは後見人の同意を要求する州法も，母親のプライバシー権を侵害し，違憲だとした。Planned Parenthood of Central Missouri v. Dan forth, 44 LW 5197 (1976).
(57) Griswold v. Connecticut, 381 U. S. 479 (1965).

213

レー)(58)などのように，当該法律の執行が，家庭における個人のプライバシーへの公権力の介入を不可避的に招く場合だったのであり，ウェイド判決はそれらをはるかに超えて，政府の干渉なしに自由に生活する権利という，漠然としたプライバシー権を認めてしまった，として，ウェイド判決自体にも疑問を持つ見解もある(59)。その点を別にしても，ウェイド判決自体は，「自分の望むところに従って自分の肉体を処理する無差別な権利」とプライバシーの権利とを同一視してはいない(60)。のみならず，ウェイド判決では，強制的に医療措置を受けさせることの可否が問題になったわけではないのだから，ウェイド判決の趣旨から，患者の治療拒絶権が直ちに認められるわけではない(61)。

だが，このような問題があるにもかかわらず，ニュージャージー最高裁判決のような論理を認める考え方は，すでに以前から有力だったのである。

2 患者の自己決定権

「成年に達しかつ健康な精神の人間であるなら，誰でも，自分の肉体に何がなされるべきかを決定する権利を持つ」(62)。これは，カードゾー判事が1914年の判決のなかで述べたことばである。この「シレンドルフ・ドクトリン」は，アメリカの判例のなかで繰り返して引用され，患者の「自己決定権」(right to self-determination) の基礎とされている。このことから，医師は，治療行為を行なう前に，行なわれるべき治療行為の種類・性質・範囲，治療行為の持つ附随的危険性について，患者に説明を与え，それにもとづいた患者の同意を得なければならない，これを怠って治療行為を行なった医師は不法行為責任を負う，という「説明にもとづいた同意」(informed consent) の法理も基礎付けられることになる(63)。

---

(58) Stanley v. Georgia, 394 U. S. 557 (1969).
(59) Ely, The Wages of Crying Wolf : Comment on Roe v. Wade, 82 Yale L. J. 920 (1973).
(60) 410 U. S. at 154.
(61) Byrn, Compulsory Lifesaving Treatment for the Competent Adult, 44 Ford, L. Rev. 1, 8 (1975).
(62) Schloendorf v. Society of New York Hospital, 211 N. Y. 125, 129, 105 N. E. 92, 93 (1914).

◇第1章　安　楽　死

　自己決定権行使による治療の拒絶は無制約に認められるべきか，特に，その治療が患者の生命を救うために必要不可欠な場合でも，患者の意思は尊重されなければならないか，という問題は，「エホバの証人」の信者に対する強制的輸血の可否をめぐって判例上問題とされた。大体の傾向は，患者に依存している子供がいるなどの事情がなく，その人の治療が他人の福祉と無関係である場合には，信教の自由の観点から本人の意思が尊重されるべきであり，その意思に反した輸血手続は修正1条に違反する，というものであった[64]。

　だが，1971年には，未婚で子供のいない22歳のエホバの証人である女性が，交通事故で意識不明となり輸血が必要となった事案について，輸血拒否の意思を表示したカードを彼女が身につけていたこと，さらに同じ信仰を持つ母親が反対したということがあったにもかかわらず，裁判所が後見人を任命し，その者の同意を得て輸血した手続きが憲法違反でない，というヘストン判決[65]が出ている。この判決は，「憲法上の死ぬ権利は存在しない」，「宗教的信仰は絶対であるが，それに従った行動は政府の抑制を完全に免れるものではない」とする。

　ヘストン判決は，従来の傾向からは異質に見える判例であった[66]が，やはりニュージャージー最高裁判決であったため，カレン事件では，本判決の射程距離いかん，カレンに医療を中断する権利を認めるとしたら，ヘストン判決と矛盾することになりはしないかが，問題となったのである。

　他方では，患者の治療拒絶決定権を，宗教的自由より広い妥当範囲を持つ，

---

(63) 詳細については，新見・前掲注(49)名古屋大学法政論集64号（1975年）67頁，65号（1975年）182頁，66号（1976年）149頁，参照。
(64) 特に，In re Brooks, 32 Ⅲ. 2d 361, 205 N. E. 2d 435 (1965). この事件については，唄・前掲注(49)285頁以下参照。その他の判例の詳細については，Survey, Euthanasia : Criminal, Tort, Constitutional and Legislative Consideration, 48 Notre Dame Law, 1202, 1237-1244 (1973); Byrn, *supra* note (61), at 2-16; Sharp & Crofts, Death with Dignity : The Physician's Civil Liability, 27 Baylor L. Rev. 86, 89-95 (1975).
(65) John F. Kennedy Memorial Hospital v. Heston, 58 N. J. 576, 279 A. 2d 670 (1970). 本事件については，唄・前掲注(7)ジュリスト616号71頁以下参照。
(66) Note, An Adult's Right to Resist Blood Transfusion : A View Through John F. KennedyMemorial Hospital v. Heston, 47 Notre Dame Law, 571 (1972) 参照。

215

プライバシーの権利によって根拠付けようとする見解もあった。ウォレン・パーガー裁判官は，ジョーヂタウンカレッヂ判決(67)の少数意見において，ブランダイス裁判官の見解（オルムステッド事件での少数意見）を引用して，彼のプライバシーの権利の哲学は，「思慮分別のある信仰，正しい思想，合理的な感情，あるいは根拠ある感覚についてのみ，個人はこのような権利を有する，というものとは思われない。私には，重大な危険があるにもかかわらず医学的措置を拒絶する行為のように，多くの，馬鹿げた，不合理な，また途方もない逸脱的な考えも含まれると，彼は考えていたように思われる」と述べている。そして，ウェイド判決の直後，同判決を引用して，60歳の女性が，乳癌の手術を拒否するのはプライバシーの権利の行使であるとして，手術に同意を与える権限を持つ彼女の後見人に任命するよう申し立てた近親者の主張を退けた，ペンシルヴェニア州のイェッター判決(68)が出たのである。ここにおいては，「簡単にいうと，プライバシーの権利は死ぬ権利を含んでいる。未成年の子供，出生前の子供が存在せず，かつ公けの衛生・福祉・道徳に対する明白にして現在の危険が存在しない場合には，州はその権利を侵害しえない」，と判示された。この判決は，留保付きにではあるが，「死ぬ権利」を認めたものとして注目されたのである。

コメンティターの間でも，このような傾向を反映して，自己決定権，説明にもとづく同意の原則は，憲法上のプライバシーの権利に根拠を有するのであり，死にかけている患者にも等しく適用されるべきである，という見解がふえてきた(69)。憲法上のプライバシーの権利が，従来の治療拒絶権を含むということ，および，「死ぬ権利」が存在することを否定するものも，自己決定権は，生命を救うための医学的措置をも拒絶する権利を含むものである

---

(67) Application of President and Director of Georgetown. College, Inc., 331 F. 2d 1000 (D. C. Cir.), cert. denied, 377 U. S. 978 (1964). 本件は，エホバの証人である患者とその夫の反対を押し切って，患者の命を救うために緊急に必要な輸血を認めた原決定を維持したものである。
(68) In re Yetter, 62 Pa. D. & C. 2d 619 (C. P., Northampton County Ct. 1973).
(69) たとえば，Survey, *supra* note (64), at 1237-1244; Note, Informed Consent and the Dying Patient, 83 Yale L. J. 1632 (1974); Sharp & Crofts, *stupra* note (64), at 86; Comment, Informed Consent for the Terminal Patient, 27 Baylor L. Rev. 111 (1975).

◇第1章　安楽死

ことを認めている(70)。このような考え方によれば，死につつある者は，どのように死ぬかを決定する自律権があり，生命をいたずらに引き延ばされるよりは，「品位ある死」を選ぶ権利があることになる。

カレン事件についての，ニュージャージー最高裁判決も，このようなコンテクストのうちにおいて，出てきたものである。

3　死ぬ権利？

だが，上のように紹介すると，きわめてラディカルに「死ぬ権利」一般を肯定するかに見える新しい傾向も，具体的内容としては，それほどのものではない。「死ぬ権利」があると明言したイェッター判決自体も，具体的には，「自分の生命を引き延ばすかも知れない医療上の勧告を受諾しない権利」という狭いものをいっているにすぎない。その主張の範囲はきわめてモデストである。

第1に，これらの見解も，自殺が憲法上のプライバシーの権利によって肯定されるというのでないことは勿論，自殺が自由であるというのでもない。むしろ，コモン・ロー上必要な，自殺するという「特別の意思」（specific intent）は，治療を拒絶するが，生きることを終局的には放棄していない患者には存在しない(71)，等の理由をあげることにより，ヘストン判決が，自殺とのアナロジーから生命を救う治療を拒絶する権利を否定し，『死ぬ権利』はないとしたことに反対するのである。この点は，「生者の意志」の主張者においても同様である(72)。カレン事件の最高裁判決も，「致死的な侵害を自分に加えることと，不可逆で苦痛に満ち，現実に迫っている死を前にして，人工的な生命維持手段や思い切った手術を拒否する自己決定を行なうこととの間には，現実的な差がある」としている。

第2に，このような患者の自己決定権は，医師等に対して，薬物の投与等

---

(70) Byrn, *supra* note (61), at 16-23.
(71) Byrn, *supra* note (61), at 16-23.
(72) Kutner, The Living Will, Coping with the Historical Event of Death, 27 Baylor L. Rev. 39, 42 (1975).

の積極的な措置を取ることによって自分の生命を絶つことを要求する権利をも包含するものでないことはもちろん，自己決定権の承認は，患者のこのような意思にもとづいて行なわれた行為が正当化される，という趣旨まで持つものとも考えられていない[73]。「生者の意志」，「品位ある死」の主張者にも，積極的行為による安楽死に反対の考え方が強いようである[74]。

　第3に，以上のように，消極的にのみ，すなわち，生命を維持するための医療的措置を拒否するという狭い範囲でのみ認められる権利も，絶対ではない。ウェイド判決が，女性が妊娠を中絶するというプライバシーの権利も絶対ではなく，州の圧倒的利益が存在するときには制約されることがある，と述べたのに従って，カレン事件の最高裁判決も，医学的措置による身体侵襲の重大性と，カレンの回復の見込みを考慮に入れ，彼女のプライバシー権が認められるのはいつかを決定しようとしていることは，すでにみたとおりである。そして，この基本的な判断の枠組みは，自己決定権がプライバシーの権利に含まれるか否かの問題は意味のあることではない，問題は，州の圧倒的利益が自己決定権を陵駕する範囲のいかんである，とする原審のそれ[75]と基本的には同一のものなのである。

　このようにして，ニュージャージー最高裁判所は，「憲法上の死ぬ権利はない」としたヘストン判決の事案と，カレン・アン・クィンランの事案とを区別し，彼女に治療中止を求める権利を肯定することは，ヘストン判決と矛盾しないとしたのである。

　カレン事件では，患者は無能力状態であり，かつ治療継続の可否についての彼女の明白な意思を知ることはできないということと，レスピレィター等による医学的措置がすでに開始され，医師はその中断を拒んでいる，ということにおいて，これまで治療拒絶の事例とは異なっていた。そのため，この

---

[73] Sharp & Crofts, *supra* note (64), at 95-96. これに対して，Note, *supra* note (69), at 1661-1664. は積極的安楽死についても，自己決定権の観点から，肯定的な態度を取る。
[74] Sackett, Euthanasia : Why No Legislation?, 27 Baylor L. Rev. 3, 4 (1975); Kutner, *supra* note (72), at 45-46 参照。
[75] 唄・前掲注(7)ジュリスト616号66頁。

◇第1章　安　楽　死

ような場合でも，医療中断決定の根拠を患者の権利に求めてよいのか，彼女の死を招く決定をすることは，彼女の真の利益となり，従って無能力者を保護すべき衡平法裁判所のなしうべきことになるのか，医師が，自己の職業上の良心と医療慣行に従って行なっている医療措置に対して，司法が介入しうるか，という，困難な問題が生じたのである。

　2つの判決の結論の相違は，これらの問題についての考え方の差異に由来するものであり，患者の自己決定権について，両者の間に決定的な差異があるわけではない。いわんや，最高裁判決が，原審判決をくつがえして，「死ぬ権利」一般を肯定したものでもないのである[76]。これらの問題について肯定的に考えた最高裁判決も，治療中止の権利を後見人に与えることをせず，ただ，病院の倫理委員会の許可を得て医師が中断することを認めるとすることによって，カレンを「殺す権利」を家族に直接与えてしまう，という結論をさけたのである。

　以上のように，アメリカにおける患者の自己決定権，プライバシーの権利の主張，それにもとづく「死ぬ権利」の内容は，具体的には，ささやかなものである。特に，それは，積極的安楽死を受ける権利までも肯定しようとするものではない。

　それにもかかわらず，カレン事件最高裁判決に至るまでのアメリカの議論が，患者には，原則として，医療を拒絶して死んで行く権利があること，それは宗教上の信仰の自由のような，精神的に高貴な動機によるものである必要はなく，誰でもが有するプライバシーの権利であることを説くことは，我々にとっても，きわめて興味深いものと思われる。

　カレン事件最高裁判決が，プライバシーの権利の代行を認めたロジック，その具体的に及ぼしうる影響については，前にも述べたような問題があるにせよ，このような議論の流れのなかで，医療措置継続の可否は，第1次的に病者の決めるべきものであるとして，カレンの医療措置について父親が決定する権利を持つという意味での，父親のプライバシー権の主張を退けたこと

---

(76) 唄教授は，本判決が「死ぬ権利」を肯定したものということは，「いささか鶏肉牛刀のそしりを免れない」とされる。唄・前掲注(7)ジュリスト622号74頁。

219

は，「《家族が一定状況にある家族の一員を死なせる》というような論理の可能性を封殺したとみることもできる」[77]のである。

◆ Ⅳ ◆ 安楽死と自己決定——西ドイツの場合

1 戦前から戦後へ

　最近の西ドイツにおいても，アメリカにおける「死ぬ権利」の議論と，内容をほぼ同じくするものがある。すなわち，病者の自己決定権の視点を安楽死考察の中心にするのである。だが，やはり，積極的に行なわれる任意的安楽死については，否定的な結論をとっている。

　ドイツの戦前の刑法学説には，安楽死を肯定するものが多かった[78]。そこには，我が国の初期の学説とも相通じる，人道主義的な考え方がみられる。たとえば，瀧川博士をはじめとして，我が国の学説に大きな影響を与えたM. E. マイヤーは次のようにいう。「我々の文化は，このような侵襲〔安楽死〕を許容するというのが，私の見解である。法秩序がこの立場をとらないことを明らかにする何らの規定も存在しないのだから，それは，正当な利益を問題なく維持するものであることを，医師の行為に認めるべきである。死にかけている者，あるいはその近親者の要求を必要な前提とすべきかについては疑問がある」[79]。

　法律家ビンディングと精神医学者ホッヘの有名な「生きるに値しない生命抹殺の許容」[80]という提案も，このような学説の傾向とまったく無縁のものとはいいきれないものであった。

　ビンディングは，現行法上安楽死が許容される場合としては，モルヒネ等の鎮痛剤の使用が死期を若干早めるという，いわゆる「間接的安楽死」の場合に限られるとしつつも，「その維持が，その保持者にとっても，社会に

---

(77) 唄・前掲注(7)ジュリスト622号74頁，同・前掲注(53)世界375号116頁。
(78) K. Engisch, Euthanasie und Vernichtung Lebensunwerten Lebens in Strafrechtlicher Beleuchtung. 1948, S.14に引用の文献参照。
(79) M. E. Mayer, Der Allyemeine Teil des Deutschen Strafrechts, 1915, S.290 f.
(80) K. Binding u. A. Hoche. Die Freigabe der Vernichtung Lebensunwerten Lebens. 1920. なお，宮野彬「生きる価値のない生命を絶つことの許容性——ビンディングとホッヘの見解を中心に」鹿児島大学法学論集3号（1967年）130頁以下参照。

◇第1章　安楽死

とっても永続的にすべての価値がないほど，法益としての性質が侵食されている人間の生命」については，立法論として，一定の手続きでその殺害を許容すべきことを説いた。「法律的な，あまりにも事務的な公式化は，ひどく無情のようにみえる。実は，それはただ深い同情からのみ発しているのである」[81]。彼はこのような人間の生命として，もはや助からないことを知って死を希望する人間のほか，もし意識が回復したらいいようのない悲惨さに直面するであろう人間，「すべての人をおどろかせるような，真の人間と正反対の精神薄弱者」をあげた[82]。このような提案は，戦前のドイツでは少なからぬ賛同を得たのである[83]。

　ヒトラーの「安楽死計画」は，秘密命令を受けた多くの医師達によって実行に移され，「慈悲による死」を与えられた精神病者，大戦開始前から終戦までの間に継続的に殺された心身障害児，強制収容所で抹殺された非アーリア人種の数は，数万，数十万にもなり，その正確な数字は現在でも不明だという[84]。
　「安楽死計画」は，その対象となった人々のカテゴリイにおいても，また執行の手続きにおいても，ビンディング＝ホッヘの提案したところとは，明らかに異なっていた。しかし，ライヒ司法省は，1941年に会議を招集し，ビンディング＝ホッヘの提案を，「安楽死計画」の正当性の根拠として援用し，召集された裁判官等の法曹関係者は，それに反対せず，黙示の追認を与えたのである[85]。
　戦後の世界各地の安楽死論は，この一連の歴史的事実と対応を迫られることになったが，特に，西ドイツの安楽死論の様相は，戦後に至って一変せざるをえなかったのである。

---

(81) Binding. Hoche, a. a. O., S. 26.
(82) Binding. Hoche, a. a. O., S. 29 ff. 宮野・前掲注(80)135頁以下参照。
(83) Engisch, a. a. O., S. 31 ff. 宮野・前掲注(80)142頁以下参照。
(84) たとえば，H. Ehrhard, Euthanasie und Vernichtung ›Lebensunwerten‹ Lebens, 1965. S. 24 ff. 参照。なお，宮野彬「ナチスドイツの安楽死思想――ヒトラーの安楽死計画」鹿児島大学法学論集4号（1968年）119頁以下参照。
(85) Ehrhard. a. a. O., S. 39 ff.

第2次世界大戦終了後，ニュルンベルグ国際軍事法廷，およびドイツの裁判所が，この「計画」に関与した「良心のない医師達」を処罰する手続きを開始したとき，エンギッシュは，通常に「安楽死」(Euthanasie)と呼ばれている場合を分類・整理することにより，許容される安楽死の範囲を明らかにしようと試みた。

　彼によると，「生きるに値しない生命の抹殺」は，病者への同情からではなく，むしろ社会的適応の観点から行なわれるのであって，これをも「安楽死」としたのは僭称行為にほかならない。ビンディング＝ホッヘの提案は，彼らの時代の食糧窮乏，経済状態の逼迫という時代的背景によって理解しうるものであり，それがナチス政権によって，優生学上の人種政策として利用されたのである[86]。だが，「生きる権利が，社会的有用性の機能概念となり，ある場合には，景気によって変動させられうるとすることは，法律家にはグロテスクに思える」[87]。さらに，積極的な行為によって生命を短縮し，苦痛を免れさせるという意味での「本来の安楽死」も，その適法性を肯定する多くの学説が戦前からあるにもかかわらず，あまりにも抽象的な理由しかあげていない，今日では，それを許容する確固とした法的見解は存在しないのであって，現行法上は可罰的であると解さざるをえない[88]。

　このようにして，エンギッシュは，死期の短縮を伴わない「純粋の安楽死」，苦痛緩和のための医療措置が，死期を若干早めるという「間接的安楽死」，そして不作為による安楽死のみが，適法であるとしたのである。

　このエンギッシュの主張は，殆どすべての学説の支持するところとなり，「生きるに値しない生命の抹殺」はいかなる意味でも合法ではありえない，しかし，「本来の安楽死」も許容されえない，という見解が一般的となったのである。学説には，「安楽死計画」への関与によって生じた医師達への不信感が現在でも残っている以上，安楽死についての医師の裁量を認めることはできない，安楽死は，作為であろうと不作為であろうと，すべて違法だとする，より厳しい考えを述べるものさえある[89]。第2次大戦後20年以上に

---

(86) Engisch, Euthanasie, S. 18 ff.
(87) A. a. O., S. 40.
(88) A. a. O., S. 16.

◇第1章　安楽死

わたって，安楽死は，「否定的なタブーの領域，汚らわしい殺人，人間の尊厳の不当な冒涜」であるとされてしまった感じさえあった(90)。

2　安楽死と自己決定

　しかし，現在では，一般的なムードは逆転し，安楽死に賛成する論者がむしろ多数であるといわれている(91)。

　法律家のなかにも，「生きるに値しない生命の抹殺」は断固として排斥されるべきであり，立法によって安楽死を合法化することも濫用のおそれがあるから支持しえない，としながらも，「慈悲心」(Barmherzigkeit) による安楽死の許容範囲を，これまでより拡張して，「本来の安楽死」についても合法化される場合があることを認めるべきだとする見解がでてきている(92)。

　だが，殆どの刑法学説は，依然としてこれまでの立場を維持しようとしている。自由主義・個人主義的な立場を徹底して，嘱託殺を処罰する現行ドイツ刑法（216条）には合理的な根拠がない，それが，生命はその担い手である人間の処分に委ねられえないものであるという，宗教的な根拠にもとづいているのであれば，世俗的な刑法の原則とあい容れない，また，生命は公共の法益だとするのでは，基本法2条2項が，生命を個人の最高の法益であるとしている点と矛盾する，という自己決定権を高調する見解(93)にも賛同者は少ない。すなわち，人間の生命の安全のために，他人の生命を「タブー化すること」(Tabuisierung)，「生命への畏敬」(Ehrfurcht vor dem Leben) を保つことが必要なのであり，安楽死を自己決定権で理解すべきでない，安楽死許容の範囲を拡大することは，「社会にとってたえ難い危険」を生じさせる，

---

(89) P. Bockelmann, Strafrecht des Arztes, 1968, S.24 f. ボッケルマンによると，「間接的安楽死」の場合に，故意が欠けることが認められるにすぎない。一方，このような場合も刑事責任を免れないとしながら，不作為による安楽死のみを適法とするものとして，R. Maurach, Deutsches Strafrecht, Bes. T., 5 Aufl., 1969, S.14 f.

(90) G. Simson, Ein Ja zur Sterbehilfe aus Barmherzigkeit, Schwinge Festschrift, 1973, S.89.

(91) G. Geilen, Euthanasie und Selbstbestimmung. Juristische Betrachtungen zum "Recht auf den eigenen Tod", Recht und Staat H. 446, 1975, S.5.

(92) Samson, Schwinge Festschrift, S.89 ff., insbes. 103 ff.

(93) R. Schmitt, Strafrechtlicher Schutz des Opfers vor Sich Selbst? Gleichzeitig ein Beitrag zur Reform des Opiumgesetzes, Maurach-Festschrift, 1972. S.117 f.

という伝統的な立場からの反論がなされているのである(94)。だが，このような情況のなかでも，病者の自己決定権を重視することによって，安楽死を理解しようという見解が，有力になりつつある。

ドイツの判例においては，1894年のライヒ裁判所判決(95)以来，患者の同意のない治療行為，「専断的治療行為」（eigenmächtige Heilbehandlung）は違法であり，刑法上，傷害罪を成立させる，という立場がとられている。戦後の連邦裁判所の判例(96)は，この意味での患者の「自己決定権」（Selbstbestimmungsrecht）は，基本法2条2項の保障する「生命および身体不可侵の権利」であるとした。

学説の大多数は，専断的治療行為が傷害罪になるとする判例の結論には反対するが，自己決定権の侵害は，患者の自由権を侵害するものであり違法であることは，当然のこととして認めている(97)。患者は，この自己決定権の行使として，生命を救い，あるいは維持するのに必要な医療措置を拒絶することができることも肯定されている。それが，第三者からみればいかに不合理なものとみえようとも，医師には強制治療の権利はないのである。このような自己決定権の強固な保障に対して，かつて，ある医師は次のようにいったことがある。「この法律的見解に対しては，基本的に文句のつけようがない。……1人の人間があらゆる努力にもかかわらず治療を拒絶した。ただそれだけのために，医師が，几帳面に彼を死なせなければならないときに，彼が陥る良心の葛藤は，医師のみが，自分だけで決着をつけなければならないのである」(98)。

すでにみたように，アメリカの判例においては，治療拒絶の権利は，後に

---

(94) E. J. Hirsch, Einwilligung und Selbstbestimmung, Welzel-Festschrift, 1974, S. 779 ff., insbes. 796.
(95) BGSt. 25, 375 ff.
(96) BGHSt. 11, 111 ff.; BGHZ. 29, 46 ff.: BGHZ. 29, 176 ff.
(97) 以上についての詳細は，唄・前掲注(49) 3 頁以下，町野朔「刑法解釈論からみた治療行為」（1）（2）法学協会雑誌 87 巻 4 号（1970 年）457 頁以下，88 巻 9・10 号（1971 年）775 頁以下，参照。
(98) H. Göppinger, Die Aufklärung und Einwilligung bei der ärztlichen, besonders der psychiatrischen Behandlung, Fortschritte der Neurologie, Psychiatrie und Ihrer Grenzgebiete, 24. Jg. (1956), S. 95.

◇第1章　安楽死

　プライバシーの権利によって拡張される傾向を示したとはいえ，主として宗教の自由にもとづく権利として考慮され，かつ，それが他の利益の前に譲歩しなければならないことがある，とされているのに比すと，このような，ドイツ法の自己決定権，治療拒否権は，殆ど絶対的なものである。

　エンギッシュは，この治療行為と患者の拒絶権に関する法原則と，不作為による安楽死との関係に着目していた。すなわち，患者が苦痛から逃れ，平安のうちに死にたいとして延命措置を拒絶したときには，医師はそれに従わなければならない。さもなくば専断的治療行為として違法に行為することになる，と指摘したのである[99]。
　しかし，アメリカでの議論とほぼパラレルに，自己決定権と「死ぬ権利」とを結び付けたのはガイレンである。
　すなわち，死にかけている病者が，拒絶するにもかかわらず，延命のための措置を継続し，あるいは新たに開始する行為は許されない，「ここにおいて，何か可罰的なものがあるとするなら，安楽死ではなく，安楽死の希望に反する強制治療なのである」[100]。また，意識不明等の事態のために本人が有効な意思を表明しえないときには，医療措置を行なうことについての患者の推定的同意，すなわち，『受動的安楽死を行なわないことを望むであろう』ということが確定されなければ，医師が延命措置を患者に対して行なう権利がないことになる。回復の見込みのある救急患者のような場合には，これは存在することを前提としてよい。しかし，「継続的な死苦，また無意識の植物状態を，死にかけている者が推定的に望んでいるとみなすことは，まったく非現実的であろう」[101]。以上のように，医師に医療措置をとる権利がないところでは，患者には，「自分の（自然な）死を持つ権利」（Recht auf den eigenen〔natürlichen〕Tod）があることになる。
　これに対して，「積極的安楽死」のときは，このような権利は問題とならない，ただ殺害行為の許容性が問題になるだけである。しかし，それについ

---

(99) Engisch, Euthanasie, S. 6 ff. ; ders., Der Arzt an den Grenzen des Lebens. Strafrechtliche Probleme des Lebensschutzes, 1973, S. 45 f.
(100) Geilen, Euthanasie und Selbstbestimmung, S. 12 f.
(101) A. a. O., S. 20 f.

ても，患者の「自己決定」が最小限度の要求である。すなわち，（生命を維持しておくことによって不可避的に生ずる）死苦の延長と，（死苦をまぬがれさせるためには不可避な）生命の短縮という，ふたつの害悪のうちのどちらかを選ばなければならないという，ドイツ刑法34条[102]の「正当化する緊急状態」(rechtfertigender Notstand) の問題である。しかし，その限界は単なるバランス・シートや功利主義的観点からのみは決せられない。利益衝突を解消する手段は，条文によれば「相当な」(angemessen) ものでなければならないのであり[103]，この観点からは，利益主体のする自由な決定が存在することが必要である[104]。

だが，結論としては，ガイレンは，「積極的安楽死」の許容性については消極的である。殺人の禁止という「タブー領域」に侵入することによって生じうる「ダムの決壊」への危惧が，主な理由のうちのひとつである[105]。

安楽死における，患者の自己決定権尊重の動きは，消極的（受動的）安楽死を受ける患者の権利を承認するとともに[106]，安楽死の許容限界としての患者の意思を重視するようにもなる。たとえば，消極的安楽死も，患者の意思に反するときは許容されない，すなわち，患者が治療の継続を要求するときには，医師はそれに従わなければならないこと[107]，また，「間接的安楽死」も，患者の意に反してはなしえないこと[108]，をそれぞれ認めるのである。

---

[102] 日本刑法37条に対応するが，その条文は以下のとおりである。
　生命，身体，自由，名誉，財産もしくは他の法益に対する現在の，かつ他の方法では回避できない危険が存在するときに，自己もしくは他人から危険を回避するために行為を行なったものは，衝突している利益，とくに，当該法益とそれに迫っている危険を考量して，維持された利益が侵害された利益に本質的に優越しているとき，違法に行為したものではない。ただし，行為が危険を回避する相当な手段である限りにおいて，このことは妥当する。
[103] 前掲注(102)の条文参照。
[104] A. a. O., S. 21 ff.
[105] A. a. O., S. 27 ff.
[106] 特に，この点でガイレンに賛成するものとして，H. H. Schreiber, Euthanasie, Beiträge zur Gerichtlichen Medizin, Bd. 33 (1975), S. 37 ff.
[107] C. Roxin, Euthanasie, in : Kunst u. Grundmann, Evangelisches Staatslexikon, 1966, Sp. 473 ; Schreiber, a. a. O., S. 39.
[108] Engisch, Euthanasie, S. 6 ; ders., Der Arzt an den Grenzen des Lebens, S. 45 ; Roxin,

◇第1章　安　楽　死

◆　Ⅴ　◆　安楽死論への視点

　以上のようなアメリカ，西ドイツでの安楽死論は，我々にも示唆的であるように思われる。勿論，「死ぬ権利」という大形なスローガンのもとで主張されているものの，その具体的内容自体は，きわめてモデストなものである。すなわち，患者の治療拒絶権の行使が，延命措置を拒むことにまで及ぶ，という意味で，死ぬ権利が認められているにすぎない(109)。病者が，医師等に対して，積極的な行為によって生命を短縮するよう要求する「権利」，積極的安楽死を受ける権利が存在することは主張されていない。この意味で，「死ぬ権利」の問題は，本来の意味での安楽死問題とは無関係である，という見方も成り立つであろう。

　だが，安楽死の問題について，病者の側から事態を検討するという考え方は，その許容限界についても意味を持って来る。そして，この点については，まだ検討を要する問題も残っているように思われる。
　かつて，我が国の判例は，積極的安楽死の事案について，傍論ながら，病状の悪化による肉体的苦痛を終焉させるための殺害行為は，刑法37条の緊急避難となりうることを認めた(110)。たしかに，苦痛のある生命と，苦痛のない短い生命とが衝突していて，そのいずれかを選ぶべきか，というときに安楽死が問題になる。
　もし安楽死が緊急避難だとすると，被侵害利益の主体，すなわち病者の同意も不要ということになりうる。すでに紹介したように，ガイレンは，同意が要求される根拠を，利害衝突を解消する手段の「相当性」に求めている。
　しかし，我々としては，むしろ，利益考量をし，決定すべきなのは病者で

───────
　a. a. O. しかし，ガイレンは，間接的安楽死の場合には，その治療的性格のゆえに，病者の自律権が一定の範囲で失なわれている，として，同意を要求しない見解に反対していない。Geilen, a. a. O., S. 23.
(109) 最近，我が国でこの趣旨を主張されるのは植松博士である。植松正「安楽死問題の新局面」ジュリスト623号（1976年）116頁。
(110) 東京地判昭和25年4月14日裁判所時報58号4頁。具体的には，被殺者には精神的苦痛しかなかったとして，緊急避難の成立を認めなかった。

227

あり，その者の同意がなければ，優越利益の原則がみたされない点に求めるべきであろう。

通常の緊急避難の場合には，異なった利益主体に属する複数の利益の衝突が問題であり，どの利益を犠牲にしてどの利益を救うべきかは，それぞれの利益主体の意思に無関係に，客観的・功利的な価値の高低できめざるをえない。それが，刑法37条の趣旨である。しかし，安楽死の場合は，1人の利益主体しか存在しない。そして，安楽死の問題は彼1人に関することである。第三者が客観的に「利益衡量」して本人のために結論を出して良いものではない。この意味で，病者の自己決定こそが，安楽死の本質的要素でなければならない。そして，この論理は，「積極的安楽死」だけでなく，「間接的安楽死」にもあてはまる。従来は，この場合を「許された危険」として説明する者が多かった(111)。しかし，苦痛のない状態を保つために生命短縮の危険をおかすことを決定するのは，やはり第1次的に病者自身であり，彼の同意がない以上，生命短縮の危険は「許された危険」ではない。

任意的安楽死，特に「積極的安楽死」を刑法上許容すべきかについては，慎重な考慮を要することはたしかである。だが，限られた範囲内であれ，もし認めるとしたら，以上のような，病者の側における自己決定を中心にして考えるべきであろう。安楽死肯定論者ウィリアムズは，「生命の質」を考慮に入れなければならないことを説いた。「合理的に支持しうる哲学においては，生命であれば，とにかくどんな種類のものであっても，それを生きることに価値がある，というのではない。生きるに値する生命のみが良い生命である」(112)。

だが，その判断は，本人しか行なうことができないし，すべきでないのである。このように考えることによって，「生きるに値しない生命」へのあわれみが殺人を正当化するという「人道主義のテロ行為」，「善魔」の跳梁をさけることが可能となるのである。

---

(111) 特に，Engisch, Euthanasie, S.5 f. 我が国でも，宮野彬「患者の生命の短縮の危険と苦痛緩和の処置」明治学院論叢法学研究244号（1976年）1頁以下。同所に文献の引用も豊富である。
(112) G. Williams, The Sanctity of Life and the Criminal Law 282 (1958).

◇第1章　安楽死

　もちろん，以上の視点だけで「安楽死」の問題が明快に解決されるというわけではない。特に，治療義務についての医プロフェッションの自律権は，依然として考慮しなければならない問題である。さらに，冒頭に述べた問題に立ち返れば，安楽死を行なった者を処罰すべきかという問題は，なおそれ以上の要素の考慮を必要とするであろう。それにもかかわらず，病者の意思は，安楽死論への「ひとつの」視点，また重要な視点として，考慮しなければならないのである。

◆ 第2章 ◆ 法律問題としての「尊厳死」

◆ I ◆ 安楽死と尊厳死

1 尊厳死の問題

「尊厳死」(death with dignity) とは，一般に，回復の見込みのない病者に無益な延命措置をほどこすことをやめ，彼に人間としての尊厳を保たせつつ，死を迎えさせることをいう。「自然死」(natural death) といわれることもある。

尊厳死・自然死を，末期状態にある病者の権利として認めるべきだという主張は，近代の医療技術の進歩，医療体制の変化の中で強くなってきたものである。「死と死ぬことについて」初めて実証的研究を行なったキューブラー・ロスは，幼いころの自分が体験した田舎での農夫の死——自宅の寝室で妻や娘に遺言を残し，友人・知人にさよならをいい，自分の建てた愛する家で息をひきとる——と，病院で死んで行く患者——救急車から集中医療ユニットに運び込まれ，各種の検査・麻酔を施され，心電図・脳波計・血圧計をつけられ，それらに集中する医療スタッフに囲まれ，最後には家族とことばをかわすことなく死んで行く——とを対比させつつ，「死の非人間化」について次のように書いている[1]。

　われわれの時代の偉大な社会的政治的解放と，科学知識と人間についての知識とは，われわれ自身や家族に，死という不可避な出来事に対処する，

---

[1] E・キューブラー・ロス（川口正吉訳）『死ぬ瞬間——死にゆく人々との対話』（読売新聞社，1971年）20頁・24頁。本書の原著は，E. KÜBLER-ROSS, ON DEATH AND DYING (1969) である。

よりよき方法と手段とをもたらした。だが半面，人が自分の家で平和と威厳のうちに死ぬことを託された日日は遠い過去のものとなったといわなければならない。……

　たぶんつぎのような問いが発せられなければなるまい。われわれはより少なく人間的になりつつあるのか，より多く人間的になりつつあるのかと。……答えがいずれであれ，患者は現実により多く苦しむようになってきている。おそらく肉体的苦痛が増したということではあるまい。情動的にである。しかも患者の要求（ニーズ）は何世紀も変化なく続いている。ただその要求（ニーズ）を満足させるわれわれの能力が変化してきているにすぎないのである。

　彼女は，「患者は平安と威厳のうちに死ぬ権利がある」ことを主張し，医療スタッフ，家族は，患者の希望と意見を尊重し，彼とともに死を分かち合うことが必要であることを説いている。

　「尊厳死」が法律上の問題として議論されるときは，冒頭に述べたように，以上より狭い範囲においてでしかない。人工呼吸器，透析，人工蘇生器，点滴，抗生物質投与，化学療法，等々，近代的な医療技術は，以前には絶望的であった重症患者の生命を救うことを可能にするとともに，これらの患者の死が終局的には不可避である場合にも，その死期を以前より延長することにもなった。しかしその結果，ある場合には，回復の見込みのまったくない患者が，これらの人工的な装置につながれたまま，徒らに死期を延長されているにすぎないという事態も生ずる。いずれ近いうちに死ななければならないのなら，このような非人間的なやり方で生かされているよりも，無益な医療措置を打ち切ることによって，これらの人々に自然に死ぬことを認めてやることが，患者を人間として尊重することではないのか，というのである。しかし，延命医療の断念は，患者の死期を若干なりとも早めることになる。それが法的に許容しうるのか，医療行為を中断した医師は，患者の死を早めたことについて民・刑事法上の責任を負うということはないのか。

　このような法律問題としての尊厳死を考えるためには，古くから議論されてきた安楽死の問題をまず見ておかなければならない。尊厳死は，この延長線上で議論されることになった問題だからである。

2 安楽死違法論
(1) 安楽死の概念

「安楽死」(euthanasia) とは，病者の死苦を緩和して安楽に死なせることをいう。「安死術」といった方がよいという人もいる。

もっとも，一般的に安楽死といわれる行為にもいろいろな類型がある。西ドイツの刑法学者エンギッシュは，次の5つの安楽死をあげた[2]が，これがわが国でも一般的な分類となっている。

① 純粋の安楽死 —— 生命の短縮を伴うことが確認できない死苦の緩和措置
② 間接的安楽死 —— たとえば麻薬投与のように死苦緩和のためにとられた措置が，副作用として患者の生命の短縮を伴う場合
③ 不作為による安楽死 —— 医療措置をとることによって患者の生命を若干延長することは可能だが，回復は望めず，徒らに患者を苦しめる結果となるので，延命措置の実行を差し控える行為
④ 積極的安楽死（本来の安楽死）—— 積極的な行為によって患者の生命を断ち，彼を死苦から解放する行為
⑤ 不任意の安楽死（生きる価値のない生命の毀滅）—— 精神障害者，重症の障害児などに「あわれみによる死」を与える行為

エンギッシュは，これらの行為の合法性について次のように述べた。

　①②は治療行為にほかならないから，患者の意思に合致している以上，合法な行為である。③の不作為による安楽死も，患者の意思に，患者が意思無能力である場合にはその近親者の意思に，それぞれもとづいているときには，医師には治療継続義務はないのだから，合法な不作為である。以上に対して，積極的・意図的に患者の生命を侵害する行為である④の積極的安楽死は違法である。これを許容する見解も有力であるが，病者の要求・同意があるにしても，また，医師が善意で行なったにしても，病者の

---

[2] K. Engisch, Euthanasie und Vernichtung Lebensunwerten Lebens in Strafrechtlicher Beleuchtung 4-17 (1948).

生命を奪う行為として嘱託殺人罪の責任を免れることはできない。さらに，⑤の行為は，病者を苦痛から解放するという目的からではなく，はたからは「見るに忍びない」という動機から行なわれるものであり，しかも本人が生命を放棄していないにもかかわらず強制的に死を与える行為である点で，他の安楽死とは異なっている。人間の生命はすべて同価値であり，「生きる価値のない生命」などは存在しないから，これが絶対に許容しえないものであり，殺人罪を成立させることには疑いはない。

従来，安楽死の許容性が論じられたとき，主に問題とされてきたのは，積極的安楽死と不任意の安楽死である。第1次世界大戦後の困窮状態にあったドイツにおいて，広く「生きる価値のない生命の毀滅」を法的に許容すべきことを説いたのは，刑法学者ビンディングと精神医学者ホッヘであった[3]。ヒトラーの「安楽死計画」は，精神障害者，身体障害者に「慈悲による死」を与えるとともに，強制収容所で多くの非アーリア人種を抹殺したが，その正当性の根拠として援用されたのが，彼らの提案であった。このような犯罪行為による犠牲者の数は，現在でも確定不能なほどに莫大なものであった[4]。この悲惨な出来事は，安楽死肯定論が有力であった西欧諸国に大きな衝撃を与えた[5]。エンギッシュが，ビンディング＝ホッヘの提案を「グロテスク」と評し，不任意の安楽死の合法性を断固否定するとともに，ナチス政権下での安楽死を許容しようとする刑法改正の動きが中止された以上，任意の積極的安楽死をも肯定しないのがドイツ法の態度であるとしたのも，「安楽死計画」に関与した医師達の刑事責任を追及するニュルンベルグ裁判が行なわれていた最中であった。

(2) わが国の安楽死論

西欧諸国の裁判所は，積極的安楽死が合法ではないことを宣言し続けている。ただ，安楽死を行なった者の情状を考慮してきわめて軽い，名目的な刑

---

[3] K. BINDING & A. HOCHE, DIE FREIGABE DER VERNICHTUNG LEBENSUNWERTEN LEBENS (1920).
[4] 秋元波留夫『『生きるに値しない者』の抹殺』『心の医療　生きる権利の原点をもとめて』(大月書店，1980年) 77頁以下；丸山雅夫「安楽死と生存無価値な生命の毀滅 (1)」ノートルダム清心女子大学紀要文化学編5巻1号 (1981年) 91頁以下，参照。
[5] Silving, *Euthanasia: A Study in Comparative Criminal Law*, 103 U. PA. L. REV. 350 (1954), 参照。

◇第2章　法律問題としての「尊厳死」

罰を言い渡したり，あるいは，病者は安楽死行為によって死んだのではない，病者はすでに死んでいた，行為者は当時一時的な精神異常であった。などの，ときとしては明らかにフィクションとしか思われない事実を認定して，行為者を無罪としたりしている[6]。わが国の裁判所は，具体的には安楽死を行なった者に無罪を言い渡したことはない。しかし，いずれも執行猶予つきの懲役刑であり，実刑判決はまだない[7]。だが，わが国が西欧諸国と異なっているところは，積極的安楽死が，ある要件のもとでは合法であることを認める判例が存在することである。すなわち，有名な昭和37年12月22日の名古屋高等裁判所判決[8]は，次の6要件が備わるときには，安楽死は合法であるとした。本判例は，安楽死を肯定する画期的なものとして諸外国にも知られるところとなった。

① 病者が現代医学の知識と技術からみて不治の病に冒され，しかもその死が目前に迫っていること
② 病者の苦痛が甚だしく，何人も真にこれを見るに忍びない程度のものなること
③ もっぱら病者の死苦の緩和の目的でなされたこと
④ 病者の意識がなお明瞭であって意思を表明できる場合には，本人の真摯な嘱託又は承諾のあること
⑤ 医師の手によることを本則とし，これにより得ない場合には医師によりえない首肯するに足る特別な事情があること
⑥ その方法が倫理的にも妥当なものとして認容しうるものなること

本判決の具体的な事案は，脳溢血で倒れたまま病床で激痛を訴え，「殺してくれ」と叫び続けた父親に対して，息子が牛乳に殺虫剤を混入させ，情を

---

[6] Williams, *Euthanasia and Abortion*, 38 U. Colo. L. Lev. 178, 182-187 (1966); Sanders, *Euthanasia: None Dare Call It Murder*, 60 J. Crim. L. C. & P. S. 351 (1969); 宮野彬『安楽死』（日本経済新聞社，1976年）91頁以下，参照。
[7] これまでのところ判例集に登載された以下の判例参照。東京地判昭和25年4月14日裁判所時報58号4頁；名古屋高判昭和37年12月22日高刑集15巻9号674頁；鹿児島地判昭和50年10月1日判時808号112頁；神戸地判昭和50年10月29日判時808号113頁；大阪地判昭和52年11月30日判時879号158頁。
[8] 高刑集15巻9号674頁。

知らない母親の手を介してそれを飲用させ殺害したというものであり，名古屋高裁は，上掲のうち⑤⑥の要件を欠くとして，結局違法な嘱託殺人罪（刑法202条）の成立を認めている。

　本判例のように，積極的安楽死の合法性を，限定的にではあるにせよ，認めるのがわが国の学説の傾向でもあったといえる[9]。しかし，最近では，この判例を含めて安楽死肯定論に対しては，批判が強くなっている。安楽死という限定された範囲であったとしても，殺人行為を許容することは人間の生命の保護を不安定にすることに至る，という「クサビ理論」による反対である[10]。特に名古屋高裁の④の要件は，意識不明の病者については，その者の意思に無関係に安楽死をなしうる，非任意の安楽死を肯定する，というものであり[11]，このような考え方は，現在では決して是認しうるものではない。学説は，さらに厳格に，任意の積極的安楽死も刑法上違法であり嘱託殺人罪が成立する。ただ，行為者がそのような行為に出たことが非難できないと思われる特別の状況があったときにのみ，すなわち適法行為の「期待可能性」がないような例外的場合にのみ，行為者の責任が阻却され，不可罰になることがありうるだけである，とするのである[12]。

　他方では，一見大胆に安楽死の合法性を宣言したかに見える名古屋高裁の判例も，⑤⑥の要件をあげたことにより，その実は，安楽死を否定したに等しいともいえる[13]。倫理的に妥当な殺し方というものが存在しうるかはそ

---

[9] 特に小野博士は，本判例以前から，名古屋高裁の6要件と同じものをあげておられた。小野清一郎「安楽死の問題」『刑罰の本質について・その他』（有斐閣，1955年）215頁以下。

[10] 特に，大谷實「死の判定と人工蘇生術の中断」『刑事規制の限界』（有斐閣，1978年）104頁。

[11] これは，安楽死の許容原理を，被殺者の意思にではなく，安楽死を行なう側の「惻隠の情」に求める小野博士の見解（前注参照）が，そのまま名古屋高裁に受け入れられたためであり，学説においては近時まで，このような「人道的安楽死論」が有力であったといえる。町野朔「安楽死──ひとつの視点（1）」ジュリスト630号（1977年）63頁〔本書第5部第1章〕，参照。

[12] 佐伯千仞『刑法講義（総論）』（有斐閣，4訂版，1981年）291頁；同「法律家からみた医療」大阪府医師会編『医療と法律』（法律文化社，1971年）48頁；大谷實『医療行為と法』（弘文堂，1980年）242頁；内藤謙「安楽死」月刊法学教室41号（1984年）32頁。

[13] 平野龍一『刑法総論Ⅱ』（有斐閣，1975年）252頁以下；秋元波留夫「安楽死の問題

もそも疑問であるが，かりに，これを，モルヒネ注射などの医学的に苦痛のない手段と解したとしても，それを利用しうる者は事実上医師に限られよう。安楽死を依頼してもそれを行なってくれる医師は，現在ではまず存在しないと思われる。医師が安楽死を拒絶したときは，それはただちに「医師によりえない首肯するに足る特別な事情」となるのであろうか。近時の大阪地判昭和 52 年 11 月 30 日例（判例時報 879 号 158 頁）も，胃癌の妻が苦痛を訴え自殺を試みるなどしたため，医師に楽にしてやってくれと頼んだが，もう少し我慢しろといわれ，やむをえず刺身包丁で同女を刺殺した夫の行為は，上掲の⑤⑥の要件をみたしていないとしている。医師が安楽死の依頼を拒絶している場合でも，安楽死は医師の手によるという原則を破るための例外的事情とはならない，また，単に死に行く者の苦痛が少ないことをもって倫理的に妥当な手段としては評価できない，というのである。

3　安楽死と尊厳死
(1)　任意的尊厳死
　前述のように尊厳死とは，延命措置を中断することによって患者の死期を早めることを消極的に受認することであり，積極的に死を招致する「積極的安楽死」とは異なっている。後者が法的に許されないとしても，前者は許容しうるのではないか。
　前述のようにエンギッシュは「不作為による安楽死」は合法だとしていた。尊厳死は，単純に延命措置をとらないという「不作為」で行なわれることもあるが，すでに作動している人工蘇生器のスイッチを切るという，外見的には「作為」と見られる行為によって行なわれることもある。しかし，後者の類型の尊厳死も，その実質は死の過程を人為的に引き延ばさないというものである点では，前者と異ならない。「不作為による安楽死」の合法性を認めるべきだとするなら，「消極的安楽死」としての尊厳死も合法とすべきではないのか。尊厳死の主張は，このように安楽死のそれに比して，きわめてモデストなものである。
　病者自身が，無益な延命措置の中止を積極的に希望し，それに従って，彼

を考える」前掲注(4)42 頁，参照。

が自然のままに死に行くのにまかせた医師の行為の合法性を肯定することは，さほど困難ではない。医療行為は，たとえ医師がそれを患者のためになす場合であっても，患者の意思に反して行なわれてはならないという，医療の場における「患者の自己決定権」の原則は，西欧諸国，そしてわが国でも承認されているところである。これによれば，患者の意思を無視して延命措置を継続することが，かえって医師の法的責任を生じさせることにもなる。

　もっとも，延命措置を拒絶する患者は，自分がその結果早く死ぬことを知りつつそのような意思を表明しているのであり，彼はその範囲で，「死ぬ意思」「死ぬ権利」を実現しようとするものである。自殺者の意思を無視して自殺防止のための措置をとることが許され，あるいは命ぜられてさえいるとするならば，延命措置を拒絶する患者の意思を尊重することも許されないのではないかという疑問はありうる。

　たしかに，患者の自己決定権が生命を救う治療行為の拒絶権をも包含するかについては，問題のあるところである[14]。しかし，当該医療措置を受ければ疾病から回復することが可能な場合とは異なり，末期状態にある病者においては，延命的な医療措置は，若干彼の死期を延長するだけで，その回復には結びつかないものである。ここでは，患者の自己決定権を尊重することは不合理ではない。エホバの証人である患者が輸血拒否の意思を表示した場合に，患者の生命の尊重，患者に依存する子供の存在，などの事情を考慮して，輸血の実行を命ずることがあるのがアメリカの裁判所である[15]。

　さらに，後述のクィンラン判決の後の判例には，筋萎縮性側索硬化症（ルー・ゲーリック病）という不治の病にかかり，2年以内に死ぬと診断された73歳の患者が，気管に開けた穴につけられたレスピレイターによってのみ生きている状態になり，「自分が今経験していることより酷いことはありえない」として，その撤去を要求した事案について，患者の希望を認めた判例がある[16]。彼は，撤去の後，2日して死亡した。

---

[14] 町野朔「治療行為における患者の意思——刑法上の違法阻却論との関連において（2）」上智法学論集24巻2号（1981年）75頁以下，参照。

[15] 詳細については，唄孝一「アメリカ判例法における輸血拒否——『死ぬ権利』論の検討過程における一つのデッサン」東京都立大学法学会雑誌18巻1・2号（1978年）101頁以下，参照。

[16] Satz v. Perlmutter, 375 So. 2d 359 (Fla. 1980). 本判例については，8 FLA. ST. U. L.

◇第2章　法律問題としての「尊厳死」

　尊厳死問題に関する『大統領委員会報告書』(1983年)[17]も，患者はその望むすべてのことをしてもらう権利があるというわけではないが，一般医療における自己決定の原則は，個々の患者によって著しく異なった利害関心が存する生命の最終段階においてこそ重視されなければならないのであり，意思能力があり，説明を受けた患者が生命維持医療が行なわれるか否かを決定するものでなければならないとしている[18]。

(2) 非任意的尊厳死

　しかし，末期状態患者の尊厳死が問題となる事例の殆どは，患者が意識不明であり，延命措置継続の可否についての意思表示が不可能となっている場合である。このような病者の延命措置を中断して早く死なせることは，不任意の安楽死にほかならないのではなかろうか。前に見たように，エンギッシュは，患者が意識不明のときには，その近親者の同意を得て，「不作為による安楽死」をなしうるとした。しかし，個人にとってもっとも基本的で最重要な価値である生命を処分することについて，他人の「代理行使」を認めることは不当であろう。近親者は，いかに病者の一身上の利益を真剣に考慮するものであったとしても，病者本人ではない。まして，近親者の治療中断の意思表明が，経済的動機などの病者本人の利益とは無関係の理由によってなされることがないとはいえない。彼の同意権を認めることは，近親者に末期状態にある患者を「殺す権利」を認めることにほかならないのではなかろうか。

　また，意識回復の見込みもなく，機械によってのみ生きているという悲惨な生命は，他人が終らせてやるのがヒューマニズムだということも，ただちに医療措置中断を許容する理由とはならない。障害児，精神障害者の生命は「生きる価値のない生命」であるといえないなら，このような病者の生命もそうとはいえないであろう。医師が，人道的な理由から，延命措置を一方

　　Rev. 111 (1980), 参照。
(17) President's Commission for the Study of Ethical Problems in Medicine and Biomedical and Behavioral Research, Deciding to Forego Life-Sustaining Treatment (1983). 唄孝一「生命維持治療を受けない条件――大統領委員会報告書は『尊厳死』を認めたか――判例タイムズ500号（1983年）53頁以下（以後，不定期に連載）は本報告書の詳細な紹介である。
(18) *Id.* at 3, 44.

239

に中断することができるとするなら，ナチス時代のように，医師に慈悲殺の権利を与えることになりはしないだろうか。

以上のようにして，安楽死論議が，消極的な意味で一応の沈静を見たところで，尊厳死の問題は，原理的にきわめて困難な論争を提起することになったのである。

4 植物状態と脳死の概念
(1) 植物状態患者

意識不明の患者のなかで，特に現実的に大きな問題とされているのは，植物状態患者である。昏睡状態におち入った患者が，死を脱して開眼できるまでに回復したが，周囲との意志疎通をすることができず，医療措置を受けつつほぼそのままの状態で生存し続ける場合がある。このような症状は，古くから，失外套症候群（appallisches syndrom. Kretchmer の用語），無動性無言（akimestic mustim. Cairns の用語）などと呼ばれてきたが，近時は，遷延性（持続性）植物状態（persistent vegetative state. Jannett と Plume の用語）という表現が一般的になりつつある[19]。わが国では，古くから隠語的に「植物人間」と呼ばれていた。日本脳神経外科学会の「植物状態患者研究協議会」は，一応，次のような定義を下している[20]。

Useful life を送っていた人が脳損傷を受けた後に以下に述べる6項目を満たすような状態に陥り，種々の治療に頑強に抵抗し，ほとんど改善がみられないまま満3カ月以上経過したもの。

1．自力移動不可能
2．自力摂取不可能。
3．屎尿失禁状態にある。
4．たとえ声は出しても，意味のある発語は不可能。
5．「眼をあけろ」「手を握れ」などの簡単な命令にはかろうじて応じるこ

---

[19] これらの症候群の相互の関係については，神経研究の進歩20巻5号（1976年）の特集「失外套症候群より無動性無言まで」，特に，太田富雄＝梶川博＝児玉和典＝山下純宏「植物症——その概念と今後の問題点」参照。
[20] 鈴木二郎＝児玉南海雄「我が国脳神経外科における植物状態患者の状態——特に頭部外傷による患者を中心に」日本医事新報2621号（1974年）18頁以下。

◇第2章　法律問題としての「尊厳死」

ともあるが，それ以上の意思の疎通が不可能。
6．眼球はかろうじて物を追っても認識はできない。

　遷延性植物状態におちいる原因は，交通事故等の頭部外傷，脳出血等の脳気管性障害，脳腫瘍，一酸化炭素中毒，老人性の脳動脈硬化症などであり，植物状態患者は，大脳半球外套部が両側とも広汎に損傷されているが，呼吸・循環・代謝・体温調節などの「植物機能」をつかさどる下部脳幹（中脳・延髄）が損傷をまぬがれているのである。わが国全体では，このような患者は2,000人以上いるとも推定されている[21]。植物状態が3カ月を過ぎると，そこからの脱却がきわめて困難であり[22]，患者は病状が固定化したまま，ベッドの上で鼻腔カテーテルなどで栄養を供給され，患者の家族によって排便の始末，体ふきが毎日行なわれ，合併症による死の可能性と闘いながら生き続けることになる。この状態は10年を超えることもある。植物状態患者をかかえる家族の経済的窮乏，精神的疲労困憊が，家庭崩壊を生じさせることもまれではない[23]。

(2)　法律上の「死」の概念としての脳死

　心臓移植，蘇生術の中断という医学上の新しい問題に応じて，法律上の「死」の概念として脳死を採用すべきだという見解が有力になってきている[24]。近時のわが国では，腎臓移植の必要性から，再度この問題が論じられている。従来は，心臓機能の不可逆的停止＝心臓死をもって，人の生命の終期＝死としていた。しかし，これによると，人工心肺によって心肺機能が

---

(21)　鈴木二郎＝児玉南海雄「植物状態患者の社会的背景と今後の問題」神経研究の進歩20巻5号（1976年）961頁；福間誠之「植物状態患者——京都第一赤十字病院入院患者の原因症患別の事後分析」病院37巻8号（1978年）41頁。
(22)　鈴木＝児玉・前掲注(20)18頁以下；坂本哲也＝児玉南海雄＝鈴木二郎＝平賀旗夫＝小沼武英「植物状態患者の経時的脳波の検討」神経研究の進歩20巻5号（1976年）198頁以下；鈴木二郎＝児玉南海雄＝坂本哲也＝辺龍秀「植物状態患者」神経研究の進歩22巻4号（1978年）274頁，参照。
(23)　新聞記者のルポルタージュである藤田真一『植物人間の記録』（朝日新聞社，1976年）を見よ。
(24)　松田道雄・唄孝一「［対談］日本の医療を問う」加藤一郎＝森島昭夫編『医療と人権——医師と患者のよりよい関係を求めて』（有斐閣，1984年）のほか，大嶋一泰「生命の終焉と刑法」石原一彦＝佐々木史朗＝西原春夫＝松尾浩也編『現代刑罰法大系3　個人生活と刑罰』（日本評論社，1982年）39頁以下，参照。

維持されているにすぎない「患者」から移植に必要な新鮮な心臓・腎臓などを摘出し，あるいは機械装置を取り外すことは，殺人罪を成立させる可能性がある。そこで，脳機能の不可逆的な機能喪失＝脳死をもって人の死とする脳死説がとられるようになったのである。わが国の刑法学者には脳死説を支持するものは，まださほど多くないが，諸外国の医学・法学界においては脳死説が一般的であり，アメリカの諸州においては立法によって脳死を認めているものもある[25]。

わが国の刑法学者のなかには，植物状態患者のなかには脳死の段階に到達しているものもあり，彼らはすでに法律的には「死体」にすぎないのだから，人工呼吸器等を撤去しても安楽死の問題は生じない，とするものがある[26]。しかし，死の概念について脳死説をとったとしても，植物状態の患者は生きているのである。前述のように，植物状態患者の外套半球および脳幹の一部には損傷はあるが，下部脳幹はそうではない。「脳幹を含めた脳の機能の不可逆的喪失」としての脳死の段階には至っていない。植物状態患者の脳波は平坦波ではなく，眼を開き，対光反射もあり，深昏睡の状態ではない。また，自発呼吸もある。血圧降下もない。日本脳波学会の「脳死と脳波に関する委員会」の脳死判定基準（1968年）[27]に従うなら，植物状態はまったく脳死と異なった状態である[28]。もともと，「1．脳死とは回復不可能な脳機能の喪失である。2．脳機能には，大脳半球のみではなく，脳幹の機能も含まれる」という上記委員会の脳死基準は，植物状態患者はまだ脳死の段階に至っておらず，その生命は尊重されなければならない，という前提に立ったものである[29]。以上のように脳の全体死を脳死とする考え方は，諸外国でもと

---

[25] 唄孝一「医療問題――『死』にたいする医事法学的接近」『現代法学全集51巻　現代の社会問題と法』（筑摩書房，1978年）406頁以下；同「続・『死』に対する医事法学的接近・4」法律時報54巻4号（1982年）69頁以下，参照。

[26] 植松正「安楽死問題の新局面」ジュリスト623号（1976年）116頁以下；同「死の判定に関する脳死説への一寄与」平場安治ほか編『団藤重光博士古稀祝賀論文集第1巻』（有斐閣，1983年）370頁以下。

[27] 時実利彦「『脳死と脳波に関する委員会』中間報告」日本医事新報2358号（1969年）106頁。

[28] 福間誠之「植物状態について」日本医事新報2724号（1976年）26頁；同「植物状態について」京都医報826号（1977年）9頁；同・前掲注(21)41頁。

[29] 植木幸明「脳の急性第1次性粗大病変における『脳死』の判定基準」日本医事新報

られているところである。たとえば，大脳半球・脳幹の傷害のため持続性植物状態にあるカレン・アン・クィンランについて，ニュージャージーの１・２審裁判所は，ハーヴァード大学委員会の基準（1968年）[30]を適用して，彼女は脳死の状態にないとした[31]。脳の一部の傷害による機能の障害と，器官としての脳の死とは異なるのであり，前者に由来する不可逆的な意識障害をとらえて安易に脳死を認めることをすべきではない[32]。無益な延命措置の中断という目的論的思考から，脳死の概念を，器官としての脳全体の死から大脳皮質の死へと拡大する無意識的な，しかし危険な傾向は，西ドイツの刑法学者が激しく非難するところでもある[33]。このような脳死についての考え方は，「人間にとり意味あるものは理性・意識であり，幼児・老人・精神障害者・重症身体障害者その他それに類する人たちの生命に対する軽視ないし無視に堕する」「なだらかな傾斜」である[34]。1968年にドイツ外科協会は，「特に，治癒不能な全体状況を考慮して蘇生措置が適切（indiziert）でないときには，脳死は，心臓の停止というより容易に把握しうる時点で，すでにその存在を仮定することができる」としたことがあった[35]。しかし，蘇生措置をほどこすことが適切でないからといって，その人はすでに死んでいるということはできない[36]。

2636号（1974年）34頁。
(30) これについては，唄「医療問題――『死』にたいする医事法学的接近」前掲注(25) 431頁以下，参照。
(31) 後述のように，クィンラン判決は，このようにして生きているカレンについての医療措置中断の可否を論ずることになるのである。Ⅱ2(1)参照。
(32) 中山研一「植物状態患者をめぐる法的問題（上）」ジュリスト664号（1978年）134頁以下，137頁以下；唄孝一「〈死〉・医療・法」エピステーメ1979年5月号，173頁；同「脳死・安楽死・尊厳死」『ライフサイエンス入門』（『からだの科学』臨時増刊）(1979年) 183頁。
(33) G. Geilen, *Medizinischer Fortschritt und Juristischer Todesbegriff* in FESTSCHRIFT FÜR ERNST HEINITZ ZUM 70. GEBURTSTAG 391-393 (H. Lütger ed. 1972).
(34) 唄「医療問題――『死』にたいする医事法学的接近」前掲注(25)411頁以下。
(35) Deutsche Gesellschaft für Chirurgie, 39 CHIRURGIE 196-197 (1968). ドイツ外科協会の脳死基準については，大嶋・前掲注(24)43頁注7に訳がある。
(36) Geilen, *supra* note (33), at 394; G. GEILEN, EUTHANASIE UND SELBSTBESTIMMUNG 18 (1975); A. Eser, *Lebenserhaltungspflicht und Behandlungsabbruch in Rechtlicher Sicht* in ZWISCHEN HEILAUFTRAG UND STERBEHILFE. ZUM BEHANDLUNGSABBRUCH AUS ETHISCHER, MEDIZINISCHER UND RECHTLICHER SICHT 120 n. 160 (A. Auer, H. Menzel & A. Eser. 1977).

以上のように，人の死の法律上の概念として「脳死」を採用するとしても，これによって植物状態患者に対する延命措置中断を合法化することはできない。

◆ II ◆ 尊厳死と自己決定？

1 推定的意思

I 3(1)で述べたように，末期状態患者が延命措置を拒む意思を表示した場合には，それに従って病者を自然のままに死なせる行為は合法であると考えられる。そこで，末期状態患者が意識不明あるいは意思無能力であるときには，その「推定的」な延命措置拒絶の意思により，尊厳死が合法となるという見解がある。すなわち，生命維持装置を取り外すという形態による消極的安楽死は，病者の現実的意思にもとづく場合ばかりでなく，推定的なそれにもとづく場合にも，任意的なものであるとするのである。このような論理は，医療における患者の自己決定権を重視する西ドイツの学説によって支持されることが多い[37]。たとえばガイレンは，「継続的な死苦，または無意識の植物状態を，死にかけている者が推定的に望んでいるとみなすことは，まったく非現実的であろう」から，延命措置の中断が許されるのは当然で，むしろ，それを実行することが許されないという[38]。わが国でも同様の見解がある[39]。

たしかに，医療行為は患者の推定的意思に合致するときは合法である。治療行為は患者の生命を救助しあるいは身体的利益を増進する客観的傾向を有する行為であるから，自己の病状，行なわれるべき治療行為の性質を認識したなら，患者がそれに同意を与える蓋然性が高い。従って，通常の治療行為においては推定的同意によってその合法性を認めるべき場合が多いと考えられる[40]。しかし，延命措置の中断に同意を与えることにより，自己の生命

---

[37] A. Schönke & H. Schröder, Strafgesetzbuch. Kommentar Vor §§ 211 ff. n. 28（A. Eser 21. ed. 1982）参照。
[38] G. Geilen, Euthanasie und Selbstbestimmung 20-21 (1975)．
[39] 大谷實『刑法各論の諸問題（上）』（立花書房，1982年）57頁以下。なお，同『刑法講義各論』（成文堂，1983年）31頁，参照。
[40] 町野朔「治療行為における患者の意思——刑法上の違法阻却論との関連において

◇第2章　法律問題としての「尊厳死」

が短縮されることを承認する病者の意思が，このような蓋然性をもって予測しうるといえるかは疑問である。植物状態患者には，一般的に延命措置を拒否する意思が推定されるとすることには，悲惨な状態での延命より，早期で安らかな死の方が本人の利益であるという，客観的に「合理的な」判断を本人の意思として擬制しているのではないかという疑いを払拭しえない[41]。

そこで西ドイツの学説には，意識不明の病者の推定的意思は，あくまでも「個人的な」ものでなければならないとして，彼の治療の拒絶・中断の推定的意思は，後述の living will（生前発効遺言）などによる事前の意思表明という手掛りがある場合にのみ認めることが可能だとするものがある[42]。植物状態におちいった患者が，このような事前の意思表明を行なっているような事例はむしろ異例であろうから，これは，問題となる殆どの場合に，延命措置中断の合法性を病者の推定的意思によって導くことをあきらめることである。しかも，健全な状態で自分の病状に現実に直面することなくなされた延命措置拒絶の意思表明が，はたして，その現実の場における拒絶意思を推定させるに足りる手掛りとなりうるかも疑問である。「生命放棄の推定的意思」を認めるのはきわめて困難であると同時に，危険なことであるといわなければならない。

20歳で健康なカレン・アン・クィンランは，レスピレイターをつけられている他人のことに関連して，自分の母親と友人に，自分ならそれを撤去することを選ぶだろうといったことがあった。しかし，ニュージャージー高等裁判所は，「この会話は理論上のものである。彼女自身が，死に個人的にかかわっていたわけではない。死が明白な選択であるというまじめな落ちついた事実のもとではない」として，彼女の事前の言明は，彼女が自分自身についてレスピレイター撤去を選択するであろうことを証明するに足りないとした。同州最高裁判所も，その判断を支持した[43]。

―――――

(2)」上智法学論集24巻2号（1981年）93頁以下，参照。
(41) 丸山雅夫「安楽死と生存無価値な生命の毀滅（2）」ノートルダム清心女子大学紀要文化学編6巻1号（1982年）86頁。
(42) A. Eser, *Lebenserhaltungspflicht und Behandlungsabbruch in Rechtlicher Sicht* in Zwischen Heilauftrag und Sterbehilfe. Zum Behandlungsabbruch aus. Ethischer, Medizinischer und Rechtlicher Sicht 114-115 (A. Auer, H. Menzel & A. Eser. 1977).
(43) しかし，最高裁判所が別の論理で彼女の推定的意思を認めたことは，すぐ後に述べ

245

2 「プライバシーの権利」としての尊厳死

(1) クィンラン判決

以上のような問題があるにもかかわらず、アメリカの裁判所は、意識不明あるいは判断無能力の状態にある病者の治療・延命措置中断を、病者の推定的意思を根拠として認めようとする。その嚆矢をなしたのは、カレン・アン・クィンランの事件に関する1976年のニュージャージー最高裁判所判決である[44]。

この事件は、原因不明の事故により遷延性植物状態におちいり、レスピレイターにつながれることとなったカレン（当時21歳）のために、その父ヨゼフ・クィンランが、裁判所に対して、自分を娘の身上後見人に任命し、彼女の生命を維持している通常外の医療措置をすべて打ち切る（レスピレイターの撤去も当然含まれる）ことを認可する権限を彼に与えるよう申し立てたことから始まった[45]。ニュージャージー高等裁判所は、大略、次のような理由でこの申立てを退けた[46]。

　　カレンからレスピレイターを撤去すべきか否かはカレンの主治医に委ねられるべき医療上の決定であり、司法上の決定事項ではない。主治医が医学的な立場からその撤去を拒否している本件で、裁判所が介入することはできない。カレンに判断能力があるならレスピレイター撤去を選択したであろうということは証明されていない。裁判所は無能力者を保護する権能は持つが、レスピレイター撤去を命じてその生命を奪う権限は有しない。

しかし、最高裁判所は、この判決を破棄して次のように判示した。

るとおりである。
(44) *In re* Quinlan, 70 N. J. 10, 355 A. 2d 647 (1976). 唄孝一「続・解題カレン事件——シュプリーム・コートの場合」ジュリスト622号（1976年）60頁以下、参照。
(45) ジャーナリストによる本事件のルポルタージュとして、B. D. コーレン（吉野博高訳）『カレン 生と死』（二見書房、1976年）。
(46) *In re* Quinlan, 137 N. J. Super. 227, 348 A. 2d 801 (Ch. Div. 1975). 唄孝一「解題・カレン事件——シュピリア・コートの場合」ジュリスト616号（1976年）58頁以下、参照。なお、本判決を書いた裁判官に対する唄教授のインタビューを見よ。唄孝一「カレン事件をめぐって」ジュリスト712号（1980年）138頁、713号（同年）108頁、714号（同年）110頁。

カレンの父をカレンの身上後見人に任命し，彼に彼女を治療する医師を選択する権限を与える。主治医が，彼女が現在の昏睡状態から認識と知性のある状態へと回復する合理的な可能性がなく，彼女に使用されている生命維持措置が中断されるべきだという結論に達し，カレンの家族と後見人（すなわち父）の同意が得られたならば，カレンが入院している医療施設の「倫理委員会」にはかり，その委員会も彼女に回復の可能性がないということに賛成するなら，生命維持措置を撤去することができる。これに関しては，関係者は，民・刑事のいかなる責任も問われることはない。

　注意すべきことは，本判決は原判決と同様に，生命維持装置の取外しの権限を直接父親に与えることを拒否していることである。カレンの父が彼女の主治医を変更し，彼が延命措置中断を決定し，さらに病院の「倫理委員会」の同意を得たうえで，初めて中断をなしうるという，責任を分散させた決定プロセスのみを承認するというニュージャージー最高裁判所の考え方は，実質的には，医療上の決定をオーソライズしなければならないという高等裁判所の考え方と相違はない。ただ，父親が治療措置打切りの方針に好意的な医師をカレンの主治医に選択する権利を行使することによって，間接的に，生命維持装置取外しの結果に到達しうることが認められているにすぎない。
　しかし，このクィンラン判決は，以上のモデストな結論を導き出すために，カレンの治療拒否権は憲法上の保護を受け，しかもその権利は彼女の父親が代行して主張しうるという，大胆な倫理を展開したのである。ニュージャージー最高裁判所は次のように述べる。

　　合衆国連邦最高裁判所は，妊娠中絶を決定する女性のプライバシーの権利は憲法上の保護を受け，胎児の生命の保護という州の利益がそれに優越すると認められるときにのみ，堕胎を禁止することができるとしている（ウェイド判決）[47]。このプライバシー権は，医師の治療を拒絶する患者の権利をも包含する。そして，とられている医療措置が病者の身体を侵襲する程度が高くなるのに比例して，また，病者の回復の見込みが小さくなる

---

(47) Roe v. Wade, 410 U. S. 113 (1973).

のに比例して，州の利益——人の生命を保護し，その最善の判断に従って医療を行なうという医師の権利の保護——が減弱し，個人のプライバシー権が増大する。

　24時間の濃厚なナーシング・ケア，抗生物質の使用，レスピレイター，カテーテルなど，植物状態にあるカレンになされている医療措置の侵襲の程度はきわめて高く，彼女は死に瀕しており認識ある状態にあり，回復する見込みはないと思われるから，彼女は治療を拒絶するプライバシーの権利を有する。カレンの場合は，エホバの証人が身体への侵襲の程度が小さい輸血措置を信仰に反するとして拒否し，簡単に維持することのできるはずの自己の生命を放棄する場合とは異なっている。

　彼女は現在無能力状態であり，自己の有するプライバシー権を行使することはできない。このような状況では，彼女の後見人と家族とが，彼女にかわって権利を行使することを認めるべきである。彼らが，彼女は治療拒絶を決定するであろうという結論に到達したなら，それは社会的にも受け入れられなければならない。なぜなら，社会の構成員の圧倒的多数は，同様の状況下では，そのように決定するであろうからである。

(2) **サイケヴィッチ判決**

　病者の延命拒否権も憲法上のプライバシーの権利であり，それに優越する州の利益が存在しない以上尊重されなければならないとし，権利行使が事実上不可能な意思無能力者については，その推定的意思を基準とすべきだというクィンラン判決の趣旨は，すぐその後のマサチューセッツ最高裁判所のサイケヴィッチ判決[48]で，さらに徹底したかたちで確認された。

　ジョゼフ・サイケヴィッチは当時67歳で，I. Q. が10，精神年齢はおよそ2年8月の重度精神薄弱者であった。言語によるコミュニケイションは不能で，ただ動作などによって自分の欲求を伝えたり，答えたりするにすぎない。彼は50年以上も州の施設に収容されていたが，現在収容されている施設で，不治の病である急性の骨髄芽球性単球性白血病に罹患していると診断された。

---

(48) Superintendent of Belchertown v. Saikewicz, 1977 Mass. Adv. Sch. 2461, 370 N. E. 2d 417（1977）。本判決については，丸山英二「サイケヴィッチ事件——無能力者の延命拒否権をめぐって」ジュリスト673号（1978年）109頁，参照。

◇第2章　法律問題としての「尊厳死」

その治療のためには，数週間薬物を投与するという化学療法があるが，それによっても30～50％の確率で病気の鎮静が見込まれるにすぎず，サイケヴィッチは老齢であるので，その可能性はより低いと思われる。しかも，幸いに鎮静状態がもたらされたとしても，それは2～13月しか続かない。さらに加えて，この化学療法は正常な細胞を破壊し，骨髄を侵害するため，貧血・出血などの副作用がおこり，そのために死亡することもある。これに対して，治療を行なわずに病勢の進行にまかせた場合，サイケヴィッチは数週あるいは数ヵ月のうちに苦痛なく死ぬことになろう。

サイケヴィッチが収容されている施設の長らの申立てを受けた検認裁判所は，彼の訴訟上の後見人を任命した。後見人は，治療を行なわないことがサイケヴィッチの最善の利益であるという報告書を提出し，検認裁判所はそれに賛成し，彼に白血病の治療を行なってはならないこと，サイケヴィッチの健康を維持し苦痛を減少させるそのほかの措置をとるべきことを命令した。検認裁判所からの質問を受けてこの命令を審査したマサチューセッツ最高裁判所は，これを是認した。

その判決は，クィンラン判決を引用して，患者の治療拒絶権は憲法上のプライバシー権にもとづくものであると，患者にその権利を主張する能力のない場合には後見人による代理主張が認められるべきであること，生命の保護を中心とする州の利益がプライバシー権に優越しないときには，延命拒否権が認められるべきことを判示する。

しかし，同判決は，無能力者にかわって治療を拒絶するか否かを決定するに際しての基準となる彼の推定的選択については，無能力者本人が何を望み何を必要とするかという主観的な観点によらなければならないとして，クィンラン判決が，延命措置の中断が社会の構成員の圧倒的多数の選択と合致することを基準としたのに対して批判的な態度をとる。判決は次のようにいう。

　　サイケヴィッチの状態におかれた能力者は，自己の病状と化学療法の意義・効果・副作用を十分認識したならば苛酷な化学療法を選ぶであろうが，サイケヴィッチ自身は無能力者であり，化学療法によりもたらされる苦痛がどのような意味を持つかを認識しえないのであるから，本人には無意味で恐ろしいものとしか感じられない治療に同意するとは思われない。し

249

がって、サイケヴィッチの延命医療措置拒絶の意思を推定すべきである。また、延命治療実施の可否は、任命された後見人の報告を検討した裁判所によって最終的に決定されるべきであり、この決定の責任を、患者の後見人、倫理委員会に委譲することはできない。この点からも、クィンラン判決は不当である。生と死に関する困難で恐ろしい問題を決定することは司法の責任でなければならない。

(3) 尊厳死と「生命の質」

このようにして、伝統的に認められてきた患者の自己決定権、連邦最高裁判所のウェイド判決によって認められた広い憲法上のプライバシー権概念を用いることにより、無能力者についての延命措置継続の可否についても、彼の意思、しかも現実的な意思ではなく推定的な意思を基準にすべきだという考え方は、アメリカの判例を支配するに至った[49]。そして、延命措置拒否権を患者のプライバシー権とする以上、サイケヴィッチ判決が、無能力の病者の主観的推定的意思を基準としたことは、きわめて論理的であるともいえる。また、同判決が、その基準に従った決定を医療側に委ねることを拒否したのも、患者の自己決定権は医学的関心からは独立して尊重されなければならず、医学的裁量権の範囲外にあるものであると伝統的に観念されてきたものである[50]以上、論理的な帰結である。

しかし、このような解決策には多くの疑問がある。

そもそも治療拒絶権がすぐれて個人的な性格を持つプライバシーの権利であるなら、それが無能力者本人によってではなく、彼の後見人によって主張されうることを認めるのは背理であると思われる[51]。しかもそれが「死を選ぶ権利」であるときには、すでに述べたように（Ⅰ3(2)）、これは後見人という他人が、本人を殺す権利を有することを認めることになりかねない。

---

[49] 唄孝一「アメリカにおけるいわゆる『死ぬ権利』（？）判決の動向――医療と裁判との間で」同編『医療と法と倫理』（岩波書店、1983年）462頁以下、参照。
[50] 新見育文「医師と患者の関係――説明と同意の法的側面（1）」名古屋大学法政論集64号（1975年）85頁以下、参照。
[51] 唄・前掲注(44)74頁；町野朔「安楽死――ひとつの視点（2）」ジュリスト631号（1977年）114頁〔本書第5部第1章〕；中山研一「植物状態患者をめぐる法的問題（下）」ジュリスト665号（1978年）97頁；丸山・前掲注(48)117頁以下。

◇第2章　法律問題としての「尊厳死」

　これも前述のように，無能力者の推定的意思を認定するのは困難な作業である。クィンラン判決のように，社会の多くの人々が延命措置を拒絶するであろうかという客観的基準を用いるなら，サイケヴィッチ判決の批判するように，それは病者自身の推定的意思からは離れることになる。しかし，そうかといってサイケヴィッチ判決のように，「本人が何を望み，何を必要とするか」という主観的基準を用いるなら，その認定はきわめて困難で不確かなものとなる。推定的意思の認定が直ちに本人の生と死に関することだけに，このような不安定な基準は用いることはできないであろう。
　しかも，病者の生来性の無能力状態をも考慮に入れるべきだというサイケヴィッチ判決の論理によるなら，サイケヴィッチに限らずすべての知的障害者，さらには重症障害児の推定的な拒絶意思をも推定すべきことになり，一律にこれらの者に延命措置を施すべきでないという結論になろう。なぜなら，これらの者は，医療措置の持つ意味を理解しうる能力を有したことがかつてないのであるから，そのもたらす苦痛・恐怖の故に拒絶するであろうからである。サイケヴィッチ判決が，病者の主観的な事情として具体的に考慮したものは，彼の無能力状態だけであったこと[52]は，同判決が主観的基準を採用した動機は，精神的に健全な人なら治療を選択するであろう客観的状況にある場合にも，生来性の精神薄弱者であるサイケヴィッチには尊厳死を認めることができるという結論を導くためであったと推察しうるのである。同判決は，「もし仮に治療が鎮静をもたらしたなら，彼に可能な生命の質」をも考慮して治療の中止を命じうるとした原判決は，「生命の価値の高低」を認めるものだとして，これを「断固拒否する」とはしたが，実質的には，場所と表現を変えて，原判決の思想を是認しているのである。
　第3に，クィンラン／サイケヴィッチ両判決を通じてとられている比較衡量論――病者のプライバシー権に属する延命措置拒絶権と州の有する利益，特に病者の生命保護についてのそれとを比較衡量するとき，病者の生命の回復の可能性が小さく，ただその死の過程を引き延ばすことが可能であるにすぎないときには，前者が後者に優越する――にも重大な問題がある。

---

(52) 丸山英二「臓器移殖および死を選ぶ権利における Substituted Judgement の法理」アメリカ法〔1971-1〕，43頁以下，参照。

251

この論理は，胎児の生命の保護について州の有する利益は胎児が成長するに従って大きくなり，胎児が母体を離れても生存可能な段階（おおむね妊娠6月）に到着したときは，妊娠を中絶する母親のプライバシー権に優越する（中絶を処罰しても憲法違反とはならない）が，妊娠前期（おおむね3月）までは，胎児の生存可能性は小さいから，母親の中絶する権利が優越するというウェイド判決の論理をあてはめたものである。いいかえると，生存可能性が，生命の保護についての州の利益に影響を持つという命題を，人間の生命の始まりの段階のみならず，その終末にも妥当させたのである[53]。しかし，ウェイド判決は，胎児はいまだ人間ではなく，人間としての権利を有しないことを前提としていた。胎児については，その生存の可能性を考慮して中絶の許容性を決することができるとしても，すでに人間である生命についても，その生存可能性が小さいときには，保護の必要性が低下するということを肯定することはできないはずである。

　ウェイド判決からクィンラン判決へのプライバシー権の拡張は，回復の可能性が少なく，悲惨な状態の患者は，国家による保護が低下するという「生命の質」の考え方を包含するに至ったのである[54]。

　以上のように，患者の自己決定権，プライバシーの権利を基礎とする尊厳死論は，病者が無能力者である場合にもその推定的意思を援用して尊厳死を認めることによって，その出発点にあたって拒否しようとした「生命の質」による安楽死論にふたたび傾斜するという皮肉な結果を招いたのである。わが国では，「生命の質」を考慮することは許されないが，「生命の量」を考慮して，量の低下した生命は法益としての保護の必要性が低下したと考えることは許される，人工呼吸器等の機械の援助を受けている生命は，機械に依存する度合が高度になるのに応じて「保護法益性は減少してゆく」と主張する論者もいる[55]が，これがまさに，以上の意味で生命の質を考慮するものなのである。具体的にも，ペース・メイカー，人工透析により生活している人

---

(53) Comment, *The Tragic Choice: Termination of Care for Patients in a Permanent Vegetative State*, 51 N. Y. U. L. REV. 285, 291-293 (1976).

(54) Cincotta, *The Quality of Life*, 25 CATHOLIC LAW. 13, 28-29 (1979)，参照。

(55) 宮野彬「患者の死ぬ権利と法」明治学院論叢法学研究265号（1978年）161頁；同「生命維持装置の取外しと刑法」刑法雑誌22巻3・4号（1979年）385頁。

間の生命は，そうでない人々の生命より保護に値しないという命題を認めることはできない。

3　病者の利益の保護
(1)　病者の利益と病者の自己決定

　推定的なものであるとはいえ，病者の「意思」を基礎に据える尊厳死論は，病者本人の利益のみが考慮すべき要素であることを認識し，「患者外的な」要素，たとえば，延命措置の継続が家族にとって経済的・精神的に負担になるか，病院の運営に支障をもたらさないかなどといった考慮を排除しようとしたところに積極的な意味があった。積極的安楽死の場合に，死苦にさいなまれた短い生命と，死苦から解放された安らかな死とのいずれが「患者本人の利益」であるかの判断は，病者のみがなしうべきことであり，客観的・一方的に後者が彼の利益であるとして安楽死をなすことはできない。この意味で，一般医療の場における患者の自己決定権の思想は，積極的安楽死にも及ぼされなければならない[56]。延命措置中断の合法性が，病者の自己決定権，プライバシーの権利によって基礎付けられうるとする考え方は，尊厳死においてもこのような考え方を貫こうとするものであるが，安楽死の場合に基準とされた死を選ぶ病者の現実的意思ではなく，推定的意思を基準とせざるをえなくなったため，すでに述べたような問題を生じさせるに至ったのである。
　しかし，積極的安楽死と消極的安楽死たる尊厳死とは，行為の性格が基本

---

(56)　町野朔「安楽死――ひとつの視点（1）・（2・完）」ジュリスト630号（1977年）64頁，631号（1977年）115頁以下〔本書第5部第1章〕，参照。もっとも，このようにいうことは，病者の意思にもとづく積極的安楽死の合法性を単に肯定しなければならないということではない。刑法202条は，被殺者の意思にもとづく殺害行為をも処罰している。このことは，それが個人法益であっても，生命という重大な法益の放棄は認めることはできないという後見的立場を刑法がとっていることを意味している。本文で述べたような客観的な利益衡量が，このような後見的保護の必要性を欠落させるという限界的事例においてのみ，病者本人の生命放棄の意思に違法阻却の効果を認めることができよう。福田雅章「安楽死」莇立明＝中井美雄編『医療過誤法入門』（青林書院新社，1979年）252頁以下；町野朔「被害者の承諾」西原春夫ほか編『判例刑法研究2　違法性』（有斐閣，1981年）186頁・194頁，参照。他方，いかなる場合でも，このような後見的配慮がなくなることはありえないとする立場では，積極的安楽死の合法性は一切認めることができない，ということになる。

的に異なっている。前述のように前者は病者の生命を積極的に奪う行為であり，それが合法でありうるとすれば，患者の現実的意思にもとづくものであることが最小限の要請でなければならない。これに対して後者は，病者の生命を延長せず病勢の推移にまかせるという消極的な行為である。それが，最初から延命のための医療措置をあえてとらないという「不作為」であれ（たとえばサイケヴィッチ事件），すでに病者につけられたレスピレイターを撤去するという「作為」であれ（例えばクィンラン事件），尊厳死行為のこのような性格にかわるところはない[57]。この行為が違法となるためには，行為者が生命を延長する法的な義務を有し，彼がそれに違反した場合に限られる。一般的にいうなら，他人の生命を救助し，あるいは延長する義務はすべての場合において，そしてすべての人について，存在するわけではない。このことは，他人の生命を救わずに死亡させる不作為が，常に殺人罪・過失致死罪を成立させるわけではなく，ただその他人の生命を保護するための積極的な行為に出る「作為義務」が不作為者に存在するときにのみ，その可能性があるにとどまるということからも理解しうる。すなわち，延命措置中断行為としての尊厳死は，病者の現実的意思にもとづかないときでも合法となりうるのである。そして，意思能力ある病者が延命措置を拒絶する場合には，医師は延命義務を負わないことになり，病者の意思に従った医師の行為は合法となる。これが前述の任意的尊厳死の場合である（Ⅰ3(1)）。

　問題は，それ以外の場合に，医師の治療開始・継続義務が，どのような状況で存在し，あるいは存在しなくなるのかである。医師は患者の治療を引き受けた場合には，一般的に治療を継続し，その生命を維持する義務を負うと考えられる[58]。しかし，病者の回復の見込みが皆無で，医療措置の継続が

---

[57] 尊厳死行為が，外形的に作為とみられるか不作為とみられるかによって，その法的性格に相違がないことは，現在では一般的に承認を受けているところである。たとえば，平野龍一「刑法における『出生』と『死亡』」『犯罪論の諸問題（下）各論』（有斐閣，1982年）273頁以下。ドイツ法について，A. SCHÖNKE & H. SCHRÖDER, *supra* note (37), Vor §§211 ff. n. 32. 英米法について，Fletcher, *Prolonging Life*, 42 WASH. L. REV. 999 (1967). なお，『大統領委員会報告書』も，積極的安楽死の肯認は殺人を禁止する公序に違反するとするが，行為の許容性はその作為・不作為から直ちに導かれるものでないとしている。PRESIDENT'S COMMISSION FOR THE STUDY OF ETHICAL PROBLEMS IN MEDICINE AND BIOMEDICAL AND BEHAVIORAL RESEARCH, *supra* note (17), at 4, 62-73 (1983).

[58] 中森喜彦「医師の診療引受義務違反と刑事責任」法学論叢91巻1号（1972年）1

患者にとって無益と思われるような状況でも，直ちに医師に延命措置開始・継続義務があるとすることはできない。このような場合，延命措置を継続するか，それを中断するかは，医師が医療上の判断に従って決すべきことである。

　患者の自己決定権，プライバシーの権利にもとづいて医療措置中断を認める考え方を一貫すれば，そのような患者の「権利」が存在する場合には，それを無視して医療を継続する行為は専断的治療行為であり，英米では民事責任，ドイツでは刑事責任をも発生させることになろう。すなわち，延命措置の打切りは，医師の法的義務であることになる。白血病の治療をしないことを許すというのではなく，それをすることを禁ずるというサイケヴィッチ判決の結論は，同判決が延命措置の忌避を病者の自己決定権の保護に求めたのである以上，一貫しているといえよう。だが，以上のように考えるなら，医師は一定の要件が備われば延命措置を打ち切ることが許されるが，継続することも同じく許されることになる。この意味で，医師は一定の範囲内で延命措置継続の可否についての裁量権を有する，ということができよう。積極的安楽死のときに，病者本人の利益の確保に奉仕するものは，彼の主観的な死を選ぶ権利の発動・不発動であった。意思無能力者についての尊厳死という極限的な状況においては，彼の権利の行使は不可能であり，病者の利益の保護は「良心的な医師」の手に委ねられなければならないのである。

(2) ディナーステイン判決

　自分の意思を表明しえない人間の生と死を決定する権利を他人に認めることは，それが後述のように限られた範囲においてであるにしても，心理的抵抗があることは否定しえない。特に，医療の場における患者の主体性の回復，医師の専権の抑制の必要がいわれている現在，患者の生死を決定する権利を医師の手に委ねることには，さらに抵抗があろう。アメリカでは，これは，延命措置実行・中断の決定は，司法の介入を必要とするかという問題として，論議を呼ぶところとなった。

　クィンラン判決は，病者の意識が回復する可能性がなく生命維持装置は取

頁；金沢文雄「医師の応招義務と刑事責任」法律時報47巻10号（1975年）39頁，参照。

り外されるべきであるとの結論に到達した主治医は，病者の後見人，家族の同意を得たうえで，病院の「倫理委員会」にそのことをはかり，それも主治医の結論に賛成したときは，生命維持装置を取りはずすことができるとし，「倫理委員会」の結論については，改めて裁判所の審査・確認を必要としないとした。同判決によると，この段階で司法が介入することは，「医プロフェッションの管轄領域に対するいわれのない侵入となるばかりでなく，不可能なほどやっかいなものとなるから」である。

しかし，サイケヴィッチ判決は，中断の可否を医療側の決定，なかんずく「倫理委員会」の裁可に委ねる考え方を，終局的な決定責任を裁判所から奪うものだと非難した。「我々は，この最も困難にして恐ろしい問題，生命延長の可能性のある治療が，自分自身の決定をなしえない人間に差し控えられるべきかという問題を司法が解決することが，医療慣行への『いわれのない侵害』となるとは考えない。むしろ，生と死に関するこのような問題は，距離を保ってはいるが情熱的な調査・決定のプロセスを必要とすると思われる。そして，これがまさに，統治機構の司法部を創設する基礎となる理念なのである」。

サイケヴィッチ判決は，生と死の問題を公平かつ情熱的に取り扱う能力が医師にはない，という裁判所の医プロフェッションに対する不信を露骨に示したものであると解釈され，アメリカの医療関係者の間に激しい反発をひきおこした[59]。この判決によって，意識不明の末期状態にある病者に延命措置を中断するには，いちいち裁判所に行かなければならなくなったと信じたマサチューセッツ州の医師達は，この判例を変更する立法の試みを始めた[60]。しかし，サイケヴィッチ判決のすぐあとに出たマサチューセッツ高等裁判所のディナーステイン判決[61]は，サイケヴィッチ判決を制限的に理解することにより，医療側の裁量の余地を残した。

---

[59] Annas, *Reconciling Quinlan and Saikewicz: Decision-Making for the Terminally Ill Incompetent, 4* AM. J. L. & MED. 367, 369-371, 385-391 (1979); Note, *No-Code Orders vs. Resuscitation: The Decision to Withhold Life-Prolonging Treatment from the Terminally Ill*, 26 WAYNE L. REV. 139, 157-158 (1979), 参照。

[60] Annas, *supra* note (59), at 370 n. 8.

[61] *In re* Dinnerstein, 380 N. E. 2d 134 (Mass. App. 1978). 本判決については，唄・前掲注(49)474頁以下，参照。

◇第2章　法律問題としての「尊厳死」

　この事件は，アルツハイマー病に罹患した67歳の老婦人シャーリー・ディナーステインに関するものである。この病気は不明の原因により脳組織が破壊されて行く不治の病であり，軽快の時期なしに進行し，遷延性植物状態に至るのを通例とする。ナーシング・ホームに収容された彼女は，発作のため右半身不随となり，遷延性植物状態のまま病院のベッドに拘束され，鼻腔栄養チューブを差し込まれ，他人に排出物の始末をしてもらっている。アルツハイマー病と半身麻痺のほか，彼女には高血圧，動脈硬化症がある。余命は1年もないと思われるが，その間に心臓・呼吸機能の発作により死亡する可能性がきわめて大きい。彼女の主治医は，彼女が心肺の発作をおこしたときに緊急蘇生措置を行なわないという"no-code" orderを提案した。彼女の子どもたち（その中には医師もいた），検認裁判所によって任命された暫定後見人もこれに同意し，病院とともに，裁判所に対して，医師は，裁判所の許可なしに，患者の診療記録に"no-code" orderを記入しうることを確認する宣言的救済を求めることとともに，予備的に，もし裁判所の許可がこのorderの法律上の有効性の要件であるなら，その許可を与えるべきことを申し立てた。

　ここで，本件でも問題となった緊急蘇生措置と"no-code" orderについて説明しておく(62)。

　患者の心臓停止を告げる緊急信号（code）が病院内の放送で発せられると，特別の訓練を受けたスタッフで構成されたチームのメンバーが各部署から患者のところにかけつけ，心肺蘇生措置（cardiopulmonary resuscitation（CPR））に着手する。心臓マッサージ，胸部圧縮行為のほか，気管内にチューブを通して酸素を肺に直接送り込み，種々のプラスティック・チューブによって薬剤を静脈に送り心臓を刺激する。ときには心臓に直接

---

(62) 以下については，ディナーステイン判決の中での説明のほか，American Medical Association, *Standards for Cardiopulmonary Resuscitation (CPR) and Emergency Cardiac Care (ECC)*, 227 J. A. M. A. 837 (1974); Rabkin, Gillerman & Rice, *Orders Not to Resuscitate*, 7 NEW ENGLAND J. MED. 364 (1976); Note, *supra* note (59), at 141-144; PRESIDENT'S COMMISSION FOR THE STUDY OF ETHICAL PROBLEMS IN MEDICINE AND BIOMEDICAL AND BEHAVIORAL RESEARCH, *supra* note (57), at 231-255, 493-545，参照。

257

注射することもある。心除細動器で心臓に電気ショックを与える。大動脈を通して心臓の表面にペースメイカーを着ける。酸素の供給を断たれた脳は15分以内に死亡するため，これらの集中的・積極的な措置は，きわめて緊急を要する。他方では，心除細動機は激しい苦痛を伴う筋肉の痙攣を惹き起こすため，本事件のディナーステインのように骨脆弱症のある患者は，脊椎等を骨折し，酷い痛みを覚えることにもなる。また，このような心肺蘇生チームの人員と機器は限られているため，患者の優位順位をあらかじめきめておくことが必要となる。死が予想外のことではない末期状態にある不治の患者，蘇生努力が無益と思われるほど進行した心臓停止のような場合には，このような措置は死の過程を一時的に延長するにすぎず，むしろ禁忌であると考えられている。1974年に，全米医師協会（A.M.A.）は，「このような状況下での蘇生措置は，個人の尊厳死の権利の積極的な侵害になりうる」として，医師はこの種の患者には蘇生措置が禁忌であることを病状記録・命令書に明示し，CPRスタッフに周知されることが適切であると提案した。その後も，各地の病院，団体によって様々のポリシーが作成されている。CPR発動のcodeを放送するなという命令は，"no-code" order と呼ばれているが，ONTR（order not to resuscitate），DNR（do not resuscitate）と呼ばれることもある。

サイケヴィッチ判決の趣旨によるなら，"no-code" order も裁判所の事前の許可がない以上許されないのではないかという疑問に答えて，ディナーステイン判決は次のようにいう。

　サイケヴィッチ判決における裁判所が決定すべき「生命を延長する医療」の中断・断念とは，「治療を受けている疾病・病状の永久の，もしくは一時的な治癒・回復を目的とし，ある程度の合理的な期待があってなされる治療」の中断・断念であり，「死の行為を単に停止させるにすぎないこと」のそれについてまで，司法部の許可を必要とするというのが同判決の趣旨ではない。このような措置の採否は，「患者の病歴・病状と，彼女の家族の希望を考慮したうえで，いかなる措置が，不可逆的・末期的疾病にある病者の目前に迫った死を安らかにするのに適しているかという，特に

◇第2章　法律問題としての「尊厳死」

医プロフェッションの権利の内にある問題である。これは司法的決定にかかる問題ではなく，もっとも高次の伝統を持つ彼のプロフェッションと一致している主治医の問題である」。

　このようにして，マサチューセッツ高等裁判所は，シャーリー・ディナーステインの主治医らの求める宣言的救済を与えたのである。
　本判決は，直接には，蘇生措置実施の可否が医師の医学的決定に委ねられる場合についての判断であるが，この論理からするなら，「死の行為を単に停止させるにすぎない」ものとなった生命維持装置を，裁判所の許可なしに医師が撤去することも許されることになろう[63]。その後，マサチューセッツ最高裁判所は，末期腎臓病で老人性痴呆の79歳の患者に，透析を中断するか否かの決定を担当医と患者の妻・息子の決定に委ねた高等裁判所の判決を，サイケヴィッチ判決の趣旨によって破棄したが（スプリング判決）[64]，「医療が差し控えられるべきか否かという法的問題が法廷に提出されたときには，法廷はこの問題を決定せねばならず，何らかの私人あるいは私的グループに委ねられてはならない」としただけで，ディナーステイン判決の結論を支持している。

(3)　医師の裁量権の意義

　医師は，患者あるいは患者の家族などから依頼を受けて，患者の利益のために最善の行為を遂行する職責を負っている。だが，医師のディシジョン・メイキング・プロセスが，患者の家族，他の患者，病院，社会，医師などの関心・利害という，患者外的要素に左右されることを否定することは非現実的であろう。アメリカでのある調査は，末期状態にある患者は回復可能な患者より積極的な治療を受けることが少ないこと，医師は自分が病歴を知らない患者については機械的に蘇生措置を行なうが，患者の事情を知っている場合には，蘇生した患者が有することになる生命・生活がいかなるものであるかということを考慮して蘇生措置を行なうこと（この範囲では「生命の質」を

---

[63] Schram, Kane & Toble, *"No Code" Orders: Clarification Aftermath of Saikewicz*, 299 NEW ENGLAND J. MED. 875, 877 (1978).
[64] *In re* Spring, 405 N. E. 2d 115 (Mass. 1980). 本判決については，唄・前掲注(49)478頁以下，参照。

考慮している)、社会的圧力、医師の経験不足、蘇生術習熟についての医師の希望(教育実習の行なわれる大病院では、学年末には蘇生措置が行なわれることが少なくなる)、などによって過剰医療がなされること、を示している[65]。しかし、このような事情があるからといって、患者の生命と健康に関して、医学的・医倫理的に正しい決定をすることが期待されてきた医師から、すべての裁量権・決定権を奪うのは妥当でない。医療の場における患者の自己決定権の高調、その尊厳死論への波及の中でのディナーステイン判決・スプリング判決は、このことを改めて確認したものといえるだろう。

末期状態にある「望みなき患者」の治療をめぐる問題は、患者＝医師関係のみならず、病者の家族の問題としても考えられなければならないことはたしかである[66]。クィンラン判決は、家族は患者にもっとも近い人々であり、彼女の意思・利益をもっとも良く知る人々であるとして、家族の生命維持措置撤去の意思を重視し、ディナーステイン判決も、蘇生措置忌避については家族の同意を必要としている。たしかに、医師は、患者の最善の利益が延命措置の放棄・中断であるかを判断するために、その配偶者・両親・子供などの意見をきくことは望ましいことであろう。また、家族が反対しているのを無視して、医師が延命措置を中断するのは医療慣行に反し、好ましいことではないかも知れない。

しかし、延命措置中断の合法性について家族の同意を要件とするなら、同意を得なければならない「家族」とはどの範囲か、そのメンバーの意見が対立したときはどうするのか、家族の同意が何らかの不純な動機から出ているときにはどうなのか、というような難問に直ちに逢着することになる。家族の決定が患者外の要素によって左右される度合は、医師の決定に関してのそれよりもあるいは大きいかも知れない。このように考えるときには、法律的には、少なくとも刑法的には、家族の同意の有無を延命措置中断行為の適法性を決する要素とすることは妥当ではなかろう。なお、後述の適法性の要件を欠いている中断行為について、家族がそれを申し出で、あるいは医師の提案に家族が同意しても、それによって中断行為が適法となるものでないこと

---

(65) D. CRANE, THE SANCTITY OF SOCIAL LIFE: PHYSICIANS' TREATMENT OF CRITICALLY ILL PATIENTS 68, 80-81 (1975), cited in Note, *supra* note (59), at 165-166.
(66) 唄「解題・カレン事件——シュピリア・コートの場合」前掲注(46)75頁、参照。

はいうまでもない。
　わが国では，医師の行なった医療の継続・中断の措置が合法であったか否かが裁判所によって事後的に審査され，医師の法的責任の存否が問題とされることはありうるが，アメリカのように，医療措置実行の可否について事前に司法部が介入することが，現実問題として生ずることはなかろう。わが国では，医師の裁量という概念は，医師の行為の合法性を事後的に決定する基準として，もっぱら用いられることになろう。すでに述べたように（Ⅱ 3(1)），延命措置の実行・中断の可否が医師の裁量の範囲内にとどまる場合には，中断行為が合法であるのは勿論，延命措置を実行・継続することも合法である。サイケヴィッチ判決が「不気味」と感じられるのは，それが無能力者を本人の意思によらずして死に行かせることを認めたため[67]というよりは，「患者のプライバシーと自己決定の権利は強行される必要がある」として，サイケヴィッチの白血病の治療を禁じ，彼を死なせることを医師に命じたからである。

◆ Ⅲ ◆　尊厳死の限界

1　延命義務の不存在

　それでは，医師に病者の生命を維持する義務がなくなり，延命措置を中断・断念しても違法でなくなるのはいかなる要件の下であろうか。それを求める病者の現実的意思が存在しないにもかかわらず生命を短縮する行為が許容されるのであるから，その要件は厳格になるのは当然である。

(1)　意識の回復可能性と生命の救助可能性

　本章の冒頭に述べたように，病者に回復の見込みがないときに無益な延命措置を断念する行為が尊厳死である。しかし，「回復の見込み」とは何を意味するかは，まず第1の問題である。
　前述のように，クィンラン判決は，「カレンが現在の昏睡状態から，認識ある正気の状態（cognitive, sapient state）へと回復する，何らの合理的な可能性がないこと」を主治医，「倫理委員会」が確認することを，生命維持装

---

(67)　丸山・前掲注(48)118頁。

置撤去の要件としている。すなわち，ここでは，病者の意識回復が不可能であることが延命措置中断の許容性を根拠付けるものとされているのである。このような考え方によるなら，意識回復の可能性がない植物状態患者については，たとえその状態のまま相当永く生き続ける可能性があったとしても，尊厳死が許されることになろう。また，緊急救命医療が成功しても植物人間になることがわかっている患者には，医療を放棄することも許されることになろう。アメリカの医学界では，意識の不可逆的喪失をもって延命措置中断の時点とする見解もあり，この趣旨を立法化した自然死去が好ましいとする論者もある[68]。「日本安楽死協会」も，初期には，「回復の見込みのない意識不明（6カ月以上）の人為的な延命措置の中止」を合法化されるべき消極的安楽死とし[69]，内部ではその趣旨の「法律試案」も作られていた[70]。

「医療の任務の目標」は，人間人格の自己実現のための物理的・心理的諸前提を提供し，可能な限りそれを維持することであるという医療の「人間学的理解」から，不可逆的な意識喪失の状態に至った病者については，最低限の自己実現も存在しなくなっているから，医師の生命維持義務も存在しないとする（エーザー）[71]なら，以上のような結論も是認しうることになる。しかし，医療の目的にこのような精神主義的限定を加えることは，法律論としては危険な考え方である。たとえば，サイケヴィッチのような重度の精神薄弱者は，「人格的な自己実現」の可能性がきわめて低いものであるから，彼

---

(68) Note, *Rejection of Extraordinary Medical Care by a Terminal Patient: A Proposed Living Will Statute*, 64 IO. L. REV. 573, 646-648 (1979).
(69) 日本安楽死協会編『安楽死とは何か──安楽死国際会議の記録』（三一書房，1977年）15頁。なお，「治る見込みのない難病の治療をやめること」（！）も，合法な消極的安楽死の1つとされていた。
(70) 日本安楽死協会編『安楽死論集第2集』（人間の科学社，1977年）207頁，211頁。
(71) Eser, *Lebenserhaltungspflicht und Behandlungsabbruch in Rechtlicher Sicht* in ZWISCHEN HEILAUFTRAG UND STERBEHILFE. ZUM BEHANDLUNGSABBRUCH AUS ETHISCHER, MEDIZINISCHER UND RECHTLICHER SICHT 129-131 (A. Auer, H. Menzel & A. Eser. 1977). わが国では大嶋教授がこの考え方を支持されている。大嶋一泰「植物状態患者の取扱いと刑法」福岡大学法学論叢22巻3・4号（1977年）3頁以下；同「生命維持装置の取外しと刑法」福岡大学法学論叢23巻3・4号（1978年）12頁以下；同「生命維持装置の取外しと義務衝突」刑法雑誌22巻3・4号（1979年）79頁以下。ただし，同「生命の終焉と刑法」石原一彦ほか編『現代刑罰法大系3　個人生活と刑罰』（日本評論社，1982年）49頁・52頁，では，その趣旨は明らかでない。

◇第2章　法律問題としての「尊厳死」

に対する医師の生命維持義務は，健常人に比して，きわめて低度の内容でしかないとするのは不当であろう。医療の終局的に奉仕すべき任務は，あくまでも人間の生物学的生命の維持なのであり，その生命が人格として自己実現の可能性を持つものであるか否かという「生命の質」を，医療の本質内容に取り込むことは認められるべきではない[72]。クィンラン判決が，意識の回復可能性のない場合には延命装置を撤去しうるとしたことは，不治の意識不明の患者をかかえる家族を苦痛から解放することに役立ったことは否定できない。しかし，同判決は，このために，「すべりやすい斜面」（slippery slope）となったのである[73]。

医師の生命維持義務を阻却するに至る患者の回復不能性とは，彼の人間としての生命の回復不可能性であり，意識の回復不可能性ではない。すなわち，延命措置を講じたとしても間近に押し迫った病者の死を若干引き延ばすだけの効果しかない場合においてのみ，生命延長の措置を中断・断念することが許されるのである。

1976年に成立したカリフォルニアの「自然死法」は，「末期状態（terminal condition）の場合に生命維持装置を差し控えもしくは中断する」医師の行為が合法であると宣言したが，「末期状態」とは，「生命維持装置の適用いかんにかかわらず死に至る不治の状態」と定義されている。「カレン・アン・クィンランの悪夢」を払拭するための法律であると説明された[74]にもかかわらず，本法は，レスピレイターを取り外せばすぐに死ぬと思われるが，それを着けておけばその生命は維持しうる患者，すなわち，生命維持装置にその生存を依存している患者（クィンラン判決は，カレンをそのような患者として考えていた。しかし，この医学的判断は誤りで，レスピレイター撤去後も，まだ彼女は生き続けている）には，適用されないのである。本法以後作られた各州の自然死法の多く[75]，「死ぬ権利協会」の委託を受けてイェール・

---

[72] 内藤謙「尊厳死（2）」月刊法学教室44号（1983年）62頁以下。
[73] Collester, *Death, Dying and the Law: A Prosecutorial View of the Quinlan Case*, 30 RUTGERS L. REV. 304, 327-328 (1977)，参照。
[74] 宮野彬「カリフォルニア州の自然死法について」ジュリスト630号（1977年）65頁，参照。
[75] 全14州の各州法及びコロンビア特別区法のうち，カリフォルニア自然死法のような限定を加えていないものは，アーカンソー，ネヴァダ，ノース・キャロライナ，ヴァー

◆ 第5部 ◆ 安楽死と尊厳死

ロー・スクールの立法サーヴィス・プロジェクトによって起草された「模範法」[76]も同様の態度をとっている。クィンラン判決の立場は拒否されたのである。

　ヨーロッパでは、「スイス医学アカデミー」が、「死に行く者のための医学的援助」と題する指針を公表したが[77]、生命延長のための医療的措置を断念しうる病者を「死に行く者」(der Sterbende)に限定し、「自らの人格形成を伴った意識的な外界と関係した生活を送ることが不可能」であるだけではそのような病者となるには足りず、さらに、「基本疾患が険悪な予後を持ち、すでに不可逆的な経過を取っている」ことを必要としている。西ドイツ連邦医師会も、用語等を若干改めて同じ基準を採用したが[78]、スイス医学アカデミーの、失外套症候群が回復不能な場合にも延命義務がなくなるかのような解説[79]を削除した[80]。「ドイツ外科協会」も、「医師の業は人間の生命の維持と苦痛の緩和である」として、医師の生命延長義務が終了するのは、「不可避的に、短時間内に死に至る疾病」の存在するときである、としている[81]。

　他方では、不可逆的な意識喪失を以て延命義務の終了時とする前述のエーザーも、その「人間学的な医療目的の理解」と矛盾しつつ、植物状態患者であることは直ちに延命措置中断の理由とはならないとして、クィンラン判決

　　ヂニア法である。PRESIDENT'S COMMISSION FOR THE STUDY OF ETHICAL PROBLEMS IN MEDICINE AND BIOMEDICAL AND BEHAVIORAL RESEARCH, DECIDING TO FOREGO LIFE-SUSTAINING TREATMENT 143, 310-387 (1983)、参照。なお、日本安楽死協会編『アメリカ8州の安楽死法〔原文・全訳〕』（人間の科学社、1979年）；北山恭治『アメリカ新2州の安楽死法』（人間の科学社、1980年）参照。

(76) Id. at 313-317.
(77) *Ärztliche Hilfe für den Sterbenden. Die Richtlinien der Schweizerischen Akademie der Medizinischen Wissenschaften*, 〔1977〕DÄBL 1933. これには、大嶋教授の訳がある。大嶋一泰「スイス医学アカデミー：『死亡援助の指針』並びに『死の定義と診断のための指針』」福岡大学法学論叢24巻1号（1979年）57頁以下。
(78) Bundesärztekammer, Richtlinien für die Sterbehilfe, 〔1979〕DÄBL 957.
(79) *Supra* note (77), at 1936.
(80) Bundesärztekammer, *supra* note (78), at 958.
(81) Deutsche Gesellschaft fur Chirurgie, *Ausschluß: Behandlung Todkranker und Sterbender*, 28 ANAETHESIST 357 (1979). 以上の3指針については、なお、大嶋「生命の終焉と刑法」前掲注(71)57頁以下、参照。

に疑問を呈している(82)。わが国でも同様の尊厳死論を展開される大嶋教授も，意識とは高等な精神作用ばかりでなく，「広く何らかの刺戟に対する五感の反応」をも含むとされ，結局は，植物状態患者であるが故に延命措置を中断してよいことにはならない，とされている(83)。日本安楽死協会も，昭和53年に公表した「末期医療の特別措置法」(84)においては，「不治且つ末期の状態」の延命措置停止のみを規定しようとしている。

　以上のように，意識回復の可能性がないことをもって，尊厳死を行なうことは許されない。そのような患者の生命を維持することは医師の義務である。ただ，そのような患者が末期的状態に入り，生命回復の可能性がなくなった場合にのみ，延命措置中断が許されるのである。もちろん，患者が「末期的状態」にある，死が「間近」であるというとき，死との時間的間隔がどの程度のものをいうのかについては，依然として不明確なものがある。上述のように，カリフォルニア自然死法は，病状が「末期的」であり，延命措置を用いたとしても，死が「切迫」している場合にのみ，その中断を認める。アメリカの医学会においては，死まで2週間以下しかないときを「末期的」とするものがあり(85)，同法の解釈としてもそれを採るのが立案者の見解であったとされ，また80％以上の医師もそのように考えている。しかし，1年間までの間のより長い期間を考える医師も少なからず存在し，具体的に一致したものはない，という(86)。死が「すぐに」（soon）到来するカレンについてレスピレイターの撤去を認めたクィンラン判決（もっとも前述のように，同判決の立場では，意識回復の可能性のみが重大であって，死期の問題は直接には考慮されえない），2～13月の生命延長の可能性のある白血病治療をジョゼフに行なうことを禁じたサイケヴィッチ判決，1年は生きられないだろうシャーリーについて"no-code" orderを是認したディナーステイン判決など，

---

(82) Eser, *supra* note (71), at 131.
(83) 大嶋「生命維持装置の取外しと刑法」前掲注(71)18頁；同「生命維持装置の取外しと義務衝突」前掲注(71)86頁注2。
(84) 日本安楽死協会編『安楽死論集 第4集』（人間の科学社，1979年）308頁。
(85) Rabkin, Gillerman & Rice, *Orders Not to Resuscitate*, 295 NEW ENGLAND J. MED. 364 (1976).
(86) Note, *The California Natural Death Act: An Empirical Study of Physicians' Practices*, 31 STAN. L. REV. 913, 932-933 (1979).

裁判所の考え方も相当に幅広い。他方では，延命措置中断を，死がより近接している場合に認める傾向は，アメリカ以外で強い。たとえば，エーザーは，失外套症候群の不可逆的末期段階，具体的には脳死が押し迫っている状態のみを考え，わが国の学説も同様に考えているようである[87]。

現在の医学では死期の正確な予測は困難なこともあり，生命回復の可能性の判断基準は，このように不明確である。しかし，それにもかかわらず，意識の回復不能ではなく，生命の救助の不能こそが，延命措置中断の可否の指導的観点とされなければならないのである。

(2) **中断の許される医療措置**

延命医療を中断することが許される事態になったときにも，その病者に対して一切の医療措置を打ち切ることまで許されるわけではなく，栄養補給などの一般的医療を継続しなければならないとされている。そうすると，後者のような医療措置も病者の生命を維持・延長するものであることにかわりはないのだから，延命措置中断が許容されるとはいっても，それは部分的なものにすぎないことになる。たしかに，医師の延命義務は，可能なすべての手段を用いて患者の生命を延長するという一般的・包括的義務ではなく，病者の具体的・個別的状況に応じた医療措置を講じて彼の生命の延長をはかるという，個別的・具体的義務であるとするなら[88]，患者が末期的状態に到達したことによってレスピレイターを使ってまで延命をはかる義務はすでになくなったが，鼻腔栄養によってその生命を維持する義務は依然として存在する，というように理解することもできよう。

尊厳死を認めたアメリカの各判例も，このような延命義務の個別的・特定的理解の上に立っている。もっとも，「カレンに現在用いられている生命維持装置（life-support apparatus）」，「現在の生命維持システム（life-support system）」の撤去を許可したクィンラン判決は若干不明確であり，レスピレ

---

[87] Eser, *supra* note (71), at 123. 大嶋「生命維持装置の取外しと刑法」前掲注(71)18頁；同「生命維持装置の取外しと義務衝突」前掲注(71)80頁以下；宮野彬「生命維持装置の取外しと刑法」刑法雑誌22巻3・4号（1979年）74頁；大谷實『医療行為と法』（弘文堂，1980年）233頁；内藤謙「尊厳死（1）」月刊法学教室43号（1979年）90頁，など。内藤教授は「脳死」の段階での中断のみを合法とされる。

[88] 平野龍一「刑法における『出生』と『死亡』」『犯罪論の諸問題（下）各論』（有斐閣，1982年）274頁，参照。

◇第2章　法律問題としての「尊厳死」

イターの使用を含むすべての生命維持措置の中断をも是認するかのようにも読める。このため，カレンがレスピレイター撤去後も生存し続けている現在，後見人（カレンの父）が他の医療措置の中止を求めたときは，クィンラン判決の認める手続に従ってそれを中断することも許されるという見解[89]が生じた。実際にも，判決のあとでは，カレンの処置をめぐって混乱があったようである[90]。しかし，救済を求めて訴えを提起したカレンの父親が，「通常外の方法」による医療の打切りを求め，法廷でも静脈注射による栄養供給の中断には反対していたことからすると，やはり「通常外の医療措置」の中断のみを認めたものと解するのが自然であろう[91]。そのあとのサイケヴィッチ事件においては，検認裁判所は，裁判所が新たに認めない以上白血病の治療をすることは禁ずる，とするとともに，「そのほかの点ではサイケヴィッチの福利を保護し，彼が経験しうる苦痛・不快を可能な限り緩和するために，医学的であれそれ以外であれ，すべての合理的かつ必要な医療措置がとられるべきこと」を命じ，高等裁判所のサイケヴィッチ判決もそれを是認した。ディナーステイン事件でも，鼻腔チューブの取外しは問題とされず，判決も心肺停止のときの緊急蘇生措置の忌避を是認したにすぎない。アメリカの自然死法も中断しうる医療措置を限定している[92]。たとえばカリフォルニア自法死法は，中断の認められる「生命維持の措置」（life-sustaining procedure）とは，「生命機能を維持・回復・代替するために，機械その他の人為的手段を利用するもの」であり，「苦痛を緩和するのに必要とみなされる薬物投与あるいは医療措置を含むものではない」としている。

　しかし，中断が許容される延命医療措置と，依然として継続しなければならない医療措置との限界は，必ずしも明確とはいえない。英米では，クィン

---

[89] Cantor, *Quinlan, Privacy, and the Handling of Incompetent Dying Patients*, 30 RUTGERS L. REV. 243, 251 n. 49 (1977).

[90] Hirsch & Donovan, *The Right to Die: Medico-Legal Implications of In re Quinlan*, 30 RUTGERS L. REV. 267, 287-289 (1977), 参照。

[91] Note, *No-Code Orders us. Resuscitation: The Decision to Withhold Life-Prolonging Treatment from the Terminally Ⅲ*, 26 WAYNE L. REV. 139, 153-154 (1979). 唄孝一「F修道士の『死』——ニューヨークにおける延命拒否事件」法律時報52巻8号（1980年）65頁注1，参照。

[92] 若干例外的なのは，ニュー・メキシコの「死ぬ権利法」（1977年）であり，「単に生命過程を維持するにすぎない」継続的医療の中断を認めている。

ラン判決・サイケヴィッチ判決にも現われているように,「通常」(ordinary) と「通常外」(extraordinary) というカトリック神学の概念がよく援用され,アーカンソー,ノース・カロライナ,バーモントの自然死法のように,これをそのまま採用する立法もある[93]。たとえば,「利益を与えるという合理的な希望を提供し,かつ,過剰な費用,苦痛,その他の不都合なしに用いうるすべての薬剤,治療,手術」が「通常」の医療措置であり,これらの要素を含むか,あるいは,用いられたとしても利益を与えるという合理的な希望を提供しないであろう措置が「通常外」の医療措置である[94]。末期状態にある病者には後者を適用する必要はないが,前者は用いなければならない,とされるのである[95]。しかし,たとえば,「過剰な費用」を要するから,医療措置をとらなくてもよいということにはならない。おそらく,「通例—異例 (common-unusual)」,「簡単—複雑 (simple-complex)」という意味ではなく,当該医療が患者にとって有益 (useful) か,それとも負担 (burdensome) かということが問題なのであろう[96]。だが,このような基準によっても,何が「通常」で何が「通常外」かは,容易に判断しうるわけではない[97]。

上述のカリフォルニア自然死法を嚆矢としてアメリカ各州の立法には,「機械その他の人為的手段」を中断しうる医療措置としているものが多い。だが,そもそも医療措置に「自然的—人為的」の区別がありうるかは疑問で

---

(93) Note, *supra* note (68), at 646, 参照。
(94) N. St. John-Stevas, Life, Death and the Law 275-276 (1961), 参照。もっとも,「通常—通常外」という概念については,カトリック神学の立場においても必ずしも一致したものがあるわけではない。宮川俊行『安楽死の論理と倫理』(東京大学出版会,1979年) 150-153 頁;同「安楽死とカトリック神学」カトリック研究 35 号 (1979 年) 14 頁,参照。
(95) 注意すべきことは,「通常外の医療の中断は合法である」という古典的な命題は,病状が末期状態にあるか否かにかかわりなく妥当するものとされていたのであるが,現在の尊厳死論は,末期状態にある病者に限定して,それを主張していることである。以上に対して,宮野・前掲注(87)66 頁はやはり「通常—通常外」という概念を尊厳死の限定付けとして呈示するが,「いつ」延命医療の中断が許されるか,という問題と,「どのような」医療措置を中断しうるのかという問題とを区別していないため,不明確である。
(96) President's Commission for the Study of Ethical Problems in Medicine and Biomedical and Behavioral Research, *supra* note (75), at 82-89, 参照。
(97) 『大統領委員会報告書』は,これらの用語はあまりにも不明確で混乱を招いているとして,その使用を止める方がよいとしている。Id. at 88-89.

ある。カリフォルニアの1地方で行なわれたアンケート調査によると、人工呼吸器、人工透析、蘇生術が、自然死法にいう「人為的手段」にあたることについては大方の一致がみられたものの、静脈給養、抗生物質投与、化学療法、インシュリン療法については、医師間の不一致は著しかったという[98][99]。

おそらくは、「通常―通常外」「自然的―人為的」というような形式的基準ではなく、当該医療措置の中断が、単なる延命の放棄であるか、それとも現存する生命を積極的に短縮する行為と見られるか、という、より実質的な考え方によるしかないと思われるが、それ以上の明確な基準を定立することは不可能であると思われる。

もし、アメリカの判例のように、病者の死期がさほど切迫していない時期に延命措置中断を許容するとしたら、1年近くも生存する可能性のある病者について、他のすべての医療を放棄して、彼の死の過程をさらに加速することまで許容することはできないであろう。これに対して、延命措置中断の許容される時期をより死期の切迫した時点にとるなら、一切の延命措置・生命維持措置の放棄が法律上は許されるとしてもさほどの不都合はないと思われる。不明確な基準によって、医師が打ち切るべき延命措置の選択を誤ったときに処罰するよりは、むしろ、このような考え方をとり、中断すべき医療措置の選択を医師に委ねることの方が妥当だと思われる。前述のように、延命医療中断をきわめて遅い時期に認めるドイツおよび日本の学説が、その時点においては生命維持のための医療措置はすべて中断しうるという態度をとる[100]のは、以上のように考えるなら妥当なものといえる。西ドイツ連邦医

---

[98] Note, *supra* note [86], at 932-933.
[99] なお、日本安楽死協会は、初期には、中断しうる「人工的延命措置」として、「とくに人工呼吸装置、鼻腔栄養など」という、広い例示を掲げていたが（日本安楽死協会編・前掲注[69]15頁）、その後の「末期医療の特別措置法」（草案）では、このような例示を掲げていない。日本安楽死協会編『安楽死論集 第3集』（人間の科学社、1979年）308頁。
[100] Eser, *supra* note [71], at 137-138 n. 227. 大嶋一泰「生命維持装置の取外しと刑法」前掲注[71]22頁。これに対して内藤教授は、「肺炎・膀胱炎等の予防・治療のための抗生物質投与など」は依然として医の義務であるとされる。内藤謙「尊厳死（3）」月刊法学教室45号（1984年）81頁。これは、生命維持装置の使用が患者の生命維持にとって不必要であるためその取外しが当然許容される場合については当然のことであるが、

師会の「指針」が,「薬剤投与のほか,呼吸回復措置,酸素吸入,輸血,血液透析,人工給養などの技術的措置」を中心しうる医療措置として広く認めている[101]のも,このような考え方によるものと思われる。

ところが,このような見解も,生命延長義務が存在しない場合でも,病者の尊厳を維持する義務は依然として履行されなければならないとする。たとえば,基本的給養等の「援助を要するすべての人間に保障されるべき基礎的看護」[102],栄養補給,除痰,排尿排便への配慮,床ずれ防止,身体衛生などの基礎的看護[103],「病者の状況に応じた,かつその状況で可能な看護」および「人間的介助」(スイス医学アカデミー,西ドイツ連邦医師会の「指針」),「病者の人間的な基本的欲求に適合した医学的介助と看護」(西ドイツ外科協会の「決議」)は,延命医療措置の中断にもかかわらず,継続されなければならないとされている。

たしかに,医学的に回復不能と判断されたときから,患者は人間ではなく物として扱われても仕方がないというのは不当であろうし,病者の権利としての尊厳死を主張する趣旨にも反しよう。このような義務の懈怠は,患者の権利の不法な侵害であり,民事責任を発生させるとすることも可能かもしれない。しかし,このような義務は,患者の「尊厳」を守る義務ではあっても,その生命を保護する義務ではない。従って,刑法上は,その義務の懈怠を理由として,病者の死について医師に責任を問うことはできない。学説には,保護責任者遺棄罪・同致死罪(刑法218条1項・219条),あるいは殺人罪(同199条)が成立するというものもある[104]が,不当である。

それ以外の場合には「脳死」の段階になったときしか取外しを認めない教授の厳格な見解(内藤・前掲注(87)90頁)によるときには,リチュアリステックな意味しかないであろう。
(101) Bundesärztekammer, *supra* note (78), at 958.
(102) Eser, *supra* note (71), at 137-138.
(103) 大嶋「生命維持装置の取外しと刑法」前掲注(71)22頁。なお,同「生命の終焉と刑法」前掲注(71)60頁以下,参照。
(104) 大嶋「植物状態患者の取扱いと刑法」前掲注(71)12頁;同「生命維持装置の取外しと刑法」前掲注(71)22頁以下;同「生命維持装置の取外しと義務衝突」前掲注(71)82頁;同「生命の終焉と刑法」前掲注(71)61頁;大谷・前掲注(87)232頁;内藤・前掲注(100)81頁。

2　尊厳死立法について

(1)　「自然死法」（カリフォルニア州）と「末期医療の特別措置法」（日本安楽死協会）

　これまでもしばしばふれたアメリカの自然死法は，延命医療を拒絶する旨の事前の意思表明（living will と呼ばれる）にもとづいて，末期状態において意思表明が不可能となった病者について，医師は延命措置を中断することができるとするものである。カリフォルニア自然死法を嚆矢として，このような立法を持つに至った州は，すでに10州をこえている。日本安楽死協会の草案「末期医療の特別措置法」（昭和54年）も，これにならおうとしたものである[105]。Ⅱ1で述べたように，健康で意思能力が十分存在したときになされた抽象的な延命措置拒絶の意思表明を，現実に末期状態になったときのそれとみなすことはできない。この点で living will の法制化には基本的な疑問がある[106]が，以下では，カリフォルニア自然死法と，日本安楽死協会の提案とを比較しながら，尊厳死の立法化に関する問題点を検討する。

　カリフォルニア自然死法の立案には，同州の医師，病院団体，カトリック医療組織，プロ・ライフ・カウンシルが加わり[107]，詳細な手続要件を数多く置くとともに，慈悲殺（mercy-killing），あるいは生命を短縮する作為・不作為を許容するものではない旨の規定を置くなど，法の濫用を極力抑えるという態度がとられた。同法によると「成年」に達した人のみが，法の規定する様式に従って，生命維持措置の中断を指示する書面（指示書）を作成しうる。それには，中断の要件・態様が明記されている。指示書作成者はその内容を理解したうえでサインする。一定の養護施設に収容されている者については，その指示書作製の任意性に疑いがあるので，無効とされている。指示書作成には2人の証人の立会いと署名が必要である。指示書作成者と血族・姻族関係にある者，作成者の遺産に関して権利を有する者，作成者の医療に関係する者は，いずれも証人となることはできない。

---

(105)　北山恭治「法案審議の経過」日本安楽死協会編『安楽死論集　第3集』前掲注(99) 299頁以下，参照。

(106)　古くから，living will の法制化に疑問を表明していたものとして，Kamisar, *Some Non-Religious Views against Proposed "Mercy-Killing" Legislation*, 42 MINN. L. REV. 969 (1955).

(107)　Note, *supra* note (86), at 919 n. 27.

以上のカリフォルニア自然死法の厳格な手続は，「15歳以上」の者が「別表の書式」（これは公表されなかったようである）による指示書を作成することができ，本人が署名捺印しえない場合には，「医師2名以上」が署名捺印して本人の意思表明があったことを証明すれば足りるとする，協会案の手軽な手続とは対照的である。しかも，同案は，意思無能力者については，「裁判所の審判」で尊厳死を行なうこともできるとする。

　カリフォルニア自然死法によると，指示書はその作成後5年を経過すると効力を失う。それ以前にも指示書を破棄するか，文書または口頭による撤回の意思表示が担当医に伝えられたときには，延命措置中断の意思の撤回が有効になされうる。ところが協会案においては，指示書の有効期間の定めはなく，口頭による意思の撤回も認められていない。指示書を作成した患者が，気がかわって延命措置の継続を希望しても，医師はそれを無視することが許されるし，高校時代に作成された指示書にもとづいて老人を尊厳死させることもできる。

　カリフォルニア自然死法は，有効な指示書にもとづく尊厳死の実行を医師に強制することについて，きわめてモデストな立場をとっている。すなわち，患者が「末期状態」になったことが主治医を含む2名の医師によって確認されたときには，その前に作成された指示書は，患者が延命措置中断の意思を有していることを推知させる重要な証拠として考慮に入れることが医師に要請されているだけで，彼には延命措置を中断する義務はない。「末期状態」になってから14日以上経過して作成された指示書，あるいは，以前に作成された指示書をその時点で患者が再確認したときは，それは患者の延命措置中断の意思とみなされる。しかし，それに従って中断をしなかったとしても，医師には法的な責任が問われることはない。ただ，そのような患者を，中断の措置をとるであろう他の医師のところに移さなかった場合に，職業倫理違反として医師会の懲戒処分がありうるだけである。法案の段階では，このように指示書を「勧告的」なものと「命令的」なものとに分けることはしていなかったが，事前の意思表明は観念的なものにすぎず，それに法的な意味を与えるのは不当であるという，living will に対する古くからの批判を考慮して，事前の意思表明には弱い効果しか認めないことにしたのである[108]。

　以上に対して，協会案は，指示書の拘束力を一切認めず，ただ指示書に

従った医師の免責を肯定するにすぎない点で，よりモデストである一方，どの時期で作成された指示書であれ，それは本人の終局的な意思とみなすという態度をとっている。

以上のほか，すでに紹介したようにカリフォルニア自然死法が，延命措置中断の認められる患者の「末期状態」についての定義を置き，さらに，中断しうる延命措置を「人為的手段」として限定しているのに対して，協会案は，「延命措置の施用が単に死期を延長するにすぎない状態」において苦痛緩和措置を除いた「過剰や延命措置」を停止しうるとしているだけであり，より明確な定義，限定を置いていない。

総じて見るなら，カリフォルニア自然死法は，病者の延命措置中断の意思の認定を厳格にし，延命措置中断の時期，その態様をも限定し，その範囲内で尊厳死の実行を医師の裁量に委ねるという態度であるのに対して，協会案は，病者が指示書に延命医療拒絶の意思を表示したことを根拠として，医師に大幅な裁量権を与えるものであるといえる。

(2) 立法の限界

尊厳死そのものは一定の範囲内で合法とは認められるが，尊厳死立法は生命の侵害を公認する法律を作ることであり，絶対的であるべき人間の生命の保護に動揺を生じさせることになる，安楽死立法と同じく尊厳死立法も人間の生命の保護に対する危険な「クサビ」である，という尊厳死立法反対論は，わが国でも有力である[109]。生命の保護に例外を認める立法は，およそ認めることはできないというのなら，このような「クサビ理論」はあまりにも抽象的・観念的にすぎる。しかし，日本安楽死協会案のような，患者の署名した1枚の文書を「お墨付き」として医師にフリーハンドを与える法律は，ま

---

(108) Note, *Statutory Recognition of the Right to Die: The California Natural Death Act*, 57 B. U. L. REV. 148, 163 (1977); Note, *supra* note (86), at 922 n. 44. なお，カリフォルニア自然死法の，提案から成立までの修正過程をフォローしたものとして，唄孝一「カリフォルニア自然死法の成立過程」東京都立大学法学会雑誌22巻1号（1981年）195頁以下。
(109) 大谷實「死の判定と人工蘇生術の中断」『刑事規則の限界』（有斐閣，1978年）103頁以下；井上紫電「安楽死立法化のもたらすもの」南山法学1巻1号（1972年）33頁以下；阿南成一『安楽死』（弘文堂，1977年）118頁以下；丸山雅夫「安楽死と生存無価値な生命の毀滅（2）」ノートルダム清心女子大学紀要文化学編6巻1号（1982年）87頁以下．など．

さに，末期状態の病者の生命の保護を危うくするものである。特に，延命医療の継続・中断は，法の実効性の及び難い閉ざされた病室のなかでの出来事であるだけになおさらである。ある論者が，人工妊娠中絶を一定の要件の下で許容し，その認定を医師によらしめている「優生保護法」が，日本における堕胎天国を招いた経緯を援用して，尊厳死法の濫用の可能性を指摘する(110)のも，この点で十分に理由のあるところである。アメリカの尊厳死立法のなかにも，アーカンソー法（1977年）のように簡単で，しかも意識的に許容範囲を拡大した，日本安楽死協会案と類似したものもあるが(111)，そのほかの立法は，おおむねカリフォルニア自然死法に範を取り，細かく尊厳死の許容要件と手続とを規定している。ことが人間の生死に関わる以上，これが好ましいことはいうまでもない。

しかし他方では，カリフォルニア自然死法のように，濫用に対する恐れから，数多くの詳細・煩瑣な規定を置くことは，本来は，医師と患者の信頼関係を基礎として医師に認められてきた裁量に大きな制約を加えることになり，「病室の官僚主義」，医療現場の混乱をもたらすことになる。さらには，病者の事前の延命医療拒絶の意思表明を基礎として，現実に行なわれる延命措置中断の行為がそれと合致することを保障しようとする法律の建前は，従来までは妥当な医療慣行として是認され，合法性の枠内にあると考えられてきた医師の行為も，その要件をみたしていないものとして非合法化してしまう可能性がある。

スタンフォード・ロー・スクールの学生達によって行なわれたカリフォルニア自然死法の運用に関するアンケート調査(112)は，部分的にではあるが，このような危惧が現実的なものであることを裏書きするものである。その内容は以下のようである。

---

(110) 井上・前掲注(109)44頁以下。
(111) 本法は，全5条よりなり，これまで制定されたアメリカ各州の尊厳死法の中でもっとも簡単なものである。未成年者・無能力者については living will 作成の代理を認める（ニュー・メキシコ州の「死ぬ権利法」〔1977年〕も同様の規定を置いている）ほか，living will について特別の様式を規定せず，その有効期間，撤回についての規定もない。中断の許容時期，中断の許容される医療措置についての明示の規定もない。
(112) Note, *supra* note (86)。

全般的に，法の規定・趣旨について，医師達の誤解・無理解が顕著である。特に，延命措置の使用の有無にかかわらず病者の死が「切迫」している場合でなければ，尊厳死の要件をみたさないことを知っている医者は，全体の4分の1にも満たない。法の定義にもかかわらず，中断しうる延命措置，中断の許される時期については不明確な点があるため，医師によって適用が大きく異なる結果になっている。前述のように，同法は，末期状態になって14日以上たった時点で再確認され，もしくは新たに作成された指示書は命令的な効果を持つが，それ以外の有効な指示書は勧告的効果しか持たないとした。このため，医師の間には勧告的な指示書に従わない傾向が生じ，かえって以前より，病者の尊厳死の権利が認められにくくなったという結果が生じた。末期状態と診断されてから14日間以上意識のある人間は約半分にすぎないといわれる。従って約半分の末期状態患者は，指示書の再確認，作成をすることができず，尊厳死の権利を否定されることになる。また，死の「切迫」の時期について，半分近くの医師は24時間という短かい時間を考え，1週間を超える時間を考える者は少ない。おそらく，これは過度に尊厳死の許容範囲を狭めるものであろう。

　すでにしばしば指摘されているように，尊厳死の問題は立法になじまないというべきであろう。わが国の医療の慣行は，一般に，積極的に病者の死期を早める安楽死に対しては断固反対する立場をとりつつ，他方，無益・無用的な延命第一主義をとるものではないといわれる[113]。医療を中断して，病者を自然のままにまかせることが彼の利益になるのはいかなる場合か，という判断は，Ⅲ1で述べたような範囲内で，医師が医倫理にもとづいて決定すべき問題である。医師の行為が，その認められた限界を逸脱した場合にのみ，法が事後的に介入することがわが国で取るべき妥当な方向である。医師の裁量権を広範囲に認める立法はその濫用に歯止めがなく，医療の裁量を抑制する厳格な立法は，かえって病者の利益をはかるものとはならない。また，病者の尊厳死の権利を保護するために，この種の立法が必要だとも思われない。

---

(113) たとえば，鈴木二郎＝児玉南海雄「植物状態患者の社会的背景と今後の問題」神経研究の進歩20巻5号（1976年）188頁の叙述を見よ。

上に紹介したアンケート調査も，自然死法によっても，いつ，いかなる場合においても延命措置を継続するという態度を改めない「重大なマイノリティー」に属する医師達の存在を指摘し，自然死法の効果は，法的責任を追及されることなく延命措置を中止しうるという安心感を医師に与えたにとどまることを指摘している[114]。

◆ IV ◆ 尊厳死論の残したもの

　病者に人間らしい威厳ある死を保障するためには，無益な延命措置の中断を認めるべきではないか，という問題から出発した尊厳死論は，結局，医療を継続しても病者の切迫した死が回避不能であるという限界状況においてのみ，その断念が許されるという，従来から妥当と考えられてきた医療慣行と一致する，きわめてモデストなところに置ちついたように思われる。特に，遷延性植物状態患者については，その意識回復の不可能性を理由として尊厳死をなしえないとされたことは，そのような病者について尊厳死を論ずるのが一般的であったことを考えるなら，「尊厳死の権利」の主張は，法律論としては殆ど意味をもたなかったことを物語るものである。尊厳死論は，「過剰な延命主義」批判，「非人間的な生命より人間的な死を」という主張にもかかわらず，悲惨な状態にある不治の病者の生命も保護されなければならないことを再確認したのである。延命措置中断の可否という矮小化された法律論は，これらの病者が威厳と平和のうちに死を迎えることを可能にするためには，殆ど役に立たない議論である。そして，そもそも，冒頭に述べたように，尊厳死の問題が現在の非人間化した医療体制のなかでの病者の権利の回復・保護ということから出発したのであれば，病者に助力を与え後に人間的な死を迎えさせるのも，現代の医療と，それを生んだ社会の責任でなければならない。ことを法律論からのみ考察し，あるいは立法によって解決をはかろうとすることは，このような問題から目をそらすことでもある。前述のように，わが国で2,000人を超えると推定される植物人間の生命の維持は，その家族にとって大きな重荷となっている。2人の医師は，すでに1976年に，

---

(114) Note, *supra* note (86), at 936-940.

◇第2章　法律問題としての「尊厳死」

次のように報告している(115)。

　患者それ自身は，意識がないので何も考えてはおらず何の反応もないので一見平和そのものであるが，家族の生活環境に与える影響は，大変なものである。月々の医療費は高く，患者が一家の大黒柱であれば収入の道は絶たれるし，妻であった場合でも夫は看病に専念しなければならず，収入は極端に減少する。その上，長時間の看護によって家族は肉体的に疲労困憊し，どうしても職業的看護人を雇わざるを得ない。その看護人の費用が最近のインフレに伴って一般サラリーマンにとっては耐え得る額ではなくなるのである。患者はもちろん自力で摂食はできず，寝返りもできず，短時間の油断によって背部に褥創を作り，大小便はすべてたれ流しで，24時間のcareが必要である。8時間の雇用で4,000～5,000円としても，完全に看護をするとすれば1日には1万5,000円，1カ月では推して知るべしの金額となる。おむつの洗濯，紙おむつ代，家族の交代に要する交通費，栄養費などを加えると，間もなく生活保護家庭に転落するような悲惨な経済状態に陥るのである。
　これに加え患者の家庭にも崩壊が急速にやって来る。もし夫婦のどちらかがこの状態に陥った場合には，家庭に残されるのは子供たちだけであり，核家族化の進んできつつあるわが国においては，就学前の子供であれば他家に預けなければならなくなるし，小学校以上の場合なら，自分で食事の準備をし，後片付けをやらざるを得ない状況となる。もはや家庭団欒などということは望むべくもなく，精神的に荒廃してくる。もしも夫が仕事に出て行ったとしても，その日の食事のことから患者の将来のこと，経済状態などが脳裡をかすめ，仕事が手につかなくなる。子供も学校で身を入れて勉強することなどは到底不可能となる。
　われわれ医師は，ヒポクラテス以来，生命を一時でも延長することを使命として教育されて来たのであるが，もはや意識が回復しないことがわかっているこのような患者の生命を，1日延長させればそれだけ家庭の疲

---

(115) 鈴木二郎＝児玉南海雄「植物状態患者の社会的背景と今後の問題」神経研究の進歩20巻5号（1976年）181頁以下。

277

◆ 第5部 ◆ 安楽死と尊厳死

労困憊は増すのであり，そこにわれわれ医師としての心のジレンマが出てくる。いかに家族は一心同体でありどんな苦しみにも耐えていかなければならないとしても，きわめて長時間にわたれば，口では言い尽くせない困難を背負うことになるのはその成り行きから見ても想像できる。要するにこれら植物状態患者は，医療の進歩に伴って提供されてきた大きな新しい社会問題であり，われわれ医師のみならず社会全体の人びとが直面しなければならない避け得ざる問題なのである。

このように，尊厳死論は，植物状態患者とその家族に対する医療福祉的援助の必要性を，さらに問題としてクローズ・アップするに至るのである[116]。しかし，これまでのところ，この問題の解決にはさほどの進行は見られない。

1973年，宮城県は植物状態患者の救済のため，医療費全額免除のほか，看護料，おむつ代の供与などの措置をとることになり，山形県もそれに続くなど，東北7県を中心として自治体による植物状態患者とその家族の救援の気運は大きく盛り上がった。しかし，石油ショック後の経済状態の後退に伴い，その後の実質的進展は見られない。1974年に，「日本脳神経外科学会々員一同」が，総理大臣・厚生大臣に提出した次のような「要望書」[117]も，実を結んでいない。

---

(116) 唄孝一「脳死・安楽死・尊厳死」『ライフサイエンス入門』（『からだの科学』臨時増刊）（オーム社，1979年）185頁，参照。
(117) 鈴木＝児玉・前掲注(115)187頁。

278

◇ 第2章　法律問題としての「尊厳死」

◇ 植物状態患者および家族救済策採択要望書

　最新の医療によっても意識喪失のまま長時間生存する，いわゆる植物状態患者の社会復帰を可能にする事はほとんど不可能である。

　不慮の事故あるいは疾病によるこの種患者の発生は，家族の経済的打撃のみならず容易に家庭を崩壊し，その家族の精神的，経済的困難は想像に難くない。

　近時，交通事故，労働災害あるいは成人病の増加は，医療の充実と共にこの種患者の漸増傾向を来たし，新らしい社会問題である。

　2，3の自治体の独自の方法によって救済策を実施して大なる成果をあげ，また，2，3の自治体においてはその救済準備態勢を整えつつはあるが，未だ全国的施策としては取り上げられていない。

　古今東西，医の倫理は病苦の除去と生命の延長にあることは論を俟たない。しかしこの場合，医師の努力による生命の延長は必らずしも家族の苦痛を除去せず，さらに困難をもます結果となり，医療者は困惑を感ずるのみである。

　この救済策採択の実現は，国民に生命の尊厳を更に示し，家族の再生産意欲を昂揚して再起の道をも与え，不慮の事故に対する国民の安心感ともなり，わが国社会福祉に与える影響は極めて大なるものがあると信ずる。

　ここに日本脳神経外科学会々員一同（2,333人）は，第33回日本脳神経外科学会総会において，これに対する国家的救済策採択の請願を決議した。

　　昭和49年10月24日

　　　　　　　　　　　　日本脳神経外科学会々員一同
　　　　　　　　　　　　代表　第33回日本脳神経外科学会々長
　　　　　　　　　　　　東北大学　　　鈴　木　二　郎
　　　　　　　　　　　　内閣総理大臣　田　中　角　栄　殿
　　　　　　　　　　　　厚生大臣　　　斎　藤　邦　吉　殿

　法律論としての尊厳死論は，尊厳死をもたらさなかった。しかし，尊厳死の主張は，依然として大きな責務を我々に残している。

◆第3章◆ 「東海大学安楽死判決」覚書

　「東海大学安楽死事件」が発生してから4年ほど経った1995年3月末に横浜地方裁判所は，医師である被告人の行為に殺人罪（刑法199条）の成立を肯定し，酌量減軽（同66条・71条・68条3号）のうえ，懲役2年・執行猶予2年を言い渡し，この判決(1)は確定した。この判決は，問題となった事実関係の新しさにおいても，それに対する判断の大胆さにおいても，さらに，その意図した射程の広範さにおいても，従来の安楽死判例と同一に論じがたいものである。以下は，この判決を読んで作った覚書である。

◆ I ◆ 「最新の安楽死判例」とその背景，周辺

1　安楽死判例の回顧

まずこれまでの判例を列挙する。

　A　東京地判昭和25年4月14日（裁時58号4頁）……脳溢血で半身不随となった母に青酸カリを服用させて殺害。嘱託殺人罪。懲役1年，執行猶予2年。わが国における安楽死判決第1例であり，この判決を契機として書かれ，安楽死の適法要件を展開した小野清一郎「安楽死の問題」（1950年）(2)は，Bの判決に基本的に受け継がれ，わが国の安楽死論に大きな影響を持つことになる。

　B　名古屋高判昭和37年12月22日（高刑集15巻9号674頁）……脳溢血で倒れ，激痛を訴える父に殺虫剤入りの牛乳を飲ませて殺害。嘱託殺人罪。懲役1年，執行猶予2年。Aの小野論文で展開されていた適法な安楽死の要

---

(1) 横浜地判平成7年3月28日判時1530号28頁，判タ877号3148頁。
(2) 現在は同『刑罰の本質について・その他』（有斐閣，1955年）197頁以下に所収。

件と，ほぼ同じ（もっとも後述2⑵および注⑷で見るように，「医師要件」の厳格さに関する相違はあった）6要件を掲げたものであり，以後の判例をリードするものとなる。

　C　鹿児島地判昭和50年10月1日（判時808号112頁）……肺結核等で療養中の妻を絞殺。嘱託殺人罪。懲役1年，執行猶予2年。

　D　神戸地判昭和50年10月29日（判時808号113頁）……激しいけいれん発作を起こす病弱老齢の妻を絞殺。殺人罪。懲役3年，執行猶予4年。他の安楽死判例の事案ではいずれも被殺者の嘱託が認められ，嘱託殺人罪の成否が問題とされていたのに対して，本件では就寝中の妻を見ている間に殺意が生じ，これを殺したのであり，殺人罪が肯定されている。これまでより刑が重くなっているのもこのためである。

　E　大阪地判昭和52年11月30日（判時879号158頁）……末期癌の妻の懇願をいれて刺し身包丁でこれを刺殺。嘱託殺人罪。懲役1年，執行猶予2年。他の事例と比べても本件における安楽死状況は切迫したものがあり，Bの名古屋高裁判例のいう「（5）医師の手によることを本則とし，これにより得ない場合には医師によりえないと首肯するに足る特別な事情があること」「（6）その方法が倫理的にも妥当なものとして認容しうるものなること」の適用が問題となったが，大阪地裁は結局この2つの要件とも満たされていないとした。弁護人の「弁論概要」と検察官の「論告要旨」を引用しながらこの判例を解説したものが，福田雅章「大阪地裁安楽死事件解題」阪大法学108号（1978年）185頁である。

　F　高知地判平成2年9月17日（判時1363号160頁）……軟骨肉腫の妻の頸部を剃刀で切り，さらに頸部を締め殺害。嘱託殺人罪。懲役3年，執行猶予1年。実刑は言い渡されなかったとはいえ，量刑がこれまでの嘱託殺人罪を認めた判例より重くなっていることが注目される。また，（5）を「e　医師の手によって行われるべきもの」，（6）を「f　安楽死の方法がそれ自体社会通念上，相当な方法であること」と，それぞれモディファイしているほか，そのまま6要件を墨守した見解を示している点において，実務におけるB判例の定着を示したものといえる。

2 医師・患者関係 —— 安楽死場面の変容と本判決

　これらすべての判例における行為者は、被殺者の子や夫であり、医師ではない。そして、入院中の妻に付き添っていた夫がこれを殺したというEの例を別とすれば、行為はいずれも病院ではない被殺者の自宅で行われている。本判決の事案においては、医師が、しかも患者の担当医が患者の家族の意を受けて、病院内で安楽死を実行している。要するに、この安楽死は医師・患者関係において初めて実行されたのである。

　(1)　従って本判決の「量刑の理由」のキーワードをなしたのも、「末期医療」である。判決は、消えつつある生命の軽視、患者の意思の不尊重などによる誤った生命の短縮が行われることによって、国民の末期医療に対する不信と不安が招来されるということを、被告人を非難すべき事情として考慮する。家族などによって単発的・偶発的に行われる安楽死行為に刑法が事後的に対応してきたのとは異なり、「病院で死ぬこと」が一般的になっている現在において —— もちろん、末期医療の将来がいかにあるべきかは別論である[3] ——、本件のような病院内の医師の行為が問題となるときには、日本の医療体制のあり方に対する国民の信頼をも考慮せざるを得ない。ここにはこれまでの安楽死事件におけるのより、刑を重くする理由が存在する。

　他方、判決は、被告人が勤務していた病院における末期医療体制の不備により被告人に加重な負担がかかっていたこと、末期医療の現場においてその意思が重視されるべき家族の懇願・要請が存在したこと、未だ医療現場においては末期医療のあり方についての確たる思考が存在せず、被告人の行為も戸惑いと苦悩のなかで敢行されたことを、酌むべき事情としてあげる。このようにして判決は、Fを例外として、嘱託殺人としての安楽死に関するほぼ一致した量刑であったかのようにみえた「懲役1年・執行猶予2年」より重い、「懲役2年・執行猶予2年」を言い渡したが、これは、嘱託殺人罪ではない、普通殺人罪の量刑としては相当に軽いものであった（同じく普通殺人罪が肯定されていたDでは、懲役3年、執行猶予4年である）。

　(2)　名古屋高裁判例の第5要件、いわゆる「医師要件」は充足することが

───────────

[3] 山崎章郎『病院で死ぬということ』（主婦の友社、1990年）、同『続・病院で死ぬということ』（主婦の友社、1993年）、参照。

困難なものであると考えられてきた。尊厳死，間接的安楽死はともかく，積極的安楽死を依頼されてそれに応じる医師などいないだろうから，名古屋高裁の一見大胆に見える安楽死合法論は，実はリップ・サーヴィスに過ぎなかったのではないかともいわれていたのである[4]。それ故，大学病院内で家族の依頼を受けた医師が安楽死を実行したという本事件が報道されたことは大きな衝撃であった。医師が安楽死を実行するときには，もう1つの充足することの困難な(6)の要件，殺害行為の「倫理性」（Fの判例では「相当性」）もクリアしうるかもしれない。被告人は，患者を楽にするための幾つかの措置が効果がないことがわかってから，最後に塩化カリウム剤を注射してその心臓を停止させている。毒殺，絞殺，刺殺などに比べれば，被告人の行為の方がこの要件をみたしているといいうるであろう。実務が名古屋高裁の6要件を墨守し続けるなら，この事件で合法な安楽死を認める判決が，初めて出ることになるかもしれない。それはいいことなのだろうか，などと私も考えていた[5]。

　しかし，横浜地裁は，名古屋高裁判決から意図的に離れ，患者の自己決定権を機軸とした新たな安楽死論を展開し，患者の「明示の意思表示」なくして，その家族の意思だけに基づいて行われた積極的安楽死行為を違法とした。医師・患者関係を律する基本準則とされているインフォームド・コンセントの思想が，末期医療，安楽死にも及ぼされ，患者の意思に基づかない，医師の一方的な行為が法的に非難されたのである。

3　判決理由の傍論性 ── 末期医療ガイドラインの設定

(1)　「病院で死ぬこと」が通例の現在，病院内の医師が安楽死状況に直面しそれへの対応が迫られることは決して少なくない。本件被告人のように，

---

[4] 小野博士の安楽死適法要件はほぼそのままB名古屋高裁判決に受け継がれたが，最大の相違点は医師要件に関する。小野博士は，安楽死の方法が現代医学の知識・技術から見て正当なものでなければならない以上，行為者は医師である場合が多いであろうが，医師に限られるということはない，とされていたが（小野・前掲注(2)215頁），名古屋高裁判決においては，医師以外の者が安楽死を実行することは基本的に許されないとされたのである。さらにFの大阪地裁判決は，例外を一切認めないかのように判示している。

[5] 町野朔「安楽死 ── 許される殺人？ Ⅰ」法学教室152号（1993年）68頁。

臨死患者の生命を積極的に絶つ医師が出てきても不思議ではない。このようなことが起こるのは，時間の問題だったのかも知れない。

　判決は，積極的安楽死以外にも，間接的安楽死の適法性，さらには末期医療中止の適法性，いわゆる尊厳死に関しても一般的な考察を加え，実際には起訴されていない被告人の行為の適法性をも論じている。しかも末期医療の中止の次に，間接的安楽死，直接的安楽死の適法要件を論ずるという順序である。1995年3月28日の夕刊各紙は本判決を，尊厳死に関する初めての司法判断であり，末期医療の指針を示したものと評価している。だが，ここまで判断を示す必要があったのだろうか。「司法の任務から見るとこれは先走り」であると非難する論者もいる[6]。

　判決は，他に代替手段がなくなった場合に初めて安楽死が許容されるのであるから，安楽死行為以前に行われた行為についても検討する必要があるという。たしかに，行われた殺害行為以外に苦痛を緩和・除去することが可能な合法手段があったときには当該安楽死行為は違法であるとするのなら[7]，そのような手段が存在したことを示さなければならず，いかなる苦痛緩和の措置が合法であるかを示す必要があるということになろう。しかし，このことから，被告人が現に行った様々の措置の適法性を論ずる必要性が出てくるのでないことは明らかである。許される範囲の苦痛緩和措置を抽象的に論定する必要があるとしても，被告人が現実に行った行為の適法性を論ずる必要はないからである。

　また，判決は，起訴されている行為の違法性，有責性を判断するためには，それに至るまでの行為をも含めて全体的に考えなければならないともしている。しかし，そうだとしても，その行為の合法性をも判断しなければならないことにはならない。

　やはり，判決理由のこの部分は傍論であり，判決は，現在における終末医療の状況を考慮に入れるとき，傍論をあえて展開せざるをえないと考えたのであろう。

---

(6) 大山弘＝松宮孝明「判批」法学セミナー487号（1995年）82頁。
(7) もっとも，本判決が被告人の安楽死行為を違法とした理由は，後述のように患者に肉体的苦痛が存在しなかったとされたこと，安楽死を希望する患者本人の意思表示が存在しなかったことである。この点からも，尊厳死に関する本判決の判示は傍論である。

285

「本件のような措置をとることの選択を迫られる場面は，医療の現場において医療従事者が，不治の病に冒され死期が迫った末期患者を前に，少なからず対面することがあり得ると思われるのである。そこで本件が，末期医療の法的限界，すなわち末期医療において医療従事者として許される行為の法的限界を考えさせる事案であり，本件で医師である被告人が患者に対して行った個々の行為を検証し，その法的許容性を検討することは，意義あることだと考えられる。」

実際，この事件のあと，判決が下されるまでのあいだ，欧米における安楽死，末期医療をめぐる法的状況が大きく動いているというニュースが次々と入ってきている。また，日本学術会議・死と医療特別委員会報告「尊厳死について」(1994年5月26日) も，過剰な延命医療の拒否権を患者に肯定することによって，医療現場でより医療の中止が認められるべきだとしていた[8]。このような状況下で横浜地裁が右のような「傍論」を示したことは，自然なことであったともいえるかもしれない。

(2) しかし，裁判所が当該事件の解決に直接関係することのない一般原理を展開し，医師に安楽死の許容限界を示し，行為準則を示したことが妥当なのかは，やはり問題である。学説を参照して安楽死の適法要件を展開したBの名古屋高裁判決についても，古くから批判のあったところである[9]。もっとも，名古屋高裁判例が合法な安楽死に関する抽象的命題を設定し，それが有効に妥当していると考えられてきたのが実務の現状だとすると，そのような抽象的規範を否定しようと考えた横浜地裁が別のものを設定しなければならないと考えたことは，理解しうる。しかし，そうだとしても，尊厳死，間接的安楽死に関してはこのような状況も存在していなかった。そして本判決は，安楽死の抽象的要件を列挙したばかりでなく，それ以外の尊厳死等の抽象的要件までも列挙するという「二重の傍論性」をあえて冒している[10]。これは行為準則を提示するものとしても，具体的な患者に関して個別的な医

---

(8) この報告書は，これに関する座談会・論文，欧米における尊厳死問題の展開状況を紹介する論文とともに，ジュリスト1061号 (1995年) に登載されている。
(9) 平野龍一『刑法総論Ⅱ』(有斐閣，1975年) 253頁。
(10) 唄孝一「判批」法律時報67巻7号 (1995年) 46頁。

療行為の中止の可否について決定するアメリカの判例[11]とは比べ物にならないくらい広範なものであり，今後への影響力は無視しがたいものである。

　このような非難のありうることを十分認識していたであろう横浜地裁が，それでもあえてこのような判決理由を書いた動機は，右に述べたような理由で理解しえないではない。しかし，判決の示す基準に従った安楽死行為，間接的安楽死行為，尊厳死行為は許容されるべきである，としたことに対しては――その基準自体の当否は別としても，また，実際にはこれによって許容される行為が多くはないとしても――，やはりある種の「抵抗感」を覚えざるをえない。裁判所が本件具体的事件の解決に際して考えた抽象的・一般的議論を，このような形によってでなく示すことはできなかったのだろうか，他に「代替手段」はなかったのだろうか。

◆ II ◆ 事実と判旨

本判決の周囲を巡ることはこれくらいにする。

1　事　実

　(1)　患者（当時58歳の男性）は多発性骨髄腫と診断され，東海大学付属病院に入院していた。問題となる行為のあった1991年4月13日には，彼は個室に移されていたが，意識レベルは低下し，呼びかけにも，疼痛刺激にもまったく反応せず，対光反射もなく，呼吸はビオ様（いびきのような呼吸）となり舌根沈下が見られた。その2日前の被告人（当時35歳の男性。東海大学医学部助手で，4月1日より付属病院の内科医として勤務）の診断では，予後は4，5日ないし1週間くらいであった。患者には血漿交換，睡眠剤注射などの様々な措置が行われてきていたが，事件当時は，点滴，フォーリーカテーテル，エアウェイなどの装着が行われた。患者の妻B，長男Cは診断名と病状を知っていたが，患者本人にそれが告知されたことはなかった。BとCは前夜から泊込みの付添いをしていた。患者の担当医は，最初からの主治医N，後から参加したO，そして4月1日から加わった被告人の3人であり，

---

(11)　唄孝一『生命維持治療の法理と倫理』（有斐閣，1990年）参照。

11日からは被告人が前面に出て治療と家族への対応に当たることになっていた。

判決理由は，患者の病状が進行して絶望的になっていった様子，治療の経緯，被告人の経歴・行動，4月9日から始まったB，Cによる治療中止の申入れ，Oついで被告人が彼らに翻意するよう説得したことなどを，経時的に詳細に認定している。そこからは，5カ月以上の看病で疲労する家族，突然末期患者とその家族に対応する役割を割り当てられて戸惑う被告人，何よりも自分の病気を知ることなく絶望的に死苦と闘わなければならなかった患者の姿が伝わってくる。

(2) 4月13日の被告人の行為は次のようであった。

(a) 早く患者を楽にしてもらいたいという強硬なB，Cの申入れに応じて，治療を全面的に中止するよう看護婦に指示し，午後0時ころフォーリーカテーテルを，0時半ころ点滴を患者から外させた。

(b) 午後5時45分ころ，苦しそうなので取ってほしいというCの要請に応じて，エアウェイを撤去した。

(c) 午後6時15分ころ，「いびきを聞いているのがつらい。楽にしてやって下さい」とさらにCが強硬に頼むので，死期を早めるかもしれないが，いびきを抑えるため通常の2倍の量のホリゾン（鎮静剤で呼吸抑制の副作用がある）を20秒という短時間で静脈注射した。

(d) 午後7時ころ，Cがさらに「いびきが止まらない。早く家に連れて帰りたい」というので，被告人は，通常の2倍の量のセレネース（ホリゾンと同じような呼吸抑制の副作用のある抗精神薬）を10秒で注射した。

(e) 患者が依然として苦しそうな呼吸をしているので，Cは被告人に，「どうしても今日中に家に連れて帰りたい」と激しい口調で迫り，被告人もその要求どおりに患者にすぐ息を引き取らせることを決意し，午後8時35分ころ，通常の2倍量の塩酸ベラパミル製剤（一過性心停止等の副作用のある不整脈治療剤。商品名「ワソラン」）を患者に静脈注射した。しかし，患者の脈拍等に変化が見られなかったところから，さらに，塩化カリウム製剤（心臓伝導障害の副作用があり，希釈しないで使用すれば心停止を引き起こす作用がある。商品名「KCL」）を静脈注射し，午後8時46分ころ，患者を急性高カリウム血症に基づく心停止により死亡させた。

◇第3章 「東海大学安楽死判決」覚書

2 安楽死に関して
(1) 判決は「安楽死の要件について」次のように述べる[12]。

　「回復の見込みがなく死が避けられない状態にある末期患者が，なおも激しい苦痛に苦しむとき，その苦痛を除去・緩和するため死期に影響するような措置をし，さらにはその苦痛から免れさせるため積極的に死を迎えさせる措置を施すことが許されるかということであるが，これは，古くからいわゆる安楽死の問題として議論されてきたところである。」
　ⅰ 「まず，患者に耐えがたい激しい肉体的苦痛が存在することが必要である。
　……苦痛については客観的な判定，評価は難しいといわれるが，精神的苦痛はなお一層，その有無，程度の評価が一方的な主観的訴えに頼らざるを得ず，客観的な症状として現れる肉体的苦痛に比して，生命の短縮の可否を考える前提とするのは，自殺の容認へとつながり，生命軽視の危険な坂道へと発展しかねないので，現段階では安楽死の対象からは除かれるべきであると解される。」
　ⅱ 「次に，患者について死が避けられず，かつ死期が迫っていることが必要である。
　……直ちに死を迎えさせる積極的安楽死については，死期の切迫性は高度のものが要求されるが，間接的安楽死については，それよりも低いもので足りるということがいえよう。」
　ⅲ 「さらに，患者の意思表示が必要である。
　末期状態にある患者が耐えがたい苦痛にさいなまれるとき，その苦痛に耐えながら生命の存続を望むか，生命の短縮があっても苦痛からの解

---

[12] 以下の判決理由の紹介は，必ずしも実際の判決理由の順序に従ったものでない。「裁判所の判断」は，起訴されている安楽死行為についてばかりでなく末期医療一般についても検討する必要があるとする「第一　はじめに」，尊厳死行為の適法要件一般を論じる「第二　治療行為の中止の要件について」，積極的安楽死，間接的安楽死の適法要件一般を論じる「第三　安楽死の要件について」，第二・第三を前提として個々の行為の合法性を結論する「第四　被告人の具体的行為の評価」，患者の長男Cを起訴せず被告人だけを起訴したのは違法とはいえないとする「第五　公訴棄却の主張について」である。

放を望むか，その選択を患者自身に委ねるべきであるという患者の自己決定権の理論が，安楽死を許容する1つの根拠であるから，安楽死のためには患者の意思表示が必要である。」

　iv　「従来安楽死の方法といわれているものとしては，苦しむのを長引かせないため，延命治療を中止して死期を早める不作為型の消極的安楽死といわれるもの，苦痛を除去・緩和するための措置を取るが，それが同時に死を早める可能性がある治療型の間接的安楽死といわれるもの，苦痛から免れさせるため意図的積極的に死を招く措置をとる積極的安楽死といわれるものがある。このうち消極的安楽死といわれる方法は，前記治療行為の中止の範疇に入る行為で，動機，目的が肉体的苦痛から逃れることにある場合であると解されるので，治療行為の中止としてその許容性を考えれば足りる。

　間接的安楽死といわれる方法は，……主目的が苦痛の除去・緩和にある医学的適正性をもった治療行為の範囲内の行為とみなし得ることと，たとえ生命の短縮の危険があったとしても苦痛の除去を選択するという患者の自己決定権を根拠に，許容されるものと考えられる。

　間接的安楽死の場合，前記要件としての患者の意思表示は，明示のものはもとより，この間接的安楽死が客観的に医学的適正性をもった治療行為の範囲内の行為として行われると考えられることから，治療行為の中止のところで述べた患者の推定的意思（家族の意思表示から推定される意思も含む。）でも足りると解される。

　積極的安楽死といわれる方法は，苦痛から解放してやるためとはいえ，直接生命を絶つことを目的とするので，その許容性についてはなお慎重に検討を加える。……ところで，積極的安楽死が許容されるための要件を示したと解される〔Bの名古屋高裁判決〕は，その要件の1つとして原則として医師の手によることを要求している。……〔c〕の要件は，苦痛の除去・緩和のため他に医療上の代替手段がないときという要件に変えられるべきであり，医師による末期患者に対する積極的安楽死が許容されるのは，苦痛の除去・緩和のため他の医療上の代替手段がないときであるといえる。そして，それは，苦痛から免れるため他に代替手段がなく生命を犠牲にすることの選択も許されてよいという緊急避難の法

理と，その選択を患者の自己決定に委ねるという自己決定権の理論を根拠に，認められるものといえる。

　この積極的安楽死が許されるための患者の自己決定権の行使としての意思表示は，生命の短縮に直結する選択であるだけに，それを行う時点での明示の意思表示が要求され，間接的安楽死の場合と異なり，前記の推定的意思では足りないというべきである。

　なお，右の名古屋高裁判決は，医師の手によることを原則としつつ，もっぱら病者の死苦の緩和の目的でなされること，その方法が倫理的にも妥当なものとして認容しうるものであることを，それぞれ要件として挙げているが，末期医療において医師により積極的安楽死が行われる限りでは，もっぱら苦痛除去の目的で，外形的にも治療行為の形態で行われ，方法も，例えばより苦痛の少ないといった，目的に相応しい方法が選択されるのが当然であろうから，特に右の2つを要件として要求する必要はないと解される。

　したがって，本件で起訴の対象となっているような医師による末期患者に対する致死行為が，積極的安楽死として許容されるための要件をまとめてみると，①患者が耐えがたい肉体的苦痛に苦しんでいること，②患者は死が避けられず，その死期が迫っていること，③患者の肉体的苦痛を除去・緩和するために方法を尽くし他に代替手段がないこと，④生命の短縮を承諾する患者の明示の意思表示があること，ということになる。」

　(2)　ⅰ(c)(d)の行為は患者のいびき，深い呼吸を除去するために行われたものであり，それは「客観的に除去・緩和の対象となるような肉体的苦痛といえるものではなく，また，右の注射は長男の依頼を受けてなされているのであるが，治療行為の中止からさらに進んで，間接的安楽死に当たるような行為をするには，あらためて患者の意思（それは推定的意思でも足りるが）の認定をする必要があるところ，長男の依頼自体が患者の状態について正確な認識を持ったうえなされたものではなく，被告人も前記〔本章では後で出て来る3(2)の部分〕のとおり，家族の意思表示を判断し得る立場にいまだなかったのであるから，治療行為の中止の場合と同様，長男の依頼から患者の推定的意思を認定することはで

きなかったといえる。
　したがって，ホリゾン及びセレネースを注射した行為は，いずれにしても間接的安楽死行為に当たるような行為ではなかったと評価できる。」
　ⅱ（e）の「ワソラン及びKCLの注射については，その除去・緩和の対象となったいびきあるいはその原因である荒い呼吸は，到底耐えがたい肉体的苦痛とはいえないのみならず，そうしたものの除去・緩和を頼まれ，それを受けて右注射を行った時点では，そもそも患者は意識を失い疼痛反応もなく何ら肉体的苦痛を覚える状態にはなかったのであるから，安楽死の前提となる除去・緩和されるべき肉体的苦痛は存在しなかったのである。したがってまた，肉体的苦痛を除去するため，医療上の他の手段が尽くされたとか，他に代替手段がなく死に致すしか方法がなかったともいえないのである。さらに，積極的安楽死を行うのに必要な患者本人の意思表示が欠けていたことも明白である。
　したがって，ワソラン及びKCLを注射して患者を死に致した行為は，いずれにしても積極的安楽死としての許容要件を満たすものではなかったといえる。」

3　治療行為の中止に関して

(1)　判決は，以上の安楽死（直接的安楽死，間接的安楽死）を論ずる前に，治療行為中止の要件について論じている。

　「治癒不可能な病気におかされた患者が回復の見込みがなく，治療を続けても迫っている死を避けられないとき，なお延命のための治療を続けなければならないか，あるいは意味のない延命治療を中止することが許されるか，というのが治療行為の中止の問題であり，無駄な延命治療を打ち切って自然な死を迎えることを望むいわゆる尊厳死の問題でもある。
　こうした治療行為の中止は，意味のない治療を打ち切って人間としての尊厳性を保って自然な死を迎えたいという，患者の自己決定を尊重すべきであるとの患者の自己決定権の理論と，そうした意味のない治療行為までを行うことはもはや義務ではないとの医師の治療義務の限界を根

拠に，一定の要件の下に許容されると考えられるのである。」

ⅰ 「患者が治癒不可能な病気に冒され，回復の見込みがなく死が避けられない末期状態にあることが，まず必要である。

……生命を救助することが不可能で死が避けられず，単に延命を図るだけの措置しかできない状態になったときはじめて，そうした延命のための措置が，中止することが許されるか否かの検討の対象となる」。

ⅱ 「治療行為の中止を求める患者の意思表示が存在し，それは治療行為の中止を行う時点で存在することが必要である。

……今日国民の多くが意味のない治療行為の中止を容認していることや，将来国民の間にいわゆるリビング・ウイルによる意思表示が普及してゆくことを予想し，その有効性を確保することも必要であることなどを考慮すると，中止を検討する段階で患者の明確な意思表示が存在しないときには，患者の推定的意思によることを是認してよいと考えるのである。……

まず，患者自身の事前の意思表示がある場合には，それが治療行為の中止が検討される段階での患者の推定的意思を認定するのに有力な証拠となる。……

次に，患者の事前の意思表示が何ら存在しない場合の対応である。……家族の意思表示から患者の意思を推定することが許されると考えられる。

……そのためには，意思表示をする家族が，患者の性格，価値観，人生観等について十分に知り，その意思を適確に推定しうる立場にあることが必要であり，さらに患者自身が意思表示をする場合と同様，患者の病状，治療内容，予後等について，十分な情報と正確な認識を持っていることが必要である。そして，患者の立場に立った上での真摯な考慮に基づいた意思表示でなければならない。また，家族の意思表示を判断する医師側においても，患者及び家族との接触や意思疎通に努めることによって，患者自身の病気や治療方針に関する考えや態度，及び患者と家族の関係の程度や密接さなどについて必要な情報を収集し，患者及び家族をよく認識し理解する適確な立場にあることが必要である。……疑わしきは生命の維持を〔「の」の誤植か：筆者注〕利益にとの考えを優先さ

293

せ，意思の推定に慎重さを欠くことがあってはならないといえる。」

ⅲ　「治療行為の中止の対象となる措置は，薬物投与，化学療法，人工透析，人工呼吸器，輸血，栄養・水分補給など，疾病を治療するための治療措置及び対症療法である治療措置，さらには生命維持のための治療措置など，すべてが対象になってよいと考えられる。しかし，どのような措置を何時どの時点で中止するかは，死期の切迫の程度，当該措置の中止による死期への影響の程度等を考慮して，医学的にもはや無意味であるとの適正さを判断し，自然の死を迎えさせるという目的に沿って決定されるべきである。」

(2)　判決は，被告人の行った(a)(b)の治療中止には，患者の明示の意思はもちろん，その推定的意思も認定できないとする。

「家族自身が患者の病状，特に治療行為の中止の大きな動機となる苦痛の性質・内容について，十分正確に認識していたか疑わしく，最終的に治療の中止を強く要望した4月13日当時の患者の状態は，すでに意識も疼痛反応もなく，点滴，フォーリーカテーテルについて痛みや苦しみを感じる状態にはなかったにもかかわらず，その状態について，家族は十分な情報を持たず正確に認識していなかったのであり，家族自身が患者の状態について正確な認識をして意思表示をしたものではなかったのである。」

「一方，……被告人が担当医となって患者や家族と接触するようになったのは，2週間足らず前からに過ぎず，しかもその後も，患者の治療に当たり家族と話し合った時間は，点滴等の取り外しを決めた当日を含めても，わずかの限られた時間であって，患者及び家族の両者について意思疎通等によって十分把握し理解していたか疑問であり，結局被告人は，患者の意思表示が患者の意思を推定させるに足りるものであるかどうか判断し得るだけの立場にはいまだなかったと認められる。」

◇第3章 「東海大学安楽死判決」覚書

◆ Ⅲ ◆ 意 義

1 名古屋高裁判決の見直し —— 自己決定と安楽死

　本判決は，安楽死の問題を末期医療という広いコンテクストにおいてとらえることによって，医療における基本的人権である患者の自己決定権を行為の合法性の基盤とした。そして，本来の末期医療と考えられる間接的安楽死，尊厳死にも基本的に同じ考慮を妥当させなければならないとした。Ⅰ2で述べたように，本件の事案は入院中の末期患者にその担当医がこれらの行為を実行したというものであるから，判決がこのような思考をとったことは自然なことであったともいえる。しかし，この判決において展開された基本的考え方は，病院外で，患者の家族などが行った行為についても妥当するものとされていることは，判決自身が「医師要件」を不要としたところ（Ⅱ2⑴ⅳ）にも表れている。

　唄孝一博士の1965年の論文「治療行為における患者の承諾と医師の説明」[13]以降，患者に行われる医療を決定するのは彼自身であるという患者の自己決定権の思想は日本でも急速に一般化し，1975-76年のアメリカ・ニュージャージー州のカレン裁判，1976年のカリフォルニア州自然死法[14]が知られることにより，すぐにそれは尊厳死論にも及ぼされていった。このような状況下で，患者の意思によってではなく，人道主義，惻隠の情により安楽死を正当化すべきだとした小野博士の論文に依拠し，「病者の意識がなお明瞭であって意思を表明できる場合」でなければ「本人の真摯な嘱託又は承諾」がいらないという趣旨の1962年・Bの名古屋高裁判決は，とうに維持すべきものではなくなっていたように思われた[15]。しかし，判例は名古屋高裁判決の趣旨に基本的に従いつづけた（C-F）。患者の自己決定権論を基礎にした本判決が，積極的安楽死に関しては，さらに患者の「明示の意思表示」を要求し，推定的意思では足りないとしたことは，日本の安楽死判

---

[13] 現在は，唄孝一『医事法学への歩み』（岩波書店，1970年）3頁以下に収録。
[14] 唄・前掲注(11)247-439頁参照。
[15] 町野朔「安楽死——ひとつの視点（1）・（2・完）」ジュリスト630号（1977年）59頁・631号（同年）114頁。

295

例の大きな転機を示すものと思われる。

2 末期医療における安楽死の違法化 —— 肉体的苦痛と安楽死

本判決は合法な積極的安楽死は存在するとし,「名古屋高裁判決の6要件」に代わるものとして4要件（Ⅱ2(1)iv）を提示する。その中にはもちろん患者の明示的意思表示も④として含まれている。私自身はまだ「揺れ動いている」状態であるが, もし安楽死を許容するならば, この4要件は基本的には妥当なものであると思う(16)。しかし, およそ積極的安楽死は合法たりえないという見解は依然として有力である。誰が行うものであっても積極的安楽死は認めるべきではないとして, 本判決に反対する論者もいる(17)。

だが, 本件患者のように末期医療で入院中の患者に関して, 本判決の4要件を満たした適法な安楽死が行われることは実際上殆ど考えられないであろう。本判決は, 末期医療における安楽死を事実上封殺したものなのである。

入院して医療を受けている末期患者に関しては, その家族も医師も, 彼の絶望的な苦痛が始まったときにすぐに安楽死を考えるわけではなく, 最後の最後の局面でその実行に思いを致す。そしてそこには, すでに意識を失っている患者しかいない。本件でCが,「早く患者の息を引き取らせてほしい」という, 初めて積極的安楽死の依頼と理解されることを被告人に申し入れたのも,（b）のエアウェイ撤去が効果がなくなってからのことであり, 被告人が安楽死の実行を決意したのは（c）（d）の行為の後である。患者の意識レベルの低下は, 問題の日の5日前の4月8日から始まっていた。本件の患者に限らず, 末期医療の対象となっている患者の多くはこのような経過を辿ることになると思われる。そこでは, 判決の要求する「患者本人の明示の意思表示」は不可能である。

---

(16) しかし③において, 行為者が現に患者の苦痛除去・緩和の措置をとっていたという事実がなければ, 安楽死以外の手段がなかったと認めることはできないとしたことは不当である。実際には, 本件におけるように, 患者の死苦の緩和のためによりドラスティックでない様々な措置がとられて, それが奏功しなかった場合に積極的安楽死が行われることになるであろうし, そのような事情があれば安楽死が最後の手段であったことも理解し易くなる。しかし, 最初から安楽死行為が行われた以上, 直ちに最終手段性の要請を満たさなくなるということはない。

(17) 甲斐克則「判批」法学教室178号（1995年）37頁。

さらに本判決は「精神的苦痛」の認定の困難性，その主観的性質からそれを安楽死の理由として認めることは自殺の容認に至りうることを指摘し，A判決とともに安楽死の要件としての耐えがたい苦痛を「肉体的苦痛」に限定した。これはもとより正当であろう。しかし，「意識を失い疼痛反応もない」本件患者にはこれは存在しなかったとしたことは（Ⅱ2(2)ⅱ），意識レベルが極端に低下した末期患者に対しては安楽死状況が存在しないとしたことを意味する。間接的安楽死も肉体的苦痛の除去のための行為であるから（Ⅱ2(1)ⅳ），それも許容しえない。要するに，本判決の安楽死要件を適用するなら，意識不明の末期患者については，たとえそれがいかに苦痛に苛まれているように見えても，安楽死の余地は一切なく，ただ尊厳死が考えられるのに過ぎないのである。

3　尊厳死と殺人罪——治療中止ガイドラインの妥当性

(1)　このように見てくると，本判決は，末期患者の死苦の除去は安楽死によってではなく，治療中止による尊厳死によって行われるべきだと考えていたのではないかと思われる。判決がかくも「大きな傍論」を展開し尊厳死を議論した動機の１つはここにもあるのかも知れない。

判決が，医療的措置の実行にもかかわらず死が避けられない患者だけが，治療中止の対象であり，単に治癒不可能であるだけでは足りないとしたことは，当然のこととはいえ，重要な意味がある。一部には，末期状態とは意識回復が不能な状態であり，植物状態患者も直ちに尊厳死の対象だという考え方もあったように思われるが，本判決はこれを明確に否定したのである[18]。

これに対して，中止しうる医療措置は栄養・水分補給などの「すべてが対象となってよい」としたことは，日本学術会議の報告書が栄養補給の停止を認めてもよい場合があるとしたことよりさらに一歩踏み出した感があり，議論のあるところかもしれない。例えば本判決に対して，本人の明示の拒否表明がない以上栄養・水分補給を打ち切るべきではないという意見も表明されている[19]。だが判決には，死の回避不可能性の概念に関して次のように述

---

(18)　日本学術会議の報告書が「回復不能の状態（助かる見込みのない状態）」としているのはこの趣旨であろう。この問題については，唄孝一ほか（座談会）「『尊厳死』論議の光と影——植物状態を中心として」ジュリスト1061号（1995年）19-22頁参照。

◆ 第5部 ◆ 安楽死と尊厳死

べたところがある。

「死の回避不可能な状態というのも，中止の対象となる行為との関係である程度相対的にとらえられるのであって，当該対象となる行為の死期への影響の程度によって，中止が認められる状態は相対的に決してよく，もし死に対する影響の少ない行為ならば，その中止はより早い段階で認められ，死に結びつくような行為ならば，まさに死が迫った段階に至ってはじめて中止が許されるといえよう。」

すなわち，判決は尊厳死が行われる時点に応じて中止しうる措置が変動するとしているのであり，一律にすべての措置を中止してよいという大胆な立場をとっている訳ではないのである。だがこれによって，予期される患者の死期との関係で中止する医療措置を決定するという，相当に微妙な判断を医師が行わなければならず，判断を誤ったときは殺人罪として処罰されることにもなる。このような法的不安定さは耐えがたいものである。やはり，一方では尊厳死の許される時期を死期の切迫した時期に固定するとともに，他方では中止しうる医療措置にはあえて限定を加えることはしない，という態度をとるべきであったと思われる[20]。

(2) 治療の中止も患者の自己決定権に基づかなければならないとする本判決は，その明示的意思が存在しないときには推定的意思でも足りるとする（間接的安楽死もこの点では同じだとする。Ⅱ2(1)ⅳ・(2)ⅰ）。そして，文書あるいは口頭の意思表示があるときにはそれを根拠として，そのようなものが存在しないときには家族の意思表示から患者の推定的意思を認定することができる，という。従来，患者の家族の同意がなければ医療を中止することはできないとされるのが一般的であった。しかし，家族の意思は患者の意思を推定させるものであるのか，患者の意思の代行であるのか，はたまた家族固有の決定権の行使であるのかは必ずしも明らかではなかった。例えば日本学術会議の報告書は，患者の意思の代行の考え方を退けて近親者等の証言によっ

---

(19) 甲斐・前掲注(17)41頁。
(20) 町野朔「法律問題としての『尊厳死』」加藤一郎＝森島昭夫編『医療と人権』（有斐閣，1984年）241-244頁参照〔本書第5部第2章〕。

て患者の意思を認定すべきだとするが,「末期医療は近親者を抜きにしては成り立ちえないのであるから,医師と近親者との間で充分な話し合いが行われ,近親者が納得したうえで延命医療を中止することが望ましい」として,近親者の意思を,患者の意思の推定と,医療の実行という2つの場面に登場させている。これに対して,家族の意思表示は「患者の立場に立った上での真摯な考慮に基づいた」ものでなければならないとする本判決の立場は明快なものである。そこには,患者の自己決定権を尊厳死に貫こうとする本判決の立場が表れているといえる。現在ではすでに定着したように見える,推定的意思に基づいた尊厳死論を徹底した形が,ここにあると評価することもできよう。

　それにもかかわらず,このような尊厳死論にはやはり完全に同意することはできない。「推定的意思」という法概念には擬制がつきまとう。それを「推定的死ぬ意思」にまで及ぼし,人の生と死にかかわる合法性を決定することには疑問があるからである。私は,本判決が尊厳死論のいま一つの基礎とした「医師の治療義務の限界」論(Ⅱ3(1))の方が,むしろ尊厳死論の基礎でなければならないと思う[21]。しかし,今はこれ以上立ち入らない。

　(3) 問題なのは,このような推定的意思論が(a)(b)の尊厳死行為(および(c)(d)の間接的安楽死行為)の違法性を導くものとされていることである。すなわち本判決は,家族は患者の苦痛の性質・内容について十分正確な認識を有していなかったから,彼らの治療中止の意思表示は患者の意思を推定させるのに足りない,患者およびその家族との接触の少なかった被告人は,家族の意思表示が患者の意思を推定させるに足りるものかを判断できる立場にないとして,検察官も起訴しなかった(a)-(b)の違法性を肯定しているのである(Ⅱ3(2))。検察官は,これらの行為も殺人未遂罪で起訴すべきであったということなのだろうか。これからは,このような軽率な尊厳死行為が行われたときにはすべて殺人(未遂)罪として処罰されるべきだというのであろうか。

　患者の推定的意思を尊厳死の(そして間接的安楽死の)基礎とすることが,患者の意思を推定し代弁するという責任を家族に与え,さらに,家族の意思

---

(21) 町野・前掲注(20)。

◆ 第5部 ◆ 安楽死と尊厳死

表示がこのような適性を持っているかを正確に判断すべき役割を医師に負わせ，結局，患者の家族との間に十分なコミュニケーションのないまま，そのいいなりになって医療中断の措置に踏み切った医師は殺人（未遂）罪で処罰するということになっている。この論理は必然でないばかりか，理解を超えたものでもある。しかし，患者の自己決定権に基づいた尊厳死論から，患者側と十分話し合わなかった医師に犯罪の成立を肯定することは，インフォームド・コンセントの重要性を強調する本判決の予定していた論理ではあったのだろう。そして，そうであるからこそ，ますます，この判決の尊厳死に関する出発点に反対せざるを得ないと思われるのである。

　確かに尊厳死行為に関する本件被告人の一連の行動には，医師として問題があるという人もいるであろう。しかし，そこまで法が，特に刑法が干渉すべきなのだろうか。末期医療における医師には，これまでと同じように，直截に患者の福利のために行動する裁量の余地を与え，法の威嚇から自由に行動する権利を認めるべきであったと思われる。

第4章　違法論としての安楽死・尊厳死
―― 複合的な視点 ――

◆ I ◆　安楽死・尊厳死と違法論

1　概　念

　安楽死という概念は現在でも多義的である。1948年，ドイツの刑法学者エンギッシュ[1]は，①苦痛緩和のみで生命の短縮を伴わない「純粋の安楽死」，②モルヒネの投与が生命短縮の危険を伴うような「間接的安楽死」，③ごく短時間の生命延長しか期待できず苦痛しかもたらさないときに医療を差し控える「不作為による安楽死」，④苦痛緩和のための直接的手段として生命を短縮する「直接的安楽死」，⑤旧派の刑法学者ビンディング[2]がこれを肯定し，ナチスが行った重症障害者の慈悲殺である「生存無価値な生命の毀滅」の5類型に分け，①－③の原則的合法性を肯定するとともに，⑤は安楽死概念の濫用であり到底許されないが，④についても，もはやその合法性を認める見解は存在しないとした。彼の議論は日本の安楽死論の出発点ともなった。一般に「安楽死」と呼ばれているのは，このうち，④の直接的安楽死のことであり，しばしば「積極的安楽死」とも呼ばれる[3]。

　他方，尊厳死あるいは自然死は，無益で過剰と考えられる延命医療を止め，

---

(1) Karl Engisch, Euthanasie und Vernichtung lebensunwerten Lebens in strafrechtlicher Beleuchtung, 1948.
(2) Karl Binding u. Alfred Hoche, Die Freigabe der Vernichtunglebensunwerten Lebens. Ihre MaBund ihre Form, 2. Aufl., 1922. なお，ビンディング，エンギッシュの論文の抄訳が，町野朔ほか『安楽死・尊厳死・末期医療』（信山社，1997年）51頁・61頁（丸山雅夫）にある。
(3) 例えば，これからしばしば引用することになる横浜地判平成7年3月28日判時1530号28頁（東海大学安楽死判決）は，この語を用いている。

病者に人間としての尊厳を保たせながら死を迎えさせる行為である。日本ではこれも安楽死と呼ばれていた時期があったが，現在では区別するのがむしろ一般的である。東海大学安楽死判決[4]は端的に「治療行為の中止」と呼ぶ。安楽死が古くからの問題であるのに対して，これは現代の延命医療の発達がもたらした新たな問題である。

2　構成要件・違法・責任——犯罪論に関する要点

(1) 生命の短縮

いずれの行為も，病者の死期を早めるものであるから殺人罪（刑法199条）の構成要件に該当する。かつては，死期の迫っている病者が死んだのは疾病のためであり因果関係がない，あるいは，行為者は病者の死因を病気から安楽死行為に転換しただけである，などという主張もあった。しかし，死期が迫っているからという理由で人の生命が保護されないということはないのが，刑法の原則である。現在では，以上のような理由から，行為と死亡結果との因果関係を否定する見解はない[5]。

(2) 病者の意思

病者の依頼によって，あるいはその承諾を得て彼を安楽死させたときには，刑法202条によって軽く処罰されることになる。同条の法定刑は殺人（刑法199条）はもちろん，傷害（刑法204条）よりも軽い。また，日本の刑法は承諾殺人も自殺関与も同じように処罰しているから（ドイツ刑法のように自殺関与を処罰しない刑法もある），病者に致命的な薬物を注射する行為ばかりでなく，彼に頼まれて毒物を調達する行為もこれによって処罰される。

「死ぬ意思」は現実的に存在しなければならず，推定的意思では足りない。また我が国で一般的な考え方によれば，その意思は表示されていなければならず（意思表示説），しかも真摯なものでなければならない。後2者の点については，刑法202条が通常の殺人罪より軽い法定刑を規定している理由を被

---

(4) 横浜地判平成7年3月28日・前掲注(3)。
(5) もっとも，事実関係から因果関係が確認できないことはある。たとえば，医師が末期癌の患者に筋弛緩剤を注射して死亡させたという容疑の国保京北病院事件に関して，京都地検は，1997年12月9日，注射と死亡との間の因果関係が明確でないなどとして，証拠不十分により当該医師を不起訴処分とした。

殺者の死ぬ意思の存在に求める違法減少説によれば，異なって考える余地がある[6]。

意識のある末期患者が治療の中止を求めるようなとき（任意的尊厳死）は，刑法202条の問題となる。しかし，多くの尊厳死状況では植物状態の患者などが問題となり，病者に死ぬ意思の存在を認めることはできない。事前に，意識のあるうちに，末期状態になったら延命医療を中止してもらいたいという書面，いわゆるリビング・ウィル[7]は，本人の現実的意思そのものではなく，その推定的意思を認定する資料にとどまるとされる。

(3) **作為と不作為**

死期を早める行為が不作為であるときには，行為者に作為義務がなければこれらの犯罪の構成要件に該当しない。一般には，医師は病者の治療を引き受けた以上，治療を続けその延命をはかるべき作為義務があるが，明らかに無益で本人に苦痛だけを与えるような治療については，作為義務がなくなると考えられる。エンギッシュが，前掲③の不作為による安楽死の場合に犯罪が成立しないとしたのは，その一例である。もっとも，本人が治療の継続を求めているときには作為義務は依然として存在するとされる。また，彼の親族等が治療の継続を求めたときも同じであり，治療の中止に彼らの承諾がない以上，殺人罪が成立するというのが一般的な考え方のようである。前者は妥当であるが，後者の結論には，すぐ後で述べるように，疑問がある。

人工呼吸器のスイッチを切る，点滴装置を撤去するなどの行為を不作為と見ることにより，ある範囲の尊厳死行為の不可罰性を導こうとする見解もかつては有力であった。これらの行為は外形的には作為であるが，人工呼吸あるいは心臓マッサージの手を止めるというような不作為と同様に消極的な行為であるから，価値的に不作為と見るべきだというのである。しかし，「……すること」が作為である以上，これらの行為に作為性を否定することは困難である[8]。問題の解決は，やはり違法論で行われなければならない。

---

(6) 町野朔「被害者の承諾」西原春夫ほか編『判例刑法研究2 違法性』（有斐閣，1981年）184-194頁参照。
(7) 町野ほか・前掲注(2)136-146頁（西村秀二＝山本輝之）にその実例がある。
(8) 町野朔『刑法総論講義案Ⅰ』（信山社，第2版，1995年）139-142頁参照。

(4) 病者の利益の維持

安楽死は病者の死苦の除去のために行われる。違法性の阻却を認めるとしても，これは肉体的苦痛でなければならず，精神的苦痛では足りないというのが，日本初の安楽死判例[9]以来の判例の態度であり，学説も同様である。しかし，オランダでは精神的苦痛も合法な安楽死の理由となりうるというのが判例である[10]。尊厳死の場合は，病者を器具，チューブといった人工的な生命維持の措置から解放し，自然に死を迎えさせるという利益を目的として行われる。これにより肉体的苦痛からの解放がもたらされるとしても，それは自然死の一内容にすぎない。

このような患者の利益の維持が本人の生命を犠牲にしても許され，違法性が阻却されるかが，問題なのである。

(5) 安楽死・尊厳死と自己決定

安楽死も尊厳死も病者の意思に合致した行為でなければならない。病者の自己決定権は尊重されなければならないとされる。除去されるべき苦痛，人としての尊厳に反した状態も，そのために短縮される生命も，すべて病者のものなのだから，これは当然のことである。

問題は，いつ「意思に合致している」といえるからである。安楽死の場合は，それを求める病者の積極的な意思表示が必要であるとされる傾向にあるが，意識のない病者等に尊厳死が行われる場合にはそれは不要であり，その推定的意思に合致していればよいとされる。リビング・ウィルが存在するときにはそれを基準として推定的意思を肯定し，それ以外の場合には他の資料によって認定するしかないとされる。だがさらに問題なのは，その場合の推定的意思存否の判断基準・方法である。ここでは，基本的に本人の最善の利益（best interest）が本人の推定的選択と一致するという「客観説」から，本人の個別的事情を考慮に入れて彼の意思を推定すべきだという「純主観説」まで，いくつかのバリエイションがある。これは，過失の標準，期待可能性の標準という我々の親しんできた問題を思わせるものでもある。前者の考え方を押し進めると，尊厳死においては病者の自己決定ではなく，患者に対す

---

[9] 東京地判昭和25年4月14日裁時58号4頁。
[10]「シャボット医師事件」町野ほか・前掲注(2)80頁（安村勉）。

る医療的配慮という後見主義（paternalism）が違法阻却要素だという見解に至る[11]。

　尊厳死が病者の推定的意思に基づいて行われるときには、さらに家庭の承諾が必要だという見解が一般的である。これは、病者に対する医療的配慮は家族の意思も考慮しなければならないという考え方によるのであろう。これに対して東海大学安楽死判決は、家族の意思は本人の意思を推定する要素として必要だとした。この考え方によるなら、本人の推定的意思が十分に認められるなら、家族の承諾は必要がないことになる。裁判所（横浜地裁）はリビング・ウィルが存在するとき以外にはすべて必要とするかのようであるが、論理的にはこのような限定は存在しない筈である[12]。しかし、いずれにせよ、家族の意向に従わなかっただけで殺人罪の成立を認めるのが妥当な結論とは思われない。刑事責任の問題としては、家族の同意の有無は無関係とすべきだと思われる[13]。

(6) 責任の阻却

　特に安楽死の場合、行為者には殺害行為にでないことの期待可能性がなかった、あるいは、一時的な心神喪失の状態（刑法39条第1項）にあり、責任無能力であったと主張されることがある。安楽死が違法であるとする論者には、行為者を不可罰とする余地をこのような責任阻却事由に求めるのが通例である[14]。

---

(11) 古く、町野朔「法律問題としての『尊厳死』」加藤一郎＝森島昭夫編『医療と人権』（有斐閣、1984年）〔本書第5部第2章〕221-235頁はそのように主張した。

(12) なお、東海大学安楽死判決は、家族は病者の苦痛の性質・内容について十分な理解をしていなかったのであるから、彼らの治療中止を求めた意思は患者の意思を推定させるものではない、被告人（医師）は家族と十分に接触していたとは到底いえず、家族の意思表示が患者の意思を推定させるに足るものか判断できる立場にないとして、（実際には起訴されていない）治療行為の中止は本人の推定的意思に反して違法であるとしている。しかし、本人の意思を推定する仕方が適切であるかの問題と、本人の推定的意思の存否の問題とは別である。判旨は、問題の大学病院における末期医療の実態に対する憤りのあまり、コミュニケーションの欠如から病者の推定的意思の不存在を導くという理論の飛躍を行ったものと評せざるをえない。町野朔「『東海大学安楽死判決』覚書」ジュリスト1072号（1995年）114-115頁〔本書第5部第3章〕。

(13) 町野・前掲注(12)234-235頁〔本書第5部第3章〕。

(14) 例えば、甲斐克則「判批」ジュリスト1091号（1995年）136頁は、東海大学安楽死判決が違法阻却事由としての安楽死を肯定することに反対し、期待可能性の不存在を理

しかし，行為の刑事責任を責任阻却で論じるときには，実践的には，既に刑事責任を肯定することを認めたものと殆ど変わるところがないことに注意しなければならない。期待可能性の不存在という超法規的責任阻却事由の存在を認めるべきだとしても，よほどの限界的事例でなければこのような責任阻却が認められることはありえない。行為者が抑鬱状態にあったとして心神耗弱が認められる場合はあるかもしれないが，心神喪失までが認められることは殆ど考えられない。これまでのわが国の安楽死判例にも，責任阻却を認めたものはない。

責任阻却論は安楽死違法論であるだけにとどまらず，安楽死処罰論にほぼ等しいのである。以上のようにして，安楽死そして尊厳死の許容性，その範囲は違法論で考えられるべきものである。

◆ II ◆ 消極的・限定的 —— 日本の安楽死・尊厳死論

以上が「刑法解釈論から見た安楽死・尊厳死」である。しかし，日本の判例・学説はどのように考えているのだろうか。

1 判例・学説の安楽死論

これまで公刊物に登載された安楽死判例は，全部で7件である[15]。日本初の安楽死判例[16]，有名な6要件を示した名古屋高裁判決[17]を経て，新た

由とした責任阻却を認める余地があるのみだとする。
(15) これらはすべて，町野ほか・前掲注(2)2-36頁（秋葉悦子）に収録されている。
(16) 東京地判昭和25年4月14日前掲注(9)。脳溢血のため全身不随寝たきりとなった母親の求めに応じて青酸カリを飲ませて死亡させた行為に，嘱託殺人罪を肯定。
(17) 名古屋高判昭和37年12月22日高刑集15巻9号674頁。やはり脳溢血のため全身不随となった父親が「殺してくれ」というので，情を知らない母親の手を介して，殺虫剤入りの牛乳を飲ませて死亡させた行為に嘱託殺人罪（刑202条）を肯定。横浜地裁の東海大学安楽死判決が出るまでは実務を支配したと思われるその6要件を，後に参照することもあるので，ここで判文通り引用しておくことにする。
　(1) 病者が現代医学の知識と技術からみて不治の病に冒され，しかもその死が目前に迫っていること，
　(2) 病者の苦痛が甚しく，何人も真にこれを見るに忍びない程度のものなること，
　(3) もっぱら病者の死苦の緩和の目的でなされたこと，
　(4) 病者の意識がなお明瞭であって意思を表明できる場合には，本人の真摯な嘱託又

◇第4章 違法論としての安楽死・尊厳死

に4要件を示した近時の東海大学安楽死判決[18]に至るまで、わが国の判例はそれが一定の要件に該当すれば合法となることを認めている。

しかし、現在に至るまで、具体的な安楽死行為を合法とした判例は皆無である。そして判例のあげる安楽死の適法要件を充たすことは至難の業であり、判例が合法な安楽死の存在を認めているといっても、それはリップサービスに近いともいえる。すなわち名古屋高裁判決以降、東海大学安楽死判決以前のすべての判例は、6要件のうちの、医師の手によるという原則、殺害手段の倫理性、の2つ[19]を充たしていないとして、非医師である被告人たちに犯罪の成立を認めてきた。特に大阪地判昭和52年11月30日（判時879号158頁）は、医師に安楽死を断られたという事実があったとしても、それは医師の手によることをえない特段の事情とはいえないとしている。また、そもそも「倫理的な殺害手段」というものが存在しうるのかも疑問である。

医師要件に代えて「患者の肉体的苦痛を除去・緩和するために方法を尽くし他に代替手段がないこと」を要求した東海大学安楽死判決は、安楽死を求める病者の明示の意思表示を、要件としている[20]。しかし、苦痛緩和のための方法を尽くしているうちに患者は意識不明となり、もはや安楽死に対して意思表示することはできなくなっていることが多いであろう。さらに同判決は、疼痛反応もない意識不明の患者には、安楽死の前提となる肉体的苦痛は存在しないとしている。この判決も合法な安楽死が存在する場合を極めて限定したものなのである[21]。

　　は承諾のあること，
　(5)　医師の手によることを本則とし，これにより得ない場合には医師によりえないと首肯するに足る特別な事情があること，
　(6)　その方法が倫理的にも妥当なものとして認容しうるものなること．
(18)　横浜地判平成7年3月28日・前掲註(3)。多発性骨髄腫で末期状態にあった患者に，家族の要求により塩化カリウムを注射して死亡させた医師に殺人罪を肯定。同様に，その4要件をここで引用する。
　①　患者が耐えがたい肉体的苦痛に苦しんでいること，
　②　患者は死が避けられず，その死期が迫っていること，
　③　患者の肉体的苦痛を除去・緩和するために方法を尽くし他に代替手段がないこと，
　④　生命の短縮を承諾する患者の明示の意思表示があること
(19)　前掲注(17)の判文(5)と(6)である。
(20)　前掲注(18)の判文③と④である。
(21)　町野・前掲注(12)113頁〔本書第5部第3章〕参照。

307

また，現在の学説には安楽死の合法性を認めることに積極的なものは少ない。合法な殺人を認めることは，それが狭い範囲においてであったとしても，人間の生命の保護は絶対でなければならないという原則に鋭いくさびを打ち込むことになるという「くさび理論」，生命保護という平地から危うい坂の方に歩きだすことになるという「滑りやすい坂道の理論」が，それが「理論」といえるかはここではしばらく措くとして，やはり力を持っているものと思われる[22]。

2　尊厳死論

　他方，実際に尊厳死行為が起訴され，その合法性が争われた事例はまだない。横浜地裁の東海大学安楽死判決は，被告人が末期癌の患者に行った「点滴，フォーリーカテーテルの取り外し，及びエアウェイの除去」の合法性を論じた（そして，それを患者の推定的意思に合致しないものとして違法とした）が[23]，被告人は実際にこの行為について起訴されていたわけではない。しかし，苦痛緩和のための医療技術が発達し，安楽死を真に必要とする状況が少なくなってきているのに対して，尊厳死状況は多くなってきていると思われる。無益な治療の中止という，安楽死よりはるかに消極的な行為である尊厳死が，医療的裁量によって行われる場合も増えてきているのではないかとも思われる。尊厳死肯定論は広がりつつあると思われる[24]。

　しかし，尊厳死が正面から議論されるとき，その焦点は，どの範囲の延命医療を，どの程度死期の迫っている病者について中止することが認められるかに向けられる。すべての植物状態患者に対する尊厳死を肯定したり，すべての医療的措置を中止しうるとする見解は主張されることはない。また，尊

---

[22] 鈴木義男「自殺幇助処罰規定の合憲性――アメリカ合衆国最高裁の二判例をめぐって」『松尾浩也先生古稀祝賀論文集上巻』（有斐閣，1998年）618頁以下参照。
[23] 前掲注[12]参照。
[24] 1994年の日本学術会議「死と医療特別委員会」の報告「尊厳死について」は，その適法性を一定の条件のもとで認めるべきであるとしている。また，厚生省の研究班の行った二つの調査（1992年「末期医療に関する国民の意識調査検討委員会報告書」，1998年「末期医療に関する意識調査等検討委員会報告書」）は，安楽死に否定的な世論も尊厳死には極めて肯定的であることを示している。これらの報告の抜粋は町野朔ほか・前掲注[2]146頁（西村秀二＝山本輝之）・315頁（山本輝之）に収録されている。

厳死の許容範囲を拡張しようとする動きに対しては，常に警戒的な意見が述べられるのである[25]。

◆ Ⅲ ◆ 安楽死・尊厳死の基本的視点

以上のように，わが国での議論は「安楽死消極論，尊厳死限定論」に落ち着いているように見える。しかし，表面下ではこれを突き抜けようとする動きが不断に続いている。Ⅰ2で述べたように，安楽死の違法阻却原理は，病者の意思に沿って（(5)），その利益を維持すること（(4)），にある。前者は病者の自己決定権論に，後者は医療の配慮義務論として現れる。この両原理は，患者の利益をいかにして擁護するかの重点の相違であるというべきであろうが，それぞれの原理にどのような強さを認めるか，また，いずれの原理に重点を置くかによって，安楽死・尊厳死論の動く方向も異なるのである[26]。

1 安楽死・尊厳死と自己決定権
(1) 不任意の安楽死

病者に意識がなくその意思表示が不可能な場合には，その承諾がなくても安楽死を行いうるというのが名古屋高裁の認めるところであった[27]。これは，小野清一郎博士の影響を強く受けたものであった。博士はビンディングの人道主義的安楽死論を評価し，「安楽死を正当化するものは本人の『意思』ではない。生命の尊重はもと本人の『意思』を超えたものである」とされた。博士によると，本人が意思を表明できないときには，安楽死は本人の承諾を必要としない[28]。小野博士は安楽死が合法となるべき6要件を提示され，

---

[25] 例えば，町野・前掲注(11)238-256頁〔本書第5部第2章〕。また，日本学術会議の報告書・前掲注(24)に対しても，唄孝一ほか（座談会）「『尊厳死』論議の光と影――植物状態を中心として」ジュリスト1061号（1995年）19頁参照。

[26] 医療の場における患者の自己決定権と後見的配慮（パターナリズム）による他者決定との関係は，争いのある基本的問題である。両者を患者の利益維持のための二つの手段と理解し合理的観点から両者のいずれかを選択し，あるいは両者を併用するという，本文で述べた考え方は必ずしも一般的ではない。この問題については，町野朔「自己決定と他者決定」年報医事法学14号（2000年）〔本書第4部第4章〕参照。

[27] 6要件の(4)。前掲注(17)参照。

[28] 小野清一郎「安楽死の問題」『刑罰の本質について・その他』（有斐閣，1955年）

それが，ほぼそのまま，名古屋高裁判決に受け継がれたのである（もっとも，小野博士は安楽死は医師の手によるという原則はないとされていたが，名古屋高裁はこれを「本則」とした）。

障害者（児）に対する同情からの「慈悲殺」の主張は古くからのものである。ここでは，対象者に対する周囲の人の同情がその正当化の根拠として援用されるのであり，本人の意思ではない。ここには「殺す側の論理」がある。ビンディングの「生存無価値な生命の毀損」の主張を援用して，ナチスが秘密命令によって精神障害者を抹殺したという事実は，世界に大きな衝撃を与えた。

このような方向は到底許容することができないのは明らかであるが，本人の推定的意思で足りるとすることもやはりできないであろう。治療のための手術ですら，本人はそれを拒絶する権利がある。医療は本人自身に関するものであり，彼の自己決定権を侵害することは許されない。安楽死については，なお一層これは妥当しなければならないと考えられるからである[29]。名古屋高裁判決の27年後，横浜地裁が東海大学安楽死判決において，病者の明示の承諾のない安楽死は違法であり，殺人罪を成立させるとしたのは，わが国でも患者の自己決定権が自明のものとして承認されたことを物語るものである。同判決の直後に，医師が意識不明の末期患者に筋弛緩剤を注射して死亡させたという事件が発覚したが（国保京北病院事件），既に多くの人たちは，このような本人の承諾のない安楽死は合法となりえないのは当然と考えるようになっていた。

(2) 死ぬ権利

以上は，安楽死拒絶権を肯定することにより病者の利益外の考慮を排除しようとする議論であり，自己決定権の消極的意味に基づいた安楽死論であったということができる。しかし，やがて議論は，病者はその自己決定権に基づいて死を選ぶ権利を持つという，積極的意味での方向に向かうことになる。

この議論は，尊厳死論から始まった。

世界で初めて尊厳死を認めたとされるニュージャージー最高裁判所「カレ

197頁。本論文は，町野朔ほか・前掲注(2)40頁（丸山雅夫）にも抄録されている。
(29) 町野朔「安楽死——ひとつの視点」ジュリスト630号（1977年）59頁・631号（同年）114頁参照〔本書第5部第1章〕。

◇第4章　違法論としての安楽死・尊厳死

ン・アン・クィンラン判決」(1976年)は，植物状態である患者の父親を身上後見人に任命し，彼に患者の主治医を変更する権限を与える，主治医が生命維持治療の中止に承諾したら，さらに病院の倫理委員会がそれを承認して，初めて治療の中止をなしうるとしたものであって，実は，尊厳死実行の最終的決定を医療側に委ねたものに過ぎなかった。しかし，その後，不治の病である急性骨髄芽球性白血病に罹患した高齢の重度精神障害者に科学療法を行うことを禁止したマサチューセッツ最高裁判所の「サイケヴィッチ判決」(1977年)を経て，生命維持装置の撤去を命ずる判決などが出るようになる。他方では，最初は延命医療にもかかわらず死期が迫っている病者に限定されていた尊厳死が，判例，立法によって植物状態の患者一般に拡大されつつある。連邦最高裁も「クルーザン判決」(1990年)において，自力で呼吸し，水分と栄養の補給が続けられれば30年以上生きられると思われる遷延性植物状態の患者は，そのような措置を拒絶する憲法上の自由権を有するとした[30]。

「死ぬ権利」の主張は，治療拒絶権を超えて，安楽死を受ける権利の主張へと展開する。住民投票の結果成立したオレゴンの「尊厳死法」(1994年)は，一定の手続にしたがって，末期患者のために医師が薬物を処方することを認めたものである。オーストリアのノーザン・テリトリー準州で1996年に成立した「末期患者権利法」も同様の内容である。オレゴン法は現在でも形式的に効力を保っているが，ノーザン・テリトリー法は失効させられている。

さらに，末期患者は，自殺幇助を処罰している刑法は彼らが医師の援助を得て安楽死する権利を奪うものであると主張して，違憲訴訟を起こすことになる。いわゆる「医師による自殺援助」(PAS: physician-assisted suicide)の問題である。カナダの「スー・ロドリゲス」事件(1993年)では，自殺幇助処罰規定は神聖な生命を保護するために存在するものであり憲法違反ではないとする連邦最高裁によって，筋萎縮性側索硬化症の女性の訴えは退けられ

---

[30] もっとも，現在無能力の本人が治療中止の意思を持っていることが「明確で説得力のある証拠」によって示されることが必要であるという条件を州が設定しても違憲とはならないとして，撤去を求めた両親の訴えを退けている。以上のアメリカの諸判例，および尊厳死立法については，町野ほか・前掲注(2)153-200頁（清水一成）。

た。アメリカでも結局，連邦最高裁は近時の2つの判決において，クルーザン判決の認めた延命医療を拒絶する権利と医師の自殺援助を受ける権利との間には大きな相違がある，自殺する権利が憲法上の権利ということはできないとして，末期患者たちの訴えを退けている[31]。このようにして，自殺援助を受ける憲法上の権利があることは否定されたが，連邦最高裁はオレゴン法のようにこれを立法によって認めることが禁止されているとしたわけではなく，むしろ民主的手続によってこの問題に結論を出すことが好ましいこととしているのである。

2 末期医療としての安楽死・尊厳死

　安楽死・尊厳死の合法化を支えるもう1つの原理は病者の利益の維持であり，それに対する医療的配慮である。かつて「慈悲殺」の名の下に主張された安楽死論が，病者の利益のためだけではなく，あるいはそれと無関係に，社会的負担の除去の目的で「生きる価値のない生命の毀損」に至ったという経験から，しばらくの間，この問題に医療的後見主義を持ち込むことはタブーであり，不任意の安楽死は絶対的に認めるべきではないとされた。

　しかし，ここでも尊厳死論が再び道を開こうとしている。多くの尊厳死状況においては，延命医療続行の可否に関する意思を問うことが不可能な病者が問題となる。尊厳死論は，このような病者が延命医療中止を求める推定的意思が認められるときには，医師は医療的配慮によってそれをなしうることを認める。すなわち，医療の場においては病者の推定的承諾によるその生命の短縮を合法とするのである。しかし，それが許されるなら，なぜ病者の推定的意思に基づく安楽死は許されないのか，という疑問も生じるであろう。安楽死状況でも本人に意思能力がないときはある。小野清一郎博士のように，人道主義的見地から，「惻隠の情」から，東海大学安楽死事件，国保京北病院事件のような場合に安楽死を合法化する余地はないのだろうか，というのである。

---

[31] Washington v. Glucksberg, 117 S. Ct. 2258 (1976)；Vacco v. Quill, 117 S. Ct. 2293 (1977). この両判決に関しては，鈴木・前掲注(22) 598-611頁。「医師による自殺援助」に関する法律，諸判例については，そのほか，町野ほか・前掲注(2) 92-129頁（安村勉）。

◇第4章　違法論としての安楽死・尊厳死

　以前は，医師が病院で安楽死を行うなどということは考えられなかった。東海大学安楽死事件はこの意味で衝撃的であった。しかし，今日では「病院で死ぬこと」が通例であり，我々も恐らく病院で死ぬことになる。そして「病院で死ぬということ」は，医療の配慮の下で死を迎えるということなのである。尊厳死問題は末期医療のあり方の問題であることは既に明らかであるが，安楽死問題もここに吸収されてきている。東海大学安楽死事件はまさにこのことを示した象徴的な事件であったともいえる。そして，広範に任意的安楽死の合法性を認める判例法，検死・訴追制度の運用により，不任意の安楽死も訴追されないことのある実務を持つオランダには，患者とホーム・ドクターとの長期にわたる密接な関係が伝統として存在していることが指摘されている[32]。逆にいうならば，現在の安楽死論は医療の役割，医療への人々の信頼の問題がさらに加わっているのである。私自身は少なくとも安楽死積極論者ではないし，不任意の安楽死，推定的医師による安楽死は合法とすべきではないと思っている。しかし，生命保護の絶対性，自己決定権の無限性，医療的配慮の優位，というような単一の視点だけを強行して考えるには，違法論としての安楽死・尊厳死問題も大き過ぎるのである。

---

(32) 土本武司「安楽死合法化の根拠と要件——内外の現状を踏まえて」『中山研一先生古稀祝賀論文集 第一巻 生命と刑法』（成文堂，1997年）260頁。なおオランダの安楽死問題については，そのほか，宮野彬『オランダの安楽死政策——カナダとの比較』（成文堂，1997年），町野ほか・前掲注(2)71-91頁（安村勉）参照。

313

第5章　〈書評〉『安楽死と刑法』
甲斐克則 著（成文堂，2003年）

　1　本書は，わが国で早くから「医事刑法」を研究してこられた著者の安楽死に関する論文集であり，『医事刑法研究 第1巻』である。わが国，諸外国における裁判例とそれに対する学者の反応，立法提案などを紹介したあとで，オーストラリア・ノーザンテリトリー，オレゴン，オランダ，ベルギーにおける安楽死合法化立法を考察している。安楽死に関する書物は近時でも幾つか出ているが，本書は，刑事法研究者の視点から書かれた有意義な書物である。近いうちに，「尊厳死と刑法」をテーマとする第2巻も公刊される予定〔本章初出：2003年〕とのことであり，楽しみである。

　2　本書収録の論文の中で最も古い論文「第1章 安楽死と病者の自己決定──嘱託・同意殺の可罰根拠に関連して」（1981年発表）から，「安楽死問題の行方──安楽死および医師による自殺幇助の立法化の問題点」という巻末の書き下ろし論文に至る22年間，著者の立場は不変である。すなわち，末期患者の自己決定権の尊重と生命保護の絶対性という2つの原理を支持しながらも，ある場合には前者に，ある場合には後者に依拠して，終末期における病者の生命の短縮に消極的な態度を取るのである。著者は次のように論じる。

　「個としての存在が同時に社会的紐帯を有するところに人間の人間たる所以がある」「自己決定権は重要だが万能ではない」から，同意殺を放任することはできない。不任意の安楽死はもちろんのこと，任意的安楽死も違法としなければならない。安楽死を合法化したオランダ，ベルギーの立法は不当であり，死を選ぶ権利を肯定して assisted suicide を合法化しようとするアメリカなどでの動きにも，賛成することはできない。他方，不作為による安楽死，間接的安楽死，尊厳死も，患者による事前の明示的な意思表示があり，その自己決定に沿うことが明らかな場合にのみ合法性を認めるべきであり，

◆ 第5部 ◆ 安楽死と尊厳死

その推定的意思に依拠してこれを行うことは許されない。医療的パターナリズム，医療的裁量によってこれらの行為を行うことを認めるべきではないからである。患者の自己決定権ではなく，医師としての行動の妥当性を基準とするイギリスの議論は，妥当でない。

　このようにして，著者は基本的には「生命保護の絶対性」を基本とし，間接的安楽死，尊厳死の状況で，病者の死を選ぶ自己決定が明確であるときにのみ，例外的に，死期短縮の合法性を認めるのである。

　3　しかし，living will などによって事前に自分の終末期医療に関する指示をしておく人はまれである。また，数カ月，数年前にこのような文書が作られていたとしても，それは，間接的安楽死。尊厳死が問題となった時点での病者の現実的意思そのものと見ることは困難であるから，当該文書は，終末期における患者の意思を推定する資料としてのみ認めるべきであり，著者の立場ではこれに依拠して患者の末期医療を行うことは許されないことになろう。要するに，著者は，積極的安楽死を違法と断じただけでなく，事実上，殆どすべての生命の短縮を違法としているのである。

　もっとも著者は，責任が阻却されることによって行為が処罰されないことがあるとする。しかし，それは本当に例外的な場合であり，「きわめて困難であることを自覚しなければならない」。

　著者の結論を終末期医療の現場で実行したときには，かなりの数の医療関係者が新たに犯罪者の仲間入りをすることになろう。

　4　紹介子は，終末期医療であっても患者の意思に沿わない行為は許されないという著者と，基本的な立場を同じくするものである。しかし，患者の自己決定権の行使は，著者の前提としているような，その明示的な意思表示に限られるべきなのだろうか。患者の推定的意思に合致した末期医療，苦痛緩和に付随する生命短縮の危険，延命医療の差控えも許されるべきではないのだろうか。

　確かに，著者も指摘されるように，推定的意思を基準とするときにはその認定に不安定さが生じる。しかしそれは，患者，その家族，友人らとともに医療に当たってきた医療プロフェッションに，最終的には委ねられるべき問題なのではないのだろうか。

　著者は，これでは，患者の自己決定権の尊重と医療的後見主義への配慮と

の間に実質的な差がなくなってしまう，と反論されるだろう。紹介子は，患者の立場から見たその最善の利益を決定する方法としてこの2つの要素が協調的に存在するのであって，両者は同じ場所で相争っているのでもなければ，別々の場所に棲み分けを強いられているのでもないと考えている。

著者がこのように考えないのは，患者の現実的意思こそが医療の基底であるという信念によるとともに，医療に対する不信からだと思われる。紹介子も研究を始めたときには，著者と同じ思いであった。しかし，末期患者にイエス・ノーをいう権利だけを与えてベッドの中に放置しておくことに，どのような意味があるのだろうか。私はしばらくして，患者のオートノミーと医師のパターナリズムのどちらか1つだけを絶対視すべきではないと思うようになった。

紹介子は，これからも続くであろう著者との対話に大きな期待を寄せている。

◆第6章◆ 終末期医療の現段階
── 老人医療と終末期医療ガイドライン ──

◆ I ◆ 終末期医療に関する調査等検討会と報告書

　今回の「終末期医療に関する調査等検討会」[1]は，このような「調査等検討会」としては第3次のものである。1992年「末期医療に関する国民の意識調査等検討会」，その5年後の1997年「末期医療に関する意識調査等検討会」，そして今回2002年の「終末期医療に関する調査等検討会」ということである。第一次調査等検討会も第二次調査等検討会も，それぞれ報告書を出している。

　意識調査の結果としては，5年前と大きく異なったところはない〔本章初出：2005年〕。5年前の第二次検討会の末席を汚していた私は，そのときの調査結果をみて今回と同じような感想を持ったことがある。この10年，終末期医療に関する日本国民の意識は安定していることになる。例えば，終末期医療，リビング・ウィルへの関心は依然として圧倒的に高く，植物状態になったとき，延命医療を断固続けるという人は圧倒的に少ない。

　しかし，この10年間に終末期医療の対象となる患者のイメージそのものは大きく異なりつつある。それは，急性症状により臨死になる人たち以外に，老齢者の終末期医療の問題が加わってきているためである。人々の意識が大きく変わっていない背後では，終末期医療の臨床現場は変わってきていると思われる。そこでは，医療現場の戸惑いも増えているであろう。

---

(1) 本章は，「第15回死の権利協会世界連合世界会議」（2004年9月30日—10月3日，東京）における筆者の報告「日本における終末期医療の法と倫理 —— 終末期医療に関する調査等検討会報告書『今後の終末期医療の在り方について』を契機として」を圧縮したものである。

319

そのようなこともあって，今回の意識調査は，末期医療に関して，新たに介護老人施設における「介護職員」（介護老人福祉施設の介護職員）を対象として加えた。そして，いわゆる「寝たきり」になったときに，「どこで最期まで療養したいか」を問う質問を追加した。

今回の「調査等検討会」で私が最も考えさせられたのも，この老齢者医療と終末期の問題であった。

◆ II ◆ 「終末期」の類型と意思決定の在り方

1 終末期医療の多様性

われわれは，不治の病により死期が切迫し，激しい苦痛にさいなまれているという古典的な安楽死状況（例えば，森鷗外の1916年の小説「高瀬舟」のなかの囚人が直面した状況）を念頭におきながら，安楽死問題を考えてきた。しかし，1975年のKaren Ann Quinlanに関するニュージャージー州の2つの判決によって，持続的植物状態患者の延命医療の問題に直面することになった。しかし，終末期患者の問題は，積極的な殺害行為の許容性が問題とされる安楽死状況と，人工呼吸器の撤去のような消極的な延命医療の忌避の許容性が問題となる尊厳死状況の2つに尽きるものではないことも確かである。

調査等検討会のメンバー，池上直己教授によると，終末期医療が問題になるのは，従来の，① 安楽死状況，② 尊厳死状況に加えて，③ 心臓，肺，肝臓などの臓器疾患により徐々に身体機能の低下が進行して死に至る場合，④ 痴呆，老衰により日常生活が困難になった高齢者が長期にわたる機能低下の後で死を迎える場合，がある[2]。

③④の場合には，患者の死への過程は緩慢であるが，④の方が③より長期であるのが通例であろう。固定した病状が継続する②の持続的植物状態の場合とは異なり，③④の場合病状は変化する。③の方が④より可変的であろう。医療は患者のたどる緩慢な死への過程に継続的に関与し，必要な医療，ケア

---

(2) 池上直己「終末期ケアの課題と将来展望——法的側面についての留意事項の策定を」社会保険旬報2218号（2004年）6頁参照。

に変化が生じるたびに医療的決定を行わなければならない。特に④の場合には，病者の自己決定能力も変動するので，医療者は患者の意思能力の状態も考慮しながら，医療を決めることになる。また，アグレッシブな医療が求められていないことは①安楽死，②尊厳死の場合と同じであり，最終局面では延命医療の忌避が問題になることでは，②尊厳死の場合と共通するところがある。しかし③④において患者がたどる長い道程においては，病者の quality of life を維持するための医療，ケアが行わなければならない。「殺していいか」「延命しなくていいか」というような単純なことだけが問題なのではない。

　安楽死論から尊厳死論への移行は，問題を病院へと移し，医療の役割は単なる延命に尽きるのではない，患者に尊厳ある生命を保障するためには，死期を早めることも認められなければならないことを認識させた。現在の終末期医療は，生命の短縮の問題をそのなかに抱えながらも，さらに積極的に終末期患者の医療・ケアのあるべき姿についての議論となったのである。そして，終末期の多様化は，患者の自己決定を尊重し，その quality of life を維持することがいかに困難かを認識させるものとなっている。

2　報告書にみる終末期患者の自己決定と家族決定

　終末期医療における患者の自己決定権保護の問題は，私などの法学研究者が最も関心を示すところである。そして，終末期医療も患者の意思に沿うものでなければならない，むしろ終末期の患者にこそインフォームド・コンセントの法理が妥当しなければならないというのは，第1次の調査等検討会以来の前提であったように思われる。

　しかし，これまでの2度の調査では，国民はがんなどの病名の告知を希望している者が多いが，実際には患者には告知されず，医療方針の決定も患者の意見を聞くことは多くないことが示されていた。病名が告知されるのは第1次的にはその家族であり，治療方針も家族の意向を聞いたうえで決定されている。今回の調査でも，患者本人の意思を重視する見解を示す医師は若干は増えているが，大勢は異なっていない。すなわち，無条件にがんなどの病名を「本人に告知する」と答えた医師は5.9％，がん患者などの治療方針を決定するときに「患者の意見を聞く」と答えた者は13.6％にすぎない。

321

私は1997年の検討会の委員の一人として小文を書いたが，終末期医療が家族的決定によって行われ，患者本人のインフォームド・コンセントがなされていない状態はやはり好ましくないのではないか，として以下のように書いた(3)。

　「しかし，いかなる敵かを知らずに，また，何のためにこのような苦痛に耐えなければならないのかを知らずに，患者は戦えるのだろうか。患者が自分の病を知り，短いが充実した命を生きることを選択したとき，病のゆえの苦痛，治療の負担にも耐えることが可能になり，「生命の質」を保障する末期医療も可能となる。インフォームド・コンセントは末期医療の必須の条件ではないだろうか。」

3　終末期の類型と終末期患者本人の自己決定

　しかし，以上のように，終末期患者本人に対するインフォームド・コンセントを行わず，その家族が説明を受けて医療方針を決定するというのは，「日本社会の家族的構成」によるばかりでもないと思われる。終末期の患者のなかに，前記④のような老齢者が増えていることも影響していると思われるのである。
　報告書は，「患者本人の状況を見て誰に説明し，誰の意見を聞くかを判断する」という回答が多いことを指摘し，「このことは，医療関係者が，患者本人の意思決定能力，家族の状況や気持ちを踏まえて，誰に説明するのが適切かを判断して説明していることを伺わせるものである。終末期医療の現場において，患者本人に対する説明を基本におきながらも，患者本人の状況を見つつ説明する相手方を決めていく現実的な対応をとっていると考えられる。また，高齢者医療では，終末期に脳血管障害や痴呆等の疾病のため，患者にいわゆる『意思決定能力』がない場合も多く，患者本人の状況を見て誰に説明し，意見を聞くかを決定するということが現実的であることも多い」としている。終末期の患者でも意識が明瞭な①のような終末期患者には，イン

---

(3) 町野朔「家族の肖像」厚生省健康政策局総務課監修『21世紀の末期医療』（中央法規出版，2000年）142頁。

フォームド・コンセントは可能である。しかし，医療施設に入り，長期療養の後で終末期にさしかかった老齢の患者はすでに意思能力が減退し，本人に対する十分なインフォームド・コンセントが不可能になっていることが多い。そのときには，家族に説明し医療方針についての承諾を得るという方法をとらざるを得ない。また，入院の当初から意思能力のない老齢者もいる。

　以上のような状況は，患者が治る見込みがない病気に罹患した場合に説明する相手に関するアンケート，「療養病床（介護療養型医療施設を含む）」「一般病床（緩和ケア病棟を除く）」「緩和ケア病棟」のそれぞれの医師の回答から伺える。説明する相手を患者本人と回答した医師は，療養病床の医師の1.1%であるが，一般病床の医師では6.4%，緩和ケア病棟の医師では17.9%となっている。要するに，④のタイプの老齢末期患者の多くいる療養病床では無条件に患者本人に説明する者は少なく，患者の意思能力の変化を見定めながらどうするか決めるという回答が多く，①の患者がいる緩和ケア病棟の医師は患者への説明をすることが可能な状況にあることなのである。治療方針の決定に関しても，まず患者本人の意見を聞くと答えた医師が緩和ケア病棟では比較的割合が大きくなっている。すなわち，療養病床では7.1%，一般病床（緩和ケア病棟を除く）では13.2%，緩和ケア病棟では50.0%となっている。

　以上をみると，次のようにいうことができると思われる。
　終末期医療における家族決定の優位は依然として続いている。しかし，老齢終末期患者の増加が患者本人へのインフォームド・コンセントを困難にしている事情も存在していることを考えるなら，患者本人への説明を行い，その意見を聞くという医師たちが若干でも増加していることは，日本でも徐々にではあるが，終末期における自己決定権の尊重が浸透してきていることを示すものである。

4　インフォームド・コンセント論の見直し

　終末期医療における自己決定の在り方について考察することは，インフォームド・コンセントとその基礎である自己決定権についての考え方の基本的な見直しを促すもののように思われる。
　法律家は，インフォームド・コンセントを"医師と患者が，医療行為が行

われようとしている決定的時点で向かい合い，医師がこれから行われるべき医療に関するすべてのことを患者に伝え，患者が完全な意思能力を保持しつつ，すべてを理解したうえで，清明な意識のなかでそれに同意を与える"というイメージで理解してきた。いわば，「点としてのインフォームド・コンセント」である。しかし，このような考え方は医療のすべての局面に妥当すべきものではない。終末期医療においては，患者の意思能力の状態を確かめながら，それぞれの時点で，患者への説明を行い，その同意を進めていくことが必要である。そしてこれは，1つの時点で終結してしまうものではなく，いわば「線としてのインフォームド・コンセント」「経過としてのインフォームド・コンセント」が行われなければならない。

　他方では，「インフォームド・コンセント」「患者の自己決定」は患者のベスト・インタレストを選択するための手段に過ぎず，それ自体が自己目的的に価値を有するものではないことを認識するに至る。"患者に意思能力があるときにはその自己決定が要請され，医療はそれに従わなければならない。「合理性の優位」は認められない。患者に意思能力がないときに，初めてパレンス・パトリエ的考慮から，そのベスト・インタレストによる決定が許される"というのが，これまでの考え方であった。患者の自己決定と，パレンス・パトリエの登場場面は，患者の意思能力の有無によって截然と分かれていたのである。しかし今や，この2つの原理——自己決定とパレンス・パトリエ——は，患者のベスト・インタレストを判断するための2つの方法であるとして統合すべきであるように思われる。

　すなわち，患者の意思能力が十分にあり，その意思決定を求めることが可能であるときには，何が彼の最善の利益かは専ら彼の決するところであり，彼の自己決定によることになる。彼の自己決定能力が制限され，あるいはその援用が困難になるに従って，患者の利益を客観的に考慮するパレンス・パトリエが徐々に出てくる。そして，それが最終的に不可能となるところでは，パレンス・パトリエ的考慮により患者の主観的な利益を総合的に判断することになるのである。自己決定による方法だけが使われる極と，パレンス・パトリエ的判断が妥当する対極との間には，2つの方法を補完的に用いながら患者の利益が判断される分野が連続的につながっているのである[4]。

　終末期医療においても，患者の状態を考慮しながら，その自己決定権の援

用とパレンス・パトリエ的後見的考慮を総合し，患者の主観的利益を判断することによって，継続的に医療，ケアを提供していかなければならないのである。

◆ Ⅲ ◆ 終末期医療ガイドラインについて

1 リビング・ウィルとその法制化

以前の調査からリビング・ウィルを肯定する意見が強かったが，今回はさらにこの傾向が強まっている。そして，医師はリビング・ウィルを尊重すべきだと考えている。ところが，「リビング・ウィルが実際に医師によって尊重されると思うか」という質問に対しては，「そのときの状況によるだろう」という回答が多数になっている。これは，リビング・ウィルが医師の行為を拘束して一律に延命医療の中断に至ることには賛成できないという意識が，医師以外の人々のなかには強いことの反映であると思われる。

リビング・ウィルには肯定的な人々もその法制化にはそれほど積極的ではなく，むしろ賛成の人がかなり減少しているというのは，以上のような，態度の反射と思われる。つまり，患者の意思は尊重すべきではあるが，一律にリビング・ウィルという文書に指定されたとおりに医療を中断すべきではなく，家族などと相談しながら患者の希望に添うようにすればいいという意見が5年前より増加しているのである。そして，国民一般より医療関係者の方が，若干ではあるが，法制化に肯定的であるのは，自分たちの行動指針を明らかにする法律を求める意識があるのであろう。

このようななかで，わが国でかなり早い時期からリビング・ウィルの法制化の運動を展開してきたのは日本尊厳死協会であり，「尊厳死に関する法律要綱案」を公表している。しかしこの法案にはいくつかの問題があり，このとおりの法律をつくることは到底できないように思われる。この法案のなかでは，終末期でない持続的植物状態のときにもリビング・ウィルにより「延命措置」を取りやめることができるとし，それは「徒に死期を引き延ばすた

---

(4) 以上については，町野朔「患者の自己決定権と医療のパターナリズム」生命倫理7号（1996年）32頁〔本書第4部第3章〕参照。

めの延命措置」と定義がされているが，それがどの範囲かは必ずしも明らかではない。また，15歳のころに書かれたリビング・ウィルも，明示的に撤回されていない以上，例えば90歳になっても有効だというのも疑問である。

一般的にいえば，終末期医療という医療的・倫理的に微妙で困難な判断が要請されるところで，法律によって画一的処理をしようとすることには大きな問題があると思われる。そして人々が，必ずしもこの方法に積極的ではないことは，今回の意識調査の結果が示すところである。

2　終末期医療ガイドライン

調査等検討委員会においては医療関係の委員の間からは，法制化は無理としても，終末期医療に関するガイドラインをつくるべきであるという意見が強く主張された。終末期における患者の意思とその福利が尊重されるようにしなければならないという認識があるのと同時に，終末期医療における医師の行動の準則を明確にし，どのように行動したら法的・社会的非難を受けることがないのか明らかにしてもらいたいという希望もあると思われる。実際，医療関係者はかなり困難な決断を強いられる場面にでくわすことがあると思われる。

わが国で延命医療の中止に関する裁判所の見解を初めて示したのが「東海大学安楽死事件」に関する横浜地方裁判所判決であった[5]。それは，多発性骨髄腫に罹患した58歳の患者に対して，その家族の求めに応じて，担当医が，①点滴・フォーリーカテーテルの取り外し，エアウェイの除去をし，②死期を早める可能性のあるホリゾン（鎮痛剤）およびセレネース（向精神薬）を注射し，③塩酸ベラパメル製剤，次いで，塩化カリウム製剤を注射し，最終的には塩化カリウム製剤の注射による心停止により死亡させたというものであった。横浜地方裁判所は，①を「治療行為の中止」（尊厳死），②を「間接的安楽死」，③を「積極的安楽死」として，殺人罪として起訴されていたのは③の行為だけであったにもかかわらず，すべての行為の適法性を論じたのである。

横浜地方裁判所は，積極的安楽死の要件として，①耐え難い肉体的苦痛

---

(5) 横浜地判平成7年3月28日判時1530号28頁。

の存在，② 死期の切迫，③ 推定的なものでは足りない，患者の明示の意思表示の存在，④ 他の代替的手段の不存在をあげ，この事件では①③の要件が存在しなかったとして，塩酸ベラパメル製剤・塩化カリウム製剤の注射は違法な殺人であるとした。さらに，間接的安楽死の適法要件としては，① 耐え難い肉体的苦痛の存在，② 死期の切迫，③ 患者の推定的意思の存在，治療行為の中止（尊厳死）の要件として，①回復の見込みのない末期状態，②患者の推定的意思（リビング・ウィル，家族の意思は本人の意思を推定させる要素），をそれぞれあげ，点滴・フォーリーカテーテルの取り外し，エアウェイの除去，ホリゾンおよびセレネースの注射は，患者の推定的意思に反しているとして，これらすべてを違法としたのである。要するに，起訴されていればいずれの行為も殺人（未遂）罪が成立するとしたのである。

　家族の求めに応じて行われた尊厳死・間接的安楽死も違法だというこの横浜地方裁判所判決の傍論は，かなり大胆なものであった。そして，最近，気管支ぜんそくの発作を起こし緊急入院，意識不明となった58歳の男性患者に対して，鼻から注入されていた気管内チューブを抜管し，その後，筋弛緩剤を注射して死に至らしめた医師が，筋弛緩剤の注射だけでなく抜管行為も殺人罪で起訴されたのである（川崎協同病院事件）。もし筋弛緩剤の注射が行われなかったとしても，抜管行為だけで殺人行為ということになるという検察官の主張は，医療関係者には衝撃的であると思われる。

　以上のような状況のなかで，医師が終末期医療において許容される行為の範囲について不安に思い，自分たちに法的安定性を確保するために，明確な行為規範の提示を求めることは，理解できることである。そして，法律による方法が実現困難であるなら，行政的ガイドラインをつくるべきではないかといわれるようになったのである。しかし，国が終末期医療を行政指導することが妥当なのかについては，疑問をもつ人々も多い。

　そうすると残された方法は，医師集団が自律的に終末期医療に関する倫理指針を定立するということが考えられる。おそらくは，日本医師会，関係医学会が協力して終末期医療のガイドラインを提示し，医療施設がそれに従って終末期医療の在り方についての基準，施設内倫理委員会の審査を含む実施手順をつくるという方法が現実的ではないかと思われる。

◆ 第 7 章 ◆ 患者の自己決定権と医師の治療義務
──川崎協同病院事件控訴審判決を契機として──

◆ Ⅰ ◆ 「治療行為の中止」による尊厳死

　本年2月に，東京高等裁判所は「川崎協同病院事件」に関して判断を示した（本章初出：2007年。以下，「控訴審判決」）[1]。この判決は，1962年の名古屋高等裁判所判決[2]から45年経ってから現れた高裁段階での第2の安楽死判決である。

　名古屋高裁が示し，その後実務を支配することになった「積極的安楽死」の適法要件を，患者の自己決定権の観点から見直したのが1997年横浜地方裁判所判決[3]（以下，「東海大学病院事件横浜地判」）であったが，本控訴審判決はその10年後に出たものであり，その意味でも注目に値するものであった。しかし，被告人側が安楽死の要件を正面から問題とすることなく，ただ，事実認定のレベルで争っていたこともあって，積極的安楽死の適法要件については特に判断が示されることはなかった。むしろ注目されるのは，それに先だって行われた「抜管」を「治療行為の中止」とした上で，その違法性を肯定し，この問題の根本的解決は，立法あるいはガイドラインの策定を持たなければならないとしたことである。

　一般に「尊厳死」「自然死」と呼ばれてきた問題は，東海大学病院事件横浜地判以来，「治療行為の中止」として扱われてきている[4]。正確には，

---

(1) 東京高判平成19年2月28日判タ1237号153頁などに登載。
(2) 名古屋高判昭和37年12月12日高刑集15巻9号674頁。
(3) 横浜地判平成7年3月28日判時1530号28頁，判タ877号148頁。
(4) 「治癒不可能な病気におかされた患者が回復の見込みがなく，治療を続けても迫っている死を避けられないとき，なお延命のための治療を続けなければならないか，あるいは意味のない延命治療を中止することが許されるか，というのが治療行為の中止の問題

「治療行為の中止による尊厳死（自然死）」の問題というべきであろう。

　以下では，川崎協同病院事件に関する横浜地方裁判所の原判決（「以下，「原審判決」）(5)と控訴審判決とを対比させながら，この問題を検討することにする。

◆ II ◆ 川崎協同病院事件と各裁判所の判断

1 事実の概要

　控訴審判決の認定による事実は，次のようなものである。

　Aは川崎病認定患者であり，川崎協同病院に通院していた。Xは同病院の呼吸器内科部長であり，Aを継続的に診察する主治医であった。Aは，気管支喘息重積発作に伴う低酸素性脳損傷で意識不明の状態になり，川崎協同病院に入院し，Xの治療を受けることとなった。Xは，Aの入院後4日目に，① 家族からの要請に基づき（原審判決は，家族の承諾はなかったと認定していた），気道確保の目的でAの鼻から気管内に挿管されていたチューブを抜き取り，呼吸確保の措置をとらずに死亡するのを待った。しかし，Aが予期に反して苦しそうに呼吸し始めたので，Xは鎮痛剤セルシン，鎮痛剤ドルミカムを次々と投与したが，依然としてその呼吸を鎮めることができなかった。Xが同僚医師Bに事情を話したところ，筋弛緩剤ミオブロックの投与を勧められたことから，② 同剤3アンプルを，情を知らない准看護婦Cに命じて静脈注射させ，Aを呼吸筋弛緩に基づく窒息により死亡させた。

　検察官は，①の抜管と②のミオブロック注射の行為は一連の殺人行為であるとして，Xを殺人罪（刑法199条）で起訴した。Xは，ミオブロックの注射はAの沈静のために行われたもので殺意はなかったし，Aの死因は呼吸筋弛緩の窒息死ではなかったのであるから，②は殺人行為ではない，さらに，①は適法な治療中止であるから無罪であると主張したが，原審判決，控訴審判決とも，結論的に，そのいずれの主張も退けた。しかし，原審判決が，①には家族の承諾がなかったことをも理由として「懲役3年，執行猶予5年」

であり，無駄な延命治療を打ち切って自然な死を迎えることを望むいわゆる尊厳死の問題でもある。」横浜地判・前掲注(3)。
(5) 横浜地判平成17年3月25日判時1909号130頁，判タ1185号114頁。

330

としたのに対して，控訴審判決は以上で見たように，それは家族の要請に基づくものであり，Xが独断で実行したものとはいえないとして，「懲役1年6月，執行猶予3年」を言い渡した。

2 「治療行為の中止」の要件としての「終末期」

(1) 病者を苦痛から解放する目的で積極的行為によりその生命を絶ったというXの②の行為は，「積極的安楽死」と呼ばれてきたものである。（なお，「治療行為の中止が常に不作為犯とはいえない」という文脈で，控訴審判決では，これを「治療行為の中止」の中に位置づけている箇所があるが，これは不正確である。）本件では，Aの死期が切迫していたとはいえない，意識不明のAに肉体的苦痛を肯定できるかには疑問がある，A本人がこのような行為に承諾を与えていたわけではない，という事情があり，名古屋高裁[6]の6要件，東海大学病院事件横浜地判の4要件いずれによっても，Aのこの行為の合法性を肯定することはできない。

(2) 問題は①の抜管である。このような延命医療の中止の要件については，積極的安楽死とは異なるものが妥当すると考えられているからである。

東海大学病院事件横浜地判は，多発性骨髄腫の末期状態の患者から，点滴，フォーリーカテーテルを取り外し，次いで，患者の気道を確保していたエアウエイも撤去した行為を，すべて「治療行為の中止」とし，その適法性を否定していた。なお，これらの行為は実際には起訴の対象とされておらず，実際にも裁判所はこれを殺人と断定したわけではなかったことに注意する必要がある。

同判決によると，治療行為中止の適法要件は，①患者が末期状態にあること，②患者の推定的意思があること，③中止しうる医療的措置は，死期の切迫性，中止による死期への影響の程度等を考慮すべきだが，その範囲について基本的には限定がない。このうち，②の要件を満たしていなかったというのが，同判決がこれらの「治療行為の中止」を違法とした理由である。

原審判決，控訴審判決とも，本件におけるAの余命は，Xが主張する1週間程度であったとは認められない，むしろかなりの時間生存しえた可能性も

---

[6] 名古屋高判・前掲注(2)。

否定できないので，Aの死期は「切迫」していなかったとして，抜管の適法性を否定している。積極的安楽死の許容要件としての死期の切迫性（だいたい，2，3日程度が念頭に置かれているようである）程ではないにせよ，治療行為中止の要件としても患者が「末期状態」にあること（東海大学病院事件横浜地判の掲げる①）が必要とされているが，いずれの判決も，Aの状態はその範囲内ではないとしたのである。

治療の中止が許容されうる「末期状態」が何を意味するかについては，わが国では必ずしもはっきりした考え方があった訳ではない。諸外国においては，かなり幅の広い終末期が考えられているようであるが，川崎協同病院事件では，いずれの裁判所もかなり限定した考えをとったことになる。

「終末期」「末期」については，その立証の問題，行為者の故意の問題などを含めて議論すべき点は多いが，そのためには別の機会が必要である。

3　患者の自己決定権と医師の治療義務

東海大学病院事件横浜地判では，治療行為の中止が認められる根拠には，患者の自己決定権と医師の治療義務の2つがあるとされたが，同じ横浜地裁による原審判決では，これらはそれぞれ別個の原理であり，治療行為の中止の合法性を導く範囲も異なっている，とされた。

> 「治療義務の限界については，前述のように，医師が可能な限りの適切な治療を尽くし医学的に有効な治療が限界に達している状況に至れば，患者が望んでいる場合であっても，それが医学的にみて有害あるいは意味がないと判断される治療については，医師においてその治療を続ける義務，あるいは，それを行う義務は法的にはないというべきであり，この場合にもその限度での治療の中止が許容されることになる（実際には，医師が，患者や家族の納得などのためそのような治療を続ける場合もあり得るがそれは法的義務ではないというべきである。）。」

しかし控訴審判決は，これらを2つの「アプローチ」とし，本件抜管行為の合法性を，それぞれのアプローチから検討することを行っている。しかも同判決は，自己決定権論・治療義務論のいずれも解釈論としては限界がある，

◇第7章　患者の自己決定権と医師の治療義務

尊厳死問題の根本的解決には，法律あるいはガイドラインの策定が必要だとした上で，これらのアプローチの妥当性を「仮定」したとしたらどうなるか，ということで次のような検討を行ったのである。

【患者の自己決定権のアプローチ】　「本件抜管がＡの意思に基づくものであるかについて検討するに，Ａが自分自身の終末期における治療の受け方についてどのような考え方を持っていたかを推察する手掛かりとなる資料は，証拠上，全く不明である。……家族の意思は，同人の意思を探求するための大きな手掛かりではあるが，手掛かりの一つにすぎず，家族の意思のみをもって同人の意思と同視することはもとよりできない。なお，家族の意思が表明された場合は特段の事情がない限り患者本人の意思と同視すべきという見解もあり得るが，……これでは家族による患者本人の意思決定の代行を認めることと同じことになるし，代諾といってみても，その実体にそう違いがあるとはいえない。しかも，その見解によっても，患者が終末期状態であることが前提であるから，……Ａの死期が切迫していたとは認められない本件については，そもそも当てはまらないものといえるし，家族からの要請の有無についても，本件では，……その見解が予定していると思われる家族の明確な意思表示があったとまでは認められないから，やはり，同見解によっても，適法とはされない事案であると考えられる。」

【医師の治療義務アプローチ】　「すなわち，Ａの余命についてどうみるかである。……〔原審および当審の鑑定によると，抜管の〕時点で，Ａが約1週間後に死に至るのは不可避であったとはいえず，同人の死期が切迫していたとは認められない。」（〔　〕内は筆者が補ったもの）

◆　Ⅲ　◆　終末期医療と刑法

1　解釈論と立法論

控訴審判決は，自己決定権・治療義務の「いずれのアプローチにも解釈上の限界があり，尊厳死の問題を抜本的に解決するには，尊厳死法の制定ないしこれに代わり得るガイドラインの策定が必要であろう」という。しかし，この論理には，いくつかの問題がある。

(1) もし，裁判所がこの2つの「アプローチ」は解釈上無理であると考えるなら，別の解釈を探さなければならないだろう。法を解釈することは裁判所の職務である。それをしないのは，そんなことは最初から無理なので，現行法の解釈ではＸの行為は違法であることは疑いないという結論を前提にしているからにほかならない。しかし，もしそうなら，わざわざ2つのアプローチを試してみる必要などまったくない。

(2) それでも控訴審判決は，自己決定権論あるいは治療義務論を適用して，「適法とするにふさわしい事案に直面したときはじめて，裁判所としてその要件の是非を判断すべきである」という。しかし，もしそういうことが起こったとすると，それは，いずれかの「アプローチ」が裁判所の予期に反して妥当なものであったのか，裁判所も気がつかない別の妥当な原理が存在していた，ということしかありえない。控訴審判決の論理は理解しがたい。

おそらくは，控訴審裁判所としては，司法判断だけを行うとするなら，次のようにいうべきだったのだろう。

"被告人は，本件Ａについて行われた抜管行為が，終末期における延命医療の中止として適法であると主張する。しかし，Ａの死期は切迫しておらず，終末期の状態にあったのでないことは既に述べたところであり，所論は前提を欠くものである。そして，このような患者についての医療の中止を合法とする刑法解釈は，とることはできない。"

(3) 控訴審判決は，解釈では無理があるから，尊厳死の問題を抜本的に解決するためには，尊厳死法の制定あるいはガイドラインの策定が必要だろう，という。

解釈が無理であるのなら，それは現行法の文言に正面から衝突するか，あるいは，現行法の基本的精神に反する場合のいずれかである。私自身はそのようには思わないが，いずれにしても，尊厳死を許容する新たな規範を作ることになれば，その基礎となる原理が必要である。無原理な学説は「学説」ともいえないが，無原則な立法も，やはり不当である。

控訴審判決は次のようにいう。

「裁判所は，当該刑事事件の限られた記録の中でのみ検討を行わざるを得ない。むろん，尊厳死に関する一般的な文献や鑑定的な学術意見等を参

照することはできるが，いくら頑張ってもそれ以上のことはできないのである。」

たしかに当該事件を超えて，一般的な原則を定立することは裁判所の役割ではないのであり，この観点から見るとこれまでの安楽死裁判には問題を含んだものがあったことは否定できない。特に東海大学病院事件横浜地判のように，起訴されていない行為について，治療行為中止の適法要件に関する一般論を展開した上で，それを違法と断じたことは，やはり適切ではなかったと思われる。しかし，基本的な考え方を示すことをせずに，現行法の解釈論では無理であるとして，立法・行政に問題の解決を委ねた控訴審判決の中には，司法謙抑主義というより，ルールができればそれを守るだけだという，法実証主義的思考が見える。控訴審判決の態度にも，やはり問題があるのである。

(4) 控訴審判決は，裁判所が決着をつけるべき問題ではない理由について，さらに続けて次のようにいう。

「しかも，尊厳死を適法とする場合でも，単なる実体的な要件のみが必要なのではなく，必然的にその手続的な要件も欠かせない。例えば，家族の同意が一要件になるとしても，同意書の要否やその様式等も当然に視野に入れなければならない。医師側の判断手続やその主体をどうするかも重要であろう。このように手続全般を構築しなければ，適切な尊厳死の実現は困難である。そういう意味でも法律ないしこれに代わり得るガイドラインの策定が肝要なのであり，この問題は，国を挙げて議論・検討すべきものであって，司法が抜本的な解決を図るような問題ではないのである。」

たしかに，尊厳死問題の解決のためには，このようなことは考えなければならない。しかし，刑事裁判で問題なのは尊厳死問題の抜本的解決ではなく，当該被告人Xを処罰すべきかである。

控訴審判決は，ある原理に基づいた延命医療の中止が現行法でも許容しうるといったら，これは一定範囲の終末期医療の中止に「お墨付き」を与えたと受け取られ，独断で治療行為を中止する医師が次々と出てくる，などと考

えたのであろう。それは理解できないわけではないが，行為者を処罰することと，終末期医療を規制し，その適切な運用を図ることとは別の問題である。後者は，控訴審判決のいう法律あるいはガイドラインで行われるべきものであろう。厚生労働省は，その観点から，最近，「終末期医療ガイドライン」を公表している[7]。そして，仮にこのようなガイドラインに違反した治療の中止が，ただちに殺人罪になるわけではないことはいうまでもない。控訴審判決は，「処罰される行為」と「やってはならない行為」とを混同していると思われる。

2 患者の自己決定権論と医師の治療義務論

古典的問題である（積極的）安楽死の合法性を肯定する学説は多くはない。しかし，もしこれを肯定する論理があるとすれば，それは患者への同情心ではなく，患者の自己決定に基づいたものでなければならないと考える学説は，基本的な支持を得つつあったように思われる[8]。そうすると，近代的問題である尊厳死についても，東海大学病院事件横浜地判がそうしたように，患者の自己決定を基礎にすることになろう。カレン・アン・クインラン事件に始まるアメリカ法の展開も，これを自明のものとしていた[9]。

だがそうなると，意思能力を失っている終末期の患者については，本人の推定的な治療拒絶の意思によってその自己決定を認定せざるをえない。しかし，これは自己決定の擬制に過ぎないから，このような場合には，患者の立場に拠ったその最善の利益を治療中止の可否の基準とすべであるとして，医師は，患者の最善の利益を判断して延命医療の中止を決断すべきである，そのようなときには医師の治療義務が存在しなくなる，とする医師の治療義務論による尊厳死論が主張されることとなった[10]。

---

[7] 厚生労働省「終末期医療の決定プロセスに関するガイドライン」，「終末期医療の決定プロセスに関するガイドライン解説編」(2007年)。
[8] 町野朔「安楽死——ひとつの視点（1）・（2）」ジュリスト630号（1977年）59頁・631号（同年）114頁〔本書第5部第1章〕も，そのようなものであった。
[9] 甲斐克則『安楽死と刑法』（成文堂，2003年），同『尊厳死と刑法』（成文堂，2004年）所収の諸論考は，慎重な立場を示しながらも，患者の自己決定権の観点から安楽死，尊厳死を理解しなければならないとするものである。
[10] 町野朔「法律問題としての『尊厳死』」加藤一郎＝森島昭夫編『医療と人権 医師と

治療行為中止を許容する根拠として，患者の自己決定権と医師の治療義務を並列する東海大学病院事件横浜地判は，このような背景の中で現れたのである。そして，明示的に，患者の自己決定権と医師の治療義務とはどちらも行為の合法性を基礎づける別個の違法阻却原理であるとする原審判決の見解は，佐伯教授の見解[11]に従ったものである。しかし，後述のように，「患者の最善の利益」の観点で，この両者は統合されなければならないと思われる。

他方，"どちらのアプローチをとってもＸの行為を合法とすることはできない"という控訴審判決は，この両者を，「同じ山頂を目指す2つのルート」というような意味での，2つの「アプローチ」と考えているのかもしれない。そうだとすると，これは，原審判決の論理とも異なっていることになるが，それも妥当ではないと思われる。法律の論理は登山におけるアタック・ルートとは違うのだから，同じ場所に行くことが分かっているのに，わざわざ別のルートをとることに，それほどの意味があるとは思われないからである。

3　家族の意思と患者の自己決定

控訴審判決は，治療行為の中止を患者の自己決定権の観点で合法化することは，刑法202条（自殺関与及び同意殺人）との関係で説明が困難であるとする。しかし，医療の中止が同罪の構成要件に該当するとしても，患者の承諾の内容，医療的配慮などを考慮して，その違法阻却を論じる余地があるのだから，これは当たらない議論である。

最大の問題は，控訴審判決の指摘するもう1つの点，その意思を現実に表明することができない患者については，その推定的意思を援用せざるをえないが，そうなると，その認定には患者外的要素の混入を認め，患者の意思を擬制するということにならざるをえないという問題である。

患者のリビング・ウィルがあれば，それによって本人の治療中止の意思を推定すべきである。それがないときには，家族の意思によって本人の意思を推定することを原則とすべきである。患者が自ら決定することを望まず，家

　患者のよりよい関係を求めて』（有斐閣，1984年）203頁〔本書第5部第2章〕は，このように主張した。
(11)　佐伯仁志「末期医療と患者の意思」樋口範雄編著『ケース・スタディ生命倫理と法』（ジュリスト増刊，2004年）86頁。

族に決定を委ねていると思われる場合には，その家族の意思によって治療中止を決定することができる。これは佐伯教授の見解である[12]。意思決定の「代行」「代諾」は認められない，家族の意思表明によって本人の意思を推定するということになると，家族による意思決定の代行と同じことになり，やはり不当であるという控訴審判決は，これを批判したものである。

　佐伯教授は，患者の推定的意思を基本としつつも，臨床現場に分かり易い行動基準を示そうとしたものといえよう。その立場から，教授は，東海大学病院事件における家族は，患者の意思を正しく推定していなかったから，その要請によって医療を中止した医師の行為は，患者の推定的意思に合致していないとした東海大学病院事件横浜地判は，「過度の要求であって，現実的でない」と批判された。

　たしかにこれまでは，医療者は，家族の延命医療中止の意思があるときには，比較的安心して，それに従ってきた。しかし，家族の意思に従うことを原則とするときには，控訴審判決が批判するように，患者の推定的意思の認定に一段と擬制の要素が強くなる。患者の意思が確認できないときには，家族による本人意思の推定を行うとする厚生労働省の「終末期医療ガイドライン」[13]も，「家族が患者の意思を推定できる場合には」という限定をつけるとともに，それによって直ちに決定すべきだとしているのではなく，「医療・ケアチーム」がさらに判断すべきだとしている。

4　患者の最善の利益・患者の自己決定・医師の治療

(1)　佐伯教授は，推定的意思の概念がパーフェクトなものか，家族の意思による推定を広く認めることが理想的なのかではなく，「患者の現実の意思表示がない場合に，家族の意思による推定を認めないことの結果が，現状のまま患者を放置するか，医師の裁量的な判断を認めるかの，どちらかであるとすれば，患者の自己決定権の観点からは，家族の意思による推定を広く認めた方が望ましいように思われる」といわれる。しかし，患者の自己決定と医師の治療義務とは，終末期医療の実行・忌避が患者の最善の利益に合致す

---

(12)　佐伯・前掲注(11)88-90頁。
(13)　厚生労働省・前掲注(7)。

るかを判断するための2つの要素であり、両者は対立するものではない。また、これらは併せて用いるべき2つのツールなのであって、控訴審判決の考えたような2つのアプローチ、ルートなのでもない。

　終末期医療の実行・中止は、患者の最善の利益に従って決定されなければならない。それは患者本人から見た主観的利益であり、客観的に、社会の多数者なら治療の中止を望むだろう（カレン・アン・クインラン事件についてのニュージャージー最高裁判決）ということによってではなく、本人が望むことによって決定される。従って、患者が実際に意思表示を行うときには、それが基準となるのが原則である。患者が意思表示できないときには、その推定的意思によって決定することになる。リビング・ウィルもその一場合であり、それ以外の事情による推定もそうである。

　以上の、本人の選択の意味での患者の自己決定は、その最善の利益を判断するための重要な要素である。しかし、医療的考慮も、患者の最善の利益を判断する一つの要素である。患者の決定があったとしても、それが自殺のように明らかに非合理なものであるときには、患者の選択を否定して医療的措置をとることを認めるべきである。また、患者の意思がある程度は推定しうる場合であったとしても、そのことを考慮しながら、これに医療的考慮を総合して、本人の最善の利益の判断を行うことはある。さらに、推定的意思がまったく不明なときには、医療的観点から本人の主観的な最善の利益を判断すべきことになる[14]。

　(2)　佐伯教授は、医師には、純粋に医学的判断からの治療義務の限界を認めることはできるが、それを超えて、患者の福利を考慮して行動する裁量的権利までは認めるべきではないといわれる。原審判決も次のようにいう。

　「なお、この際の医師の判断はあくまでも医学的な治療の有効性等に限られるべきである。医師があるべき死の迎え方を患者に助言することはもちろん許されるが、それはあくまでも参考意見に止めるべきであって、本人

---

[14] 町野・前掲注(10)においては、患者の自己決定権ではなく、医師の治療義務の存否によって治療行為の中止を考えるべきであるとしていたが、本文の趣旨に改める。以上については、なお、町野朔「自己決定と他者決定」年報医事法学15号（2000年）44頁〔本書第4部第4章〕参照。

の死に方に関する価値判断を医師が患者に代わって行うことは，相当ではないといわざるを得ない。もちろん，患者が医師を全面的に信頼し全てを任せるということも自己決定の一つとしてあり得る。さらに，医師と患者・家族の揺るぎない信頼関係が確立され，死に方の問題も医師の判断・英知に委ねるのが最も良い解決法であるとの確信が一般化しているような状況があれば（それは終末医療の一つの理想ともいえよう）．医師の裁量に委ねることは望ましいこととしいえよう。しかし，残念ながら，そのような状況にあるとはいえない現状であることは大方の異論のないところであろう。」

　また，Aの死期は切迫していなかったから，「治療義務の限界からのアプローチ」によってもXの抜管行為を正当化しえないとする控訴審判決も，医師の治療義務の限界を，治療が医学的に無意味になった場合についてだけ考えている。

　「治療義務の限界からのアプローチは，医師には無意味な治療や無価値な治療を行うべき義務がないというものであって，それなりに分かりやすい論理である。しかし，それが適用されるのは，かなり終末期の状態であり，医療の意味がないような限定的な場合であって，これを広く適用することには解釈上無理がある。」

　患者の最善の利益に関する判断はその自己決定権にだけ委ねるべきであり，医師にはその判断権を認めるわけにはいかないという考え方の背後には，根深い医療不信があることは，「医師と患者・家族の揺るぎない信頼関係が確立され，死に方の問題も医師の判断・英知に委ねるが最も良い解決法であるとの確信が一般化している……とはいえない現状である」という，原審判決からうかがえることである。
　だが本稿の見解は，終末期医療の決定を全面的に医師の裁量に委ねるべきだというのではなく，上記のように，患者の主観的事情を考慮しながら医師が決定するという，限られた範囲内で医療の裁量性を認めようとするにすぎない。そして，これが人々に受け入れられていない状況だとは，到底思われないのである。

第8章 法的立場からみた延命医療

◆ I ◆ はじめに

　私の課題は，終末期，特に老年期の終末期医療における延命医療を，法的観点から検討することである。私には臨床経験はまったくない。多くの人たちの思いが交錯するこの問題についてお話しするというのはかなり問題がある。基本的な誤解，見当違いもあろうかと思う。諸先生からのご叱正をいただければ幸いである。

◆ II ◆ 法律的基礎

1　終末期医療と刑法

　問題とされているのは経管栄養の開始・不開始である。認知症などで自発的に摂食できない患者について，経静脈，経鼻，胃瘻，腸瘻の手段による栄養補給を行わない，あるいは，開始した経管栄養を制限・中止し，死期を早めることが刑法的責任を生じさせるかが問題である。
　刑法には一般の「殺人」に関する条文（199条）のほかに，嘱託殺人に関する条文（202条）がある。これは，「人を教唆し若しくは幇助して自殺させ，又は人をその嘱託を受け若しくはその承諾を得て殺した者」を極めて軽い法定刑（6月以上7年以下の懲役又は禁錮）で処断するものである。このシンポジウムで想定されている病者の多くは，意識がなくあるいは意思能力に問題がある事例が多いため有効な「死ぬ意思」を表明できない。この条文が適用されることはほとんどないと思われる[1]。

2　病者の意思と家族の意思

　東海大学病院事件（表1-⑦），川崎協同病院事件（表1-⑨）のように，家族から依頼されて病人を殺したとしても，嘱託殺人（刑法202条）ではなく普通殺（刑法199条）になることからもわかるように，本人の意思と家族の意思とは別物である。だが，臨床現場ではしばしば両者は混同されている。

　たとえば，癌という診断は本人に告知せず，あるいは本人に告知する前にその家族に告知することが多いが，それがインフォームド・コンセントだといわれることもある。しかし，これは医師の療養指導義務（医師法23条），あるいは医療提供者の医療情報提供義務（医療法6条の2第2項）の履行である[2]。コンセント（同意）を与えるべき患者本人がインフォメーション（説明）を与えられていないのだから，これをインフォームド・コンセント（説明に基づく同意）といえないことは明らかである。患者の同意を得ることを前提にしない「ムンテラ」がインフォームド・コンセントだというのも，同様の誤解である。

　もっとも，一般的に家族は本人の意思を「忖度」して終末期の医療について発言するものであるから，家族の意思は本人の意思を推定させる要素ではある。家族が，「これは本人が望んでいることだと思います」というような場合がそうである。

　しかし，川崎協同病院事件において最高裁（表1-⑨）が「被害者は，本件時，こん睡状態にあったものであるところ，本件気管内チューブの抜管は，被害者の回復をあきらめた家族からの要請に基づき行われたものであるが，その要請は上記の状況から認められるとおり被害者の病状等について適切な情報が伝えられた上でされたものではなく，上記抜管行為が被害者の推定的意思に基づくということもできない」と述べているのには問題がある。家族のインフォームド・コンセントが不十分であることは，本人の推定的意思の存否とは直接関係しない。ここにも，本人の意思と家族の意思との混同がみ

---

(1) 積極的安楽死の事例においては刑法202条の嘱託殺人とされたものが多い（表1）。
(2) 進行性の末期がんであることを本人に告知しなかったのは違法ではないが，家族に告げなかったことは診療契約上の義務違反であるとした最判平成14年9月24日判時1324号1頁は，このような趣旨である。なお，胆のうがん患者本人および家族に手術が必要な重篤な胆石症だと告げ，がん告知をしなかったことは違法とはいえないとした最判平成7年4月25日民集49巻4号1163頁も参照。

◇ 第 8 章 法的立場からみた延命医療

表 1：安楽死裁判例

	裁判所・裁判年月日・判例集	事 案	罪名（罰条）・量刑
①	東京地判昭和 25 年 4 月 14 日裁時 58 号 4 号	脳溢血で全身不随の母（56 歳）の求めに応じて，その息子が青酸カリを飲ませて殺害。	嘱託殺人（刑法 202 条後段）・懲役 1 年，執行猶予 2 年
②	名古屋高判昭和 37 年 12 月 22 日高刑集 15 巻 9 号 674 頁	脳溢血で全身不随の父（52 歳）に，その息子が有機燐殺虫剤を牛乳に入れて飲ませて殺害。	嘱託殺人（刑法 202 条後段）・懲役 1 年，執行猶予 3 年
③	鹿児島地判昭和 50 年 10 月 1 日判時 808 号 112 頁	肺結核・自律神経失調症などを患い全身の疼痛に苦悶していた妻（50 歳）に哀願され，夫がタオル，ロープを用いて絞殺。	嘱託殺人（刑法 202 条後段）・懲役 1 年，執行猶予 3 年
④	神戸地判昭和 50 年 10 月 29 日判時 808 号 113 頁	高血圧で倒れ半身不随の母親（67 歳）が発作に苦しむので，長男が，就寝中の母親を電気コタツのコードで絞殺。	殺人（刑法 199 条）・懲役 3 年，執行猶予 4 年
⑤	大阪地判昭和 52 年 11 月 30 日判時 879 号 158 頁	末期胃がんで入院中の妻（65 歳）。医師はあと 1 週間くらいだから我慢するようにという。自殺を図った妻の依頼に応じて刺身包丁で刺殺。	嘱託殺人（刑法 202 条後段）・懲役 1 年，執行猶予 2 年
⑥	高知地判平成 2 年 9 月 17 日判時 1363 号 160 頁	骨髄肉腫の妻（年齢は明らかでない）がカミソリ自殺を図ったが死にきれず，その依頼に応じて，夫が絞殺。	嘱託殺人（刑法 202 条後段）・懲役 3 年，執行猶予 1 年
⑦	横浜地判平成 7 年 3 月 28 日判時 1530 号 28 頁（東海大学病院事件）	多発性骨髄腫で末期状態の患者（58 歳）に，担当医が，その妻・長男の求めに応じ，ベラパミル塩酸塩，次いで塩化カリウムを注射し，心停止により死亡させた。	殺人（刑法 199 条）・懲役 2 年，執行猶予 2 年
⑧	横浜地判平成 17 年 2 月 14 日判例集未登載（相模原事件）	自宅療養中の ALS 患者（40 歳）の承諾を得て，その母親が人工呼吸器のスイッチを切り，窒息死させた。安楽死として合法であるとの主張はなされなかった。	嘱託殺人（刑法 202 条後段）・懲役 3 年，執行猶予 5 年
⑨	最決平成 21 年 12 月 7 日刑集 63 巻 11 号 1899 頁（川崎協同病院事件）	医師が，気管支ぜん息の重積発作により低酸素性脳損傷となった患者（58 歳）から，気管内チューブを抜管し，情を知らない看護師に，筋弛緩剤を静脈注射させて窒息死させた。	原審の殺人（刑法 199 条）・懲役 1 年 6 月，執行猶予 3 年［控訴審］が確定

◆ 第5部 ◆ 安楽死と尊厳死

られる[3][4]。

3 差し控えと中止，日本老年医学会のガイドライン

　生命維持のための医療的措置を最初から行わない（差し控える；withhold），撤回する（中止；withdraw）ことによって，病者の死期を早めたとき殺人になるかが，法律上の問題である。ここで最初に問題となるのは，胃瘻の不開始など消極的な行為である差し控えと，その撤去などの積極的行為である中止との間に法的な取扱いの相違を認めるべきかである。終末期医療の問題ではないが，ALS患者への人工呼吸器の装着と撤去も古くからの問題であった。

　病者の看護を行っている医療関係者，家族の間では，両者の間には倫理的に大きな相違があるのであり，差し控えは許されるが中止は許されないという考え方が支持されてきたように思われる。他方，法律家の多くは，両者の間に決定的な相違を認めない見解が早くから有力であった。その中にも両者とも違法で許されないとするものもあるが，多くの見解は，たとえばALS患者から人工呼吸器を撤去することは本人の承諾があっても許されないが，終末期の病者の状況によっては医療の撤回は合法で許される場合もあるとして，個別的な判断をしてきたと思われる。

　「医療行為の開始・不開始，医療内容の変更，医療行為の中止」に関する厚生労働省のガイドライン（表2-①）は，このような法律家の議論としては自然である。日本老年医学会のガイドライン（表2-⑤）が「今の本人の状況で（まだAHN[5]を始めてないとしたなら）始めないことが最善であるのなら，（AHNをすでに行っている場合も）中止することが最善である」としているのは，差し控えと中止とを同等に扱う大胆な立場であるようにもみえる。しかし続けて，「AHNを導入している場合でも，継続的に，今後どのようにするのが本人の人生の物語にとって最善かを考える。その結果が，栄養・

---

[3] 町野朔「『東海大学安楽死判決』覚書」ジュリスト1072号（1995年）106-115頁〔本書第5部第3章〕。
[4] 実は，最高裁と同様の判示をしていたのは横浜地裁であった（表1-⑦〔東海大学病院事件〕。なお，川崎協同病院事件に関する横浜地判平成17年3月25日判時1909号130頁〔表1-⑨の第1審判決〕）。
[5] 人工的水分・栄養補給法。Artificial Hydration and Nutritionの略。

表2：終末期医療ガイドライン

	公表者	ガイドライン名	公表年月
①	厚生労働省	終末期医療の決定プロセスに関するガイドライン解説編（終末期医療の決定プロセスに関する検討会）	2007年3月
②	日本救急医学会	救急医療における終末期医療に関する提言（ガイドライン）	2007年11月
③	日本医師会	ふたたび終末期医療に関するガイドラインについて（日本医師会第IX次生命倫理懇談会）	2008年2月
④	全日本病院協会	終末期医療に関するガイドライン	2009年5月
⑤	日本老年医学会	高齢者の意思決定プロセスに関するガイドライン人工的水分・栄養補給の導入を中心として	2012年6月

水分の投与量を減量する、あるいは投与を中止したほうが、本人が楽になるとか、やり続けてももはや益をもたらさないと評価される場合には、減量ないし中止する」としているところからもわかるように、厚労省ガイドラインと同じく、病者の最善の利益を考慮して医療の中止もありうるとしているものである。

◆ III ◆ 「ガイドライン時代」の背景

1　終末期医療ガイドライン

厚生労働省のそれをはじめとして、これまでに公表された「終末期医療ガイドライン」は5つある[6]。今や、終末期医療の問題は法律ではなく、ガイドラインの問題になったようにもみえる。

2　終末期の場としての病院

背景には「安楽死から尊厳死へ」の展開がある。

これまでのわが国の安楽死判例には次のものがあるが、事案はいずれも積極的安楽死を含むものである。医師が被告人となった最初の事件は表1-⑧であり、医療の中止が殺人行為を構成するものとして起訴されたのは表1-

---

(6) 池上直己「終末期医療のガイドライン」綜合臨牀59号（2010年）1135-1138頁。

⑨が最初である。

　遷延性意識障害患者からの人工呼吸器の取り外しの可否が問題となったKaren Ann Quinlan 事件の裁判は 1976 年のことであり，森鷗外の『高瀬船』(1916 年) から安楽死のイメージを得ていた私のように古いタイプの法学研究者は，この事件のはらむ様々な問題に大きな戸惑いを覚えた。

　病院で死ぬことが普通となり，医療関係者が病者の終末期に関与する度合いが格段に増えている現在，医師の職業倫理の確立がまず求められるものとなる。安楽死問題が終末期医療の問題となり，諸外国と同様，日本でも終末期医療ガイドラインが作られることになるのは必然であるといえよう。

3　安楽死から尊厳死へ，医療としての治療行為の中止

　ナチスの安楽死計画に関与した「良心のない医師たち」が被告席に座らされたニュルンベルク裁判の後，安楽死合法論は世界的に支持を失った。他方，疼痛緩和医療の発達により，病者の生命を絶たなければその身体的苦痛を除去することができないという状況は極めて少なくなってきた。日本でも積極的安楽死肯定論は徐々に力を失ってきたのである[7]。

　問題は別の領域に移ることになった[8]。

　救命医療の進歩により，以前なら助からなかった多くの人たちが救われることになった。しかしその反面，延命医療が無意味に継続され，尊厳を保ちながら死ぬ権利が人々から奪われているという非難も生じるようになった。Quinlan 事件はこの問題を象徴するものであった[9]。

　以上のような経緯により，安楽死から尊厳死へ，事後的な裁判規範から事前的な医療行為規範へと重点が移り，医療プロフェッションによる終末期医療ガイドラインの時代が来たのである。これは同時に，生命の短縮を伴うかもしれない治療行為の中止も，終末期にある病者を配慮する医療の問題だと認識されていることを意味する。刑法学のほうでも，尊厳死，治療行為の中

---

[7] 秋葉悦子「積極的安楽死違法論再構築の試み ——「人間の尊厳」は「死への自己決定権」ではなく「生命の価値」を導く」飯田亘之＝甲斐克則編『終末期医療と生命倫理　生命倫理コロッキウム 4』(太陽出版, 2008 年) 68-93 頁。

[8] 町野朔＝丸山雅夫＝白木豊ほか『安楽死・尊厳死・末期医療 —— 資料・生命倫理と法 II』(信山社, 1997 年)。

[9] 唄孝一『生命維持治療の法理と倫理』(有斐閣, 1990 年)。

止を正当化される医療行為の範囲いかんとして論じるべきだとされるようになる[10]。

4　患者の自己決定権と医療的配慮

第2次世界大戦前の安楽死運動は，病者への同情からの慈悲殺（mercy killing）合法化の主張であった。戦後日本の刑法学者の安楽死肯定論も，しばらくの間はこのようなものであった。

1960年代後半以降には，患者の自己決定権，インフォームド・コンセントが法律論として一般化していった。アメリカのliving will運動もこの思想に基づくものであった。ここでは，病者への同情などのパターナリスティックな観点は排除されなければならないとされる[11]。病者の明示の承諾のない積極的安楽死は絶対に認められない，治療行為の中止は病者の推定的意思に合致しているときだけ合法であるという「東海大学病院事件」横浜地裁判決（表1-⑦）は，この流れの中に位置づけられる。

しかし刑法202条が被殺者の承諾がある殺人も処罰していることからわかるように，自己決定権だけによって殺人罪の違法性阻却を認めることはできない。自己決定権論は最初から限界のある議論である。さらに，認知症の老人など終末期の病者には自己決定能力に問題がある場合も多い。ここで，「本人の意思だから」として医療の差し控え・撤回を行うことは許されない。また，遷延性意識障害患者のように意思表明が不可能な病者には本人の推定的意思を根拠とせざるを得なくなる。しかし，家族の意思，あるいはliving willは本人のその場面での意思を推定させる資料ではあるが，本人に意思能力があり意思表示が可能だとしたら本人がそれと同じ趣旨を言うかは，神のみぞ知ることである。家族の意思を本人の意思とする制度を解釈によって認め，法的安定を目指すこと[12]，あるいはliving willをすべての場合に本人

---

(10) 辰井聡子「治療不開始／中止行為の刑法的評価——「治療行為」としての正当化の試み」明治学院大学法学研究86号（2009年）57-104頁。
(11) 町野朔「安楽死——ひとつの視点（1）」ジュリスト630号（1977年）59-64頁〔本書第5部第1章〕，町野朔「安楽死——ひとつの視点（2・完）」ジュリスト631号（1977年）114-121頁〔本書第5部第1章〕。
(12) 佐伯仁志「末期医療と患者の意思・家族の意思」樋口範雄編『ケース・スタディ生命倫理と法』（有斐閣，2004年）90-91頁。

の意思と認めてしまうことは，本人の意思の擬制であって，やはり妥当ではないと思われる。

　終末期医療は，病者にとっての最善の利益に沿うように行われなければならない。患者の自己決定，あるいはその意思はそれを指示する1つの要素であるが，医療的配慮も考慮しなければならない[13]。これまで公表されたすべてのガイドライン（表2）が，患者の意思を出発点としながら，その最善の利益を考慮するという構造をとっていることは，このような観点に適合するものである。

◆ IV ◆ 終末期医療ガイドラインの効果

1 立法とガイドライン

　わが国の終末期医療ガイドラインは法律ではなく，基本的には医療プロフェッションの自律規範である。これは法律を変更することはできない。その手続きに従った医療の中止が合法となるという保証もないし，従わない終末期医療がただちに殺人罪になるわけではない。要するに，終末期医療ガイドラインは立法の代替物とはなりえない[14]。

　たしかに，厚労省のプロセス・ガイドライン（表2-①）は関係者との話し合いを経て作られた行政指導であり，純粋な医療プロフェッションの自律規範とは違う側面を持っている。しかしその不服従に対して不利益な取扱いをすることは許されないのであり（行政手続法32条），法的な強制力は存在しない。

---

[13] 町野朔「法律問題としての『尊厳死』」加藤一郎=森島昭夫編『医療と人権 医師と患者のよりよい関係を求めて』（有斐閣，1984年）209-256頁〔本書第5部第2章〕，町野朔「違法論としての安楽死・尊厳死——複合的な視点」現代刑事法2巻6号（2000年）37-44頁〔本書第5部第4章〕，町野朔「自己決定と他者決定」年報医事法学15号（2000年）44-52頁〔本書第4部第4章〕，町野朔「患者の自己決定権と医師の治療義務——川崎協同病院事件控訴審判決を契機として」刑事法ジャーナル8号（2007年）47-53頁〔本書第5部第7章〕。

[14] 厚労省ガイドライン（表2-①）の公表される直前に，東京高等裁判所（表1-⑨の原審判決）が「尊厳死の問題を抜本的に解決するには，尊厳死法の制定ないしこれに代わり得るガイドラインの策定が必要であろう」としたのは，誤解を招く。

◇第8章　法的立場からみた延命医療

2　警察の介入

　道立羽幌病院事件（2004年），射水市民病院事件（2006年）では医師はいずれも不起訴となったが，警察が終末期医療の現場に介入したことは関係者にとっては大きな衝撃であった。行政はこの混乱に対応するため，主治医が独断的に終末期医療の方針を決定するのではなく，患者・家族と医療従事者との「話し合い」によって終末期医療を進め，「医療・ケアチーム」が最終的な決定を行うべきだという「プロセス・ガイドライン」（表2-①）を策定したのである。これによって，終末期医療の現場に透明性がもたらされ，「内部告発による警察の介入，マスコミの報道」というプロセスは少なくなったようである。

　しかし，医療関係者たちは，さらにこの先を求めているようである。日本救急医学会のガイドライン（表2-②）は，「このガイドラインは，人の倫（みち）に適うことを行って法的に咎められることになるはずがないという考え方によります」とし，日本老年医学会（表2-⑤）は「本ガイドライン案に則って，関係者が意思決定プロセスを進めた結果としての選択とその実行について，司法が介入することは，実際上はあり得ず，あるとすれば極めて不適切である」とする。

　たしかに司法も医療関係者の合意を尊重するであろうし，これまでと同様，医療への介入に対しては謙抑的であろうとするだろうが，医療者が法律に違反していると判断したときには介入するのが司法の責務であることは認識しておかなければならない。

◆ V ◆　川崎協同病院事件最高裁決定の意義

1　治療行為中止に関する判断

　最高裁は川崎協同病院事件において，治療行為の中止に関し重要な判断を示した（表1-⑨）。

　A（男性，58歳）は気管支ぜん息の重積発作を起こしてB病院に入院した。救命措置により心肺は蘇生したが意識は戻らず，人工呼吸器が装着されたままICUで治療を受けることとなった。被告人は入院の2日後からAの治療を担当していた。Aは，心肺停止時の低酸素血症により大脳機能のみならず

脳幹機能にも重い後遺症が残り，こん睡状態が続いていた。入院から4日後，Aに自発呼吸がみられたため人工呼吸器が取り外されたが，舌根沈下を防止し痰を吸引するために，気管内チューブは残されていた。さらにその6日後，被告人はAを一般病棟の個室に移し，看護師に酸素供給量と輸液量を減らすよう指示し，急変時に心肺蘇生措置を行わない方針を伝えた。入院から2週間後の夕方，Aの家族（妻・子・孫ら）が集まっているところで，Aの回復をあきらめた家族からの要請に基づき，①Aが死亡することを認識しながら，気道確保のために鼻から気管内に挿入されていたチューブを抜き取った。ところが，Aが身体をのけぞらせるなどして苦悶様呼吸を始めたため，被告人は鎮静剤のセルシンやドルミカムを静脈注射するなどしたが，これを鎮めることができなかった。そこで被告人は筋弛緩剤であるミオブロックをICUのナースステーションから入手した上，②准看護師CにしてAにミオブロック3アンプルを静脈注射の方法により投与し，これによりAの呼吸停止，次いで心停止をもたらした。

なお被告人は，"殺意をもって，Cをして，3アンプルのミオブロックを一気にAに静脈注射させてこれを死亡させた"ということはなく，"Aを沈静させる目的で，1アンプルだけ自分で注射した"と主張していた。この点に関する事実認定の争いが被告人の罪責については決定的であったのだが(15)，1・2審とも被告人の主張を認めず，最高裁も以上のように控訴審の認定を維持したのである。

検察官は①と②の行為を併せて1個の殺人行為として起訴した。①のような医療の中止まで殺人行為として起訴されたのは，これが初めてのケースである。以前に横浜地裁（表1-⑦）は，"患者の推定的意思に反する点滴・フォーリーカテーテル・エアウェイの撤去という治療行為の中止は違法である"としていたが，実際にはこれらの行為は殺人行為の一部として起訴されていたわけではなく，横浜地裁の判示は傍論に過ぎなかった(16)。だがおそ

---

(15) 佐伯仁志「末期医療と患者の意思・家族の意思」樋口範雄編『ケース・スタディ生命倫理と法』（有斐閣，2004年）90-91頁，矢澤治『殺人罪に問われた医師 川崎協同病院事件 終末期医療と刑事責任』（現代人文社，2008年）。
(16) 町野朔「『東海大学安楽死判決』覚書」ジュリスト1072号（1995年）106-115頁〔本書第5部第3章〕。

らくはこの横浜地裁判決に従って，検察官は本件の被告人の抜管行為も殺人行為に当たるとして起訴し，裁判所もこれを結論的に肯定したのである。これからは本件②のような行為がなくても，①の行為単独で殺人（刑法199条）あるいは殺人未遂（形法202条）として処罰されることになる。これは重大な結論である。

本件②の行為のような，病者の明示の意思に基づかない積極的安楽死は合法たり得ないというのが，現在の法律関係者の一般的見解であるといってよいが，被告人が②の事実そのものを争っていたこともあり，積極的安楽死の合法性は最初から議論にならなかった。

2　診断の適切性

最高裁は被告人の抜管行為が違法な殺人行為である理由を次のように述べる。

　　上記の事実経過によれば，被害者が気管支ぜん息の重積発作を起こして入院した後，本件抜管時までに，同人の余命等を判断するために必要とされる脳波等の検査は実施されておらず，発症からいまだ2週間の時点でもあり，その回復可能性や余命について的確な判断を下せる状況にはなかったものと認められる。そして，被害者は，本件時，こん睡状態にあったものであるところ，本件気管内チューブの抜管は，被害者の回復をあきらめた家族からの要請に基づき行われたものであるが，その要請は上記の状況から認められるとおり被害者の病状等について適切な情報が伝えられた上でされたものではなく，上記抜管行為が被害者の推定的意思に基づくということもできない。以上によれば，上記抜管行為は，法律上許容される治療中止には当たらないというべきである。

最高裁は，病者の推定的意思に合致しているか，診断が適切になされたか，という2つの要件で医療の中止の適法性を考えている。本人の意思に反するときにまで治療の中止を認める見解はないのであり，前者はその意味では妥当であろうが，東海大学病院事件の横浜地裁判決（表1-⑦）と同様，家族のインフォームド・コンセントと本人の推定的意思とが混同されている点は

351

不当である。このことはすでに述べたところである（Ⅰ2）。

問題は後者の要件である。

これまでは，患者の自己決定権，医師の治療義務のどちらで考えるにせよ，治療の中止は死期の近いときでなければ許されないという前提であった。本件の第1審も控訴審も，死期が「切迫」していなかったことを本件の抜管が許されない最終的な理由としている(17)。しかし最高裁は，死期の切迫に言及することはせず，Aは発症後2週間しかたっていないこと，脳波検査などが行われていないことを挙げ，被告人は「その回復可能性や余命について的確な判断を下せる状況にはなかった」ことを抜管の許されない理由としている。最高裁は，従来の死期の短縮の程度を出発点とする違法阻却論ではなく，適切な診断に基づいた医療の中止という医療行為の適切さを出発点としている。ここには，少し大げさに言えば，重大なパラダイム・シフトがあるということもできる(18)。

◆ Ⅵ ◆ お わ り に

厚労省のガイドラインは終末期医療の決定プロセスだけに関するものであり，その後の医学会などのガイドラインは終末期医療の内容に踏み込んだ。

---

(17) 1審は，病者の自己決定，医師の治療義務の限界のいずれの観点に立っても，死期の切迫性が前提になるとし，控訴審は特に後者についてこのことを指摘する。
(18) そもそも，病者の死が「近い」ということではなく，死期の「切迫」を要件とした1・2審判決には問題があった。名古屋高裁判決（表1-②）が「病者が現代医学の知識と技術からみて不治の病に冒され，しかもその死が目前に迫っていること」を挙げていたように，死期の切迫はもともと積極的安楽死の1要件であり，治療行為中止の要件とされたことはなかった。また，事後的に裁判所が死期を認定することは困難なことが多いであろう。もし死期の切迫している場合には医療の中止が許されることがあるとした場合，死期が迫っていた可能性のある場合には，「疑わしきは被告人の利益に」の原則に従い，裁判所はすべて無罪としなければならなくなる。1審判決は，「鑑定等によれば，被害者の余命は，〔1〕昏睡が脱却できない場合（およそ50パーセント程度の確率），短くて約1週間，長くて約3カ月程度，〔2〕昏睡から脱却して植物状態（完全に自己と周囲についての認識を喪失すること）が持続する場合（同40パーセント），最大数年，〔3〕昏睡・植物状態から脱却できた場合（同10パーセント程度），介護の継続性及びその程度により生存年数は異なるとされていること」としているが，これによって死期が切迫していなかったことが「合理的な疑いを容れない程度」に証明されているとはいえない。

◇第8章　法的立場からみた延命医療

最高裁は，医療的決定（抜管）に至るまでの医師の診断を問題とした。われわれ法学研究者が知りたいのは，この最高裁の具体的判断が医療現場からみても納得のいくものであるか，あるいは不当な要求であるのかなのである。
　医療と法の対話が求められている。

第9章 ケアリングの倫理
―― 法律の立場から ――

　私に与えられた課題は，法律学からは「ケアリングの倫理」がどのように理解されるかについてである。

◆ I ◆ 生命倫理，ケアリングの倫理

1　看護倫理の展開

　まず，そもそも「ケア」あるいは「ケアリング」とは何か。

　現在は，ケアリングの倫理は，看護の世界の中心的倫理であるとされている。しかし，フローレンス・ナイチンゲール（1820―1910年）の偉業を讃えるために作られたとされる，「ナイチンゲール誓詞」（Nightingale Pledge）においてはそうではなかった。それは，ヒポクラテスの誓い（Hippocratic Oath）に，医師への服従と規律を付け加えただけのものであったからである[1]。

　われはここに集いたる人々の前に厳かに神に誓わん――
　わが生涯を清く過ごし，わが任務を忠実に尽くさんことを。

---

(1) これは日本の戴帽式で唱えられる文言のようである。Florence Nightingale Pledge の英語原文はつぎの通りである。
I solemnly pledge myself before God and presence of this assembly;
To pass my life in purity and to practice my profession faithfully.
I will abstain from whatever is deleterious and mischievous and will not take or knowingly administer any harmful drug.
I will do all in my power to maintain and elevate the standard of my profession and will hold in confidence all personal matters committed to my keeping and family affairs coming to my knowledge in the practice of my calling.
With loyalty will I endeavor to aid the physician in his work, and devote myself to the welfare of those committed to my care.

◆ 第5部 ◆ 安楽死と尊厳死

われはすべて毒あるもの，害あるものを絶ち，
悪しき薬を用いることなく，また知りつつこれをすすめざるべし。
われはわが力の限りわが任務の標準を高くせんことを努むべし。
わが任務にあたりて，取り扱える人々の私事のすべて，
わが知り得たる一家の内事のすべて，われは人に洩らさざるべし。
われは心より医師を助け，わが手に託されたる人々の幸のために身
を捧げん。

　1960年代後半になると，アメリカでは，ケアリングが看護の本質とされるようになる。その動きはやがて日本にも及び，『平成15年版看護白書』では，ケアリングは「和をもって尊しとなす」の日本文化には「思いやり」「心遣い」の倫理が適合的であるとされるようになるが[2]，2003年の「看護者の倫理綱領」には目立った変化は見られなかった[3]。
　だが，2007年の「看護にかかわる主要な用語の解説」[4]は，看護ケアを「看護職の行為の本質」とし，「ケア」「ケアリング」を「キュア」に対する言葉として位置づけ，「療養上の世話」「生活の支援」に看護の独自性があるとする。「ケアリング」も，看護職の援助行為が，対象者にとって何らかの意味（安らかさ，癒し，内省の促し，成長発達，危険の回避，健康状態の改善等）を持つという意味合いを含むものであり，対象者との相互的な関係性，関わり合い，対象者の尊厳を守り大切にしようとする看護職の理想，理念，倫理的態度，気づかいや配慮であるとされる。

2　普遍的倫理として

　現在は，ケアリングの倫理は看護プロフェッションの倫理を超えた，普遍的な倫理とされていると思われる。
　シスター・ローチの『アクト・オブ・ケアリング』[5]によると，ケアリン

---

[2] 髙田早苗「看護倫理をめぐる議論」日本看護協会編『平成15年版看護白書』（日本看護協会出版会，2003年）12頁。
[3] 全文は日本看護協会のHPで見ることができる。http://www.nurse.or.jp/nursing/practice/rinri/rinri.html．
[4] 日本看護協会「看護にかかわる主要な用語の解説」（2007年）。http://www.nurse.or.jp/home/publication/pdf/2007/yougokaisetu.pdf．

グは人間の発達と存続にとって本質的な要素である。「存在する」とはケアをすることであり，ケアはこの存在を人間として構築しているのである。

日本の社会学者，川本隆史[6]は，「他者のニーズにどのように応答すべきにこだわるのが，ケアの倫理である」として，医療，看護，介護，教育すべてにこれが妥当するとしている。川本によると，ケアリングは人間の発達と存続にとって本質的な要素である。存在するとはケアをすることであり，ケアはこの存在を人間として構築しているのである。

さらに哲学者，高橋隆雄[7]は，日本文化の根底にはケア的なものがあり，生命と環境の倫理を統合する概念であるとし，ケアの倫理から生命倫理と環境倫理の統合を目指している。

3　伝統的医療倫理とケアリングの倫理

発達心理学者であるキャロル・ギリガン[8]は，道徳的段階について，自分の学問上の指導者たちとは異なる「もう一つの声」（a different voice）があるとして，2つの思考様式を対比させた。

1つは，権利と正義の倫理（ethics of rights and justice）である。ここでは，対象から離れた公平なルールの設定が関心事であり，普遍的，客観的ルールの定立が目指されるべきものとされ，ギリガンによると，これは男性が支持してきた伝統的な倫理思考である。

もう1つはケアの倫理（ethics of care）である。これは，ネットワークを通した相互の働きかけ，対象者の反応を重視するものであり，ここでは，関係者のニーズ，ケア，害悪の防止が関心事であり，関係に応じた倫理，個別的倫理判断がなされえるべきことになる。これこそが，女性の思考に適合する「もう一つの声」である。

---

(5) シスター・M・シモーヌ・ローチ（鈴木智之・操華子・森岡崇訳）『アクト・オブ・ケアリング』（ゆるみ出版，1996年）。
(6) 川本隆史編『ケアの社会倫理学——医療・看護・介護・教育をつなぐ』（有斐閣，2005年）。
(7) 高橋隆雄『生命・環境・ケア——日本的生命倫理の可能性』（九州大学出版会，2008年）。
(8) キャロル・ギリガン（生田久美子・並木美智子訳）『もうひとつの声——男女の道徳観のちがいと女性のアイデンティティ』（川島書店，1986年）。

ギリガンによると，伝統的思考の問題点は，公平性（impartiality）の強調により，個別性（partiality）が無視されていることである。その結果，相互依存（mutual interdependence）と感情的応答（emotional responsiveness）が無視されているというのである。

◆ II ◆ 法律学とケアリング

以上のような普遍的なケアリングの倫理は，法律学に対してどのような意味を持つのか。

1　生命倫理における原理（principle）と美徳（virtue）

ビーチャムとチルドレスは，その生命倫理の教科書[9]の中で，ケアリングを美徳（virtue）として位置づけている。

彼らは，共有されている道徳（common morality），ヘルスケア・プロフェッションの倫理綱領（code of conduct）などから，経験的に得られる4つの原理（principle）があり，それらはルール形成の枠組み形成のためのガイドラインとなるとして，有名な4原理をあげる。すなわち，①自律の尊重（respect for autonomy），②危害の忌避（nonmaleficence），③善行（beneficence），④正義（justice）である。

他方では，原理とは別の次元に属するものとして，美徳があるという。ヘルスケア・プロフェッションの中心となる6つの美徳（focal virtue）があるが，このうちケア（care）は，ヘルスケアにおける主要な美徳である。因みに，ヘルスケアと研究（research）の双方に共通する美徳としては，共感（compassion），洞察（discernment），信頼（trustworthiness），廉潔（integrity），良心（conscientiousness）があるという。

本日，このシンポジウムの前の「勉強会」でバーネット教授は，以上とは少し違った考え方を述べられていた[10]。すなわち，「原理」「美徳」ではな

---

(9) Tom L. Beauchamp & James F. Childress, Principle of Bioethics (6th ed. 2009).
(10) Robert Barnet, A Framework for the Moral Obligations of Medicine : Dignity, Solidarity and Special Concern for the Vulnerable. これは『生命と倫理』創刊号（2013年）123頁に収録されている。

く，①危害の忌避（non-maleficence），②善行（beneficence），③人間の尊厳（human dignity），④連帯（solidarity），⑤脆弱性（Vulnerability）という5つのパラダイム（paradigm）を語るべきだとされたのである。

　私は，バーネット教授の考え方に共鳴するものである。ここでは詳しく検討する余裕はないが，そもそもビーチャム＝チルドレスの「原理」も，そこから一定の結論が演繹されるものではなく，「美徳」と同様に，考え方の指導原理を構成するパラダイムではないかと思う。

　しかし以下では，「原理」についてのこのような理解を前提としながらも，原理と美徳とを対比させるビーチャム＝チルドレスの枠組みに沿って考察を続ける。

2　法律学とケアの倫理

　ケアリングの倫理は，法律研究者にとっては正直戸惑いを感じさせるものである。

　法律学は，ルールの確定を主な仕事とする。それは法律を作りその運用を考える。法律学は，ヘルスケア従事者の行動規範を律することについても基本的に同じことをして来た。さらに，ES指針，ヒトゲノム指針などの医科学研究者の生命倫理指針についても同じように考えてきた。ビーチャム＝チルドレスの生命倫理の4原理が，日本の生命倫理学者ばかりでなく，法律家によっても援用されてきたのは，この意味で自然の出来事であるといえる。原理主義（fundamentalism）ではないが，原則主義（principlism）であることは法律の宿命である。

　そのような事情のもとで，倫理の原理に属さないケア／ケアリングの美徳，あるいはパラダイムが法律学にとってどのような意味を持つのかが問題なのである。

　ビーチャム＝チルドレスは，道徳的な美徳とは，道徳的に価値のある性質上の特性であり，適切な共感（sympathy），感情の応答（emotional responsiveness），心のこもった理想（heartfelt ideal）は原理やルールを超えたものであり，それがない道徳は，冷たい，人の心に触れない実行（practice）に過ぎないという。それはその通りである。

　しかし，法律学においては，行為がルールに適合しているか，違反してい

るかは行為の特性，動機と直接の関係にないことが通例である。
　まず，行為が行われたとき，行為者の意思は倫理的であると評価できる場合であったとしても，そのことを理由としてルール違反が許容されることはない。そのような1例が積極的安楽死（active euthanasia；mercy killing）の処罰である。関係者に善意，美徳が存在していても，処罰されるべき場合がある。
　逆にその意思，動機が不適当であったとしても，ルールの範囲内で行為が行われたらルール違反を理由として非難されるべきものではない。
　ES細胞の研究使用計画がES指針に適合しているか否かの審査において，"あなたは，受精胚がどうして尊重されなければならないか理解していますか。"と研究者に聞くのはナンセンスなことである。このような質問をした倫理委員会委員に対して，研究者たちが，"宗教裁判をするつもりなのか。"と反発したのは当然のことなのである。

3　ケアリングの役割

　以上のような法律の思考は，「冷たい」「血の通ってない」もののように見える。「もう一つの声」を聞くキャロル・ギリガンが，このような伝統的態度を非難するのも理解できる。特に，竹内修一教授の「宗教の立場から」という講演[11]を聞いた後では，そう感じるのが多くの人だと思われる。
　社会の人びとは，法律などのルールの枠内で，ヘルスケア・プロフェッションの行為がケアという徳性を持つことを期待している。
　具体的な事例を判断するとき，様々な要素，ビーチャム＝チルドレスの「原理」が総合的に考量される。その考量を支えるのが，関係する人たちとのニーズを理解し，対応しようとするケアリングの倫理なのである。
　例えば，2008年に「亀田綜合病院事件」というものがあった。
　当時68歳の男性患者は，49歳でALSを発症し，1992年に呼吸困難に陥り同病院で呼吸器を装着していた。わずかに動く目で意思を伝え，やはりわずかに動くほおにスイッチを付けてパソコンを使い執筆活動などを行っていた。彼は，「意思疎通が出来なくなった時は人工呼吸器を外してほしい。」と

---

(11) 竹内修一「ケアリングの倫理——宗教の立場から」生命と倫理創刊号（2013年）93頁。

する要望書を病院長に提出し，病院の倫理委員会はそれを認めた。しかし，院長は人工呼吸器を外すことを拒否した。

ビーチャム＝チルドレス流にいうと，ここでは自律権の尊重（autonomy），患者のQOL（beneficence），患者の生命の短縮（nonmaleficence），他のALS患者，彼らを看護する人たちへの影響（nonmaleficence / justice）が考慮されることになる。そして，その考慮の過程では，人工呼吸器の撤去に関しての結論のいかんにかかわらず，人々のニーズの理解とそれを満たすためのケアリングが考慮されるのである。

◆ III ◆ 終末期医療とケアリング

ケアリングの倫理は日本の文化的風土と適合的であるという意見があることは，すでに触れた。私自身はこれに全面的に賛同するものではないが，終末期医療に対する日本人の対応の仕方は，まさにこのようなものだと思われる。それは，日本の法律がヘルスケア・プロフェッションに対して広い裁量を認めてきていること，ヘルスケア・プロフェッションも法律を尊重してその枠内で行動するという伝統に由来すると思われる。そのために，ケアリング的思考に重点のある法律論がとられているように思われる。

1　終末期医療に関する日本の司法と医師

次頁の表は，日本の終末期医療に関する裁判例である。

これらの裁判例はいずれも「積極的安楽死」の事例に関する。医師を含めて，積極的安楽死を行った者はいずれも有罪になっているが，いずれも執行猶予が付いていて，実刑になった被告人は1人もいない。ただ，⑨の最高裁判例の事案においては，筋弛緩剤注射という積極的安楽死行為に先行して行われた医師の抜管行為も違法とされていることに注意を要する。

日本の医師たちも日本の司法の態度に基本的に賛成する。日本医師会は，積極的安楽死に反対する態度を早くから示してきた。『医師の職業倫理指針』〔改訂版〕[12]は終末期医療のあり方について次のように述べている。

終末期医療の方針は，特に，老齢等による患者の意思決定能力の減退などの状況があるときには，患者にとって何が最善であるかについての家族の意

表：日本の終末期医療に関する裁判例

	裁判所・裁判年月日・判例集	事　案	罪名（罰条）・量刑
①	東京地判昭和25年4月14日裁時58号4号	脳溢血で全身不随の母（56歳）の求めに応じて，その息子が青酸カリを飲ませて殺害。	嘱託殺人（刑法202条後段）・懲役1年，執行猶予2年
②	名古屋高判昭和37年12月22日高刑集15巻9号674頁	脳溢血で全身不随の父（52歳）に，その息子が有機燐殺虫剤を牛乳に入れて飲ませて殺害。	嘱託殺人（刑法202条後段）・懲役1年，執行猶予3年
③	鹿児島地判昭和50年10月1日判時808号112頁	肺結核・自律神経失調症等を患い全身の疼痛に苦悶していた妻（50歳）に哀願され，夫がタオル，ロープを用いて絞殺。	嘱託殺人（刑法202条後段）・懲役1年，執行猶予3年
④	神戸地判昭和50年10月29日判時808号113頁	高血圧で倒れ半身不随の母親（67歳）が発作に苦しむので，長男が，就寝中の母親を電気コタツのコードで絞殺。	殺人（刑法199条）・懲役3年，執行猶予4年
⑤	大阪地判昭和52年11月30日判時879号158頁	末期胃がんで入院中の妻（65歳）。医師はあと1週間くらいだから我慢するようにという。自殺を図った妻の依頼に応じて刺身包丁で刺殺。	嘱託殺人（刑法202条後段）・懲役1年，執行猶予2年
⑥	高知地判平成2年9月17日判時1363号160頁	骨髄肉腫の妻（年齢は明らかでない）がカミソリ自殺を図ったが死にきれず，その依頼に応じて，夫が絞殺。	嘱託殺人（刑法202条後段）・懲役3年，執行猶予1年
⑦	横浜地判平成7年3月28日判時1530号28頁（東海大学病院事件）	多発性骨髄腫で末期状態の患者（58歳）に，担当医が，その妻・長男の求めに応じ，ワソラン，次いでKCLを注射し，心停止により死亡させた。	殺人（刑法199条）・懲役2年，執行猶予2年
⑧	横浜地判平成17年2月14日判例集未登載（相模原事件）	自宅療養中のALS患者（40歳）の承諾を得て，その母親が人工呼吸器のスイッチを切り，窒息死させた。安楽死として合法であるとの主張はなされなかった。	嘱託殺人（刑法202条後段）・懲役3年，執行猶予5年
⑨	最決平成21年12月7日刑集63巻11号1899頁（川崎協同病院事件）	医師が，気管支喘息の重積発作により低酸素性脳損傷となった患者（58歳）から，気管内チューブを抜管し，情を知らない看護婦に，筋弛緩剤を静脈注射させて窒息死させた。	原審の殺人（刑法199条）・懲役1年6月，執行猶予3年［控訴審］が確定

見を十分考慮しながら決定される必要がある。

　患者の苦痛には肉体的，精神的，社会的苦痛，spiritual pain などがあり，担当医のみならず看護師，ソーシャルワーカー，宗教家，家族などが協力してチームとしてケアにあたり，患者の苦痛の緩和・除去に努める必要がある。

　ここでは，ケアの言葉こそ使われていないが，それが意識されていることは明かである。

2　終末期医療ガイドライン

　日本では積極的安楽死違法論は定着したといってよいが，それ以外の終末期医療への対応は法律ではなく，医療ガイドラインで対応することになった。

　数年前，告発を受けた警察が終末期医療の現場に介入し，医療現場に大きな混乱が生じた。このような事態に対応するために作られたのが厚生労働省の「プロセスに関するガイドライン」(2007 年 3 月)[13] であり，そのあと様々なガイドラインが作られた。

① 日本救急医学会：救急医療における終末期医療に関する提言（2007 年 11 月）
② 日本医師会第Ⅸ次生命倫理懇談会：ふたたび終末期医療に関するガイドラインについて（2008 年 2 月）
③ 全日本病院協会：終末期医療に関するガイドライン（2009 年 5 月）
④ 日本老年医学会：高齢者の意思決定プロセスに関するガイドライン　人工的水分・栄養補給の導入を中心として（2012 年 3 月）

　法律的にもっとも問題となる終末期医療における延命医療の中止に関しては，厚労省のプロセスガイドラインの内容は簡単なものである。

　すなわち，患者の最善の利益が行動指針であり，患者の現実的・推定的意思を知ることによってそれを確定するのであるが，そのためには患者・家族・医療チームによる話し合いが行われなければならないというものである。

　要するにケアリングなのであるが，厚労省ガイドラインの実際上の起草者

---

(12) 日本医師会『医師の職業倫理指針』〔改訂版〕（2006 年）。http://www.med.or.jp/doctor/member/000250.html.
(13) 厚生労働省「終末期医療の決定プロセスに関するガイドライン」（平成 19 年 5 月）。http://www.mhlw.go.jp/shingi/2007/05/s0521-11.html.

の話を聞くと，これは日本で理想とされてきたやり方を書いただけだという。

このようなガイドラインに対しては，延命医療の中止の要件としてはあまりにも無内容で，いつ，どのような患者に，どのような医療を中止することが許されるかについては，何も言っていないという批判があった。

しかし，ガイドラインが作られたことによって，警察の介入，それによる医療現場の混乱はなくなったようである。患者の最善の利益が終末期医療においても医療の基本であり，それを確認するためのケアの手続きを，医師ひとりの決定ではなくチームによる決定であるべきことを明示し，決定過程の透明性の確保したことがこのような効果をもたらしたものと思われる。

3　川崎協同病院事件最高裁決定について

警察が終末期医療の現場に警察が介入し，医療現場に混乱が生じた事件のうちの1つに川崎協同病院事件[14]がある。

これは，家族の求めに応じて，意識不明の患者から呼吸気道確保のために挿入されていたチューブを抜き，その後筋弛緩剤を注射して死に至らしめたという事件である。筋弛緩剤注射による積極的安楽死行為については，それが裁判所が認定した通りの事実であるとしたなら，違法であることには争いはない。問題はチューブを抜いた行為も殺人行為の一部を構成するかである。ここで，最高裁は注目すべき判断を下した。

最高裁は，①被害者が気管支ぜん息の重積発作を起こして入院した後，本件抜管時までに，同人の余命等を判断するために必要とされる脳波等の検査は実施されていなかったこと（適切な診断が行われなかったこと）に加えて，②家族の要請はこのような状況から認められるとおり被害者の病状等について適切な情報が伝えられた上でされたものではなく，上記抜管行為が被害者の推定的意思に基づくということもできない（病者の推定的意思の不存在，家族へのインフォームド・コンセントの不十分）ということを理由として，抜管行為は，法律上許容される治療中止には当たらないとした。

②の被害者の推定的意思，家族へのインフォームド・コンセントの部分は本来のインフォームド・コンセントではないが，ケアリングの思考に基づく

---

(14) 最決平成21年12月7日刑集63巻11号1899頁。

ものということができる。

4　日本の医療とケアリングの倫理

　日本の医療は，医療の裁量性を広く認める抑制的な司法によって支えられてきた。川崎協同病院事件の控訴審裁判官は，被告人（医師）を有罪とはしたが，「抜管行為は起訴すべきではなかった」とまでいっていた[15]。他方，ヘルスケア・プロフェッションは，一様に積極的安楽死に反対し，終末期医療法案への慎重論が主流である。要するに，広い裁量権の中で，ケアリングを含めたヘルス・プロフェッションの倫理的営みの余地は広いのであり，日本に伝統的な「話し合い」は大きな場所を占めているのである。

---

[15]　山口厚ほか（座談会）「終末期医療と刑法」ジュリスト1377号（2009年）109頁（原田國男）。

第6部
死

〈第6部の論文収載にあたって〉

　生命，出生，終末期をたどってきた本書の最後は「死」である。
　勉強を始めたころの私は「脳死論者」ではなかった。本書第1部第1章（1978年）・第5部第2章（1984年）の論文には，脳死を人の死と認めることに躊躇し，どちらかといえば消極的な態度をとろうとする私の姿勢がよく見える。脳死説をとることを論文で初めて明らかにしたのは，1988年の第6部第1章である。
　1985年5月「厚生科学研究費特別研究事業　脳死に関する研究班　昭和59年度研究報告書」，いわゆる「竹内報告」は医学の立場から脳死の概念と脳死判定基準（竹内基準）を報告した。1988年1月，日本医師会生命倫理懇談会は「脳死および臓器移植についての最終報告書」において，脳死の概念・判定基準については竹内報告を前提とし，法律的にも脳死を人の死，「個体死」とすべきだとした。すぐ続いて『ジュリスト』904号は「脳死および臓器移植に関する法学者意見集」を特集し，それに私が寄稿したのが第1章の論文である。脳死の結論に至るまで，私は脳死概念と脳死判定基準，器質死と機能死，脳死と臓器移植，脳死と社会的合意，脳死と心臓死に関する考え方を整理することに意を用いた。しかし，枠組みが整備された後は，脳死説に至るのは自然の流れであった。理論と感情はひとつである。
　生命倫理懇談会の「最終報告書」は，脳死は臓器移植のときには人の死だが，それ以外の場合は心臓死説ないしは3徴候説が妥当するという「相対的脳死論」であった。私は，目的によって死の概念を使い分けるという議論はあってはならないと思っていた。脳死を人の死と認めて脳死臓器移植への道を開くべきだとした臨時脳死及び臓器移植調査会の最終答申「脳死及び臓器移植に関する重要事項について」が出たのは1992年であったが，そこには，脳死を人の死としないでも，つまり脳死者は生きているとしても，彼から心臓などを摘出して死亡させても合法だという少数意見が付けられていた。以上のような「生と死の相対化」は不当であることは私にとっては明らかだと

◆第 6 部◆　死

思われたが，このような議論は学界でもマスコミでもかなりの支持を得ていたし，移植医療以外の医療の現場でも同意する人たちが多かった。第 2 章は，このような議論の法律論としての不当性，倫理としても不当であることを，今の私からすればかなり控えめな調子で述べたものである。

　脳死臨調の最終答申から 5 年後に，難産の末臓器移植法が成立したが，脳死をめぐる対立の妥協を図ったため，「「脳死した者の身体」とは，その身体から移植術に使用されるための臓器が摘出されることとなる者であって脳幹を含む全脳の機能が不可逆的に停止するに至ったと判定されたものの身体をいう」(旧 6 条 2 項) として，違法阻却論，相対的脳死論を前提にしたような規定を置いた。脳死・臓器移植のときにも，生体臓器移植場合と同じように，本人の書面による臓器提供の意思表示を要求した (旧 6 条 1 項・3 項) のも，脳死者は生きているという前提からのものと考えられる。さらに激しい議論が続けられ，2009 年，臓器移植法は改正され，相対的脳死論・違法阻却論を前提とし，脳死者の opt-in を必要とする上記の条文は改められた。

　臓器移植法の制定前後から臓器移植法の改正に至るまで，私が書いた文章はかなりの数に上っているが，そのうちの主なものは，町野朔 = 長井圓 = 山本輝之編『臓器移植法改正の論点』(信山社，2004 年)，町野朔 = 山本輝之 = 辰井聡子編『移植医療のこれから』(信山社，2011 年)，町野朔『生命倫理の希望』(上智大学出版，2013 年) に収録されている。本第 6 部第 3 章も改正臓器移植法との関係で書かれたものであるが，もっぱら死の概念を議論したものである。これまでの私の脳死論を整理したものであるが，私は，死は社会的・倫理的・法的観点で単一なものとして理解されなければならないことを再度強調するとともに，脳の統合機能に脳死説を根拠づける考え方 (統合機能論) に対する批判を取り上げ，私の「トライアングル論」を再論した。

第 1 章　脳死論の覚え書き

◆ I ◆　社会的合意論

　脳死を人の死と認める社会的合意が存在しないときには，法律概念としてもそれを認めるべきではないという「社会的合意論」は，「脳死および臓器移植についての最終報告」（以下，「最終報告」という）も指摘するように，問題を先送りにする機能しか果していないようである。あるいは，脳死を支持する世論の高まりが生ずるまで論者自身の決断を差し控えるという「慎重論」の一種にすぎないようでもある[1]。しかし，人の死は，本人にとっては無論のこと，その家族，友人，さらにはそれ以外の人々にとっても重大・深刻な出来事なのであり，その到来は法的な効果ばかりでなく，宗教的・文化的な，そして感情的な様々な帰結を社会にもたらすものである。「脳死および臓器移植についての中間報告」（以下，「中間報告」という）は，「医師には死の判定についての権限が委ねられている」としていた。たしかに，死の概念を具体例に適用し死を宣告することは医師の役割ではあるが，死の概念自体を決定することは，医師の権限を超える問題である。この両者を混同することは許されない。

　「死」とは，やはり，人々が右のような重大な社会的意味を与えるにふさわしいものとして認めうる事態でなければならない。「社会的合意」を以上のコンヴェンションの意味で理解するなら，やはりそれは脳死承認の前提である。そして，現在のわが国で唱えられている脳死の概念は，それを人の死として受け容れ難いと考える人々が日本の社会に存在することは否定しえな

---

(1) 加藤一郎「脳死の社会的承認について」ジュリスト845号（1985年）43頁以下。

いにしても，全体としての社会が十分に受容しうるものであると思われる。

ところが最終報告は，「脳死を死と認めてよい」が僅か23.7％であるという世論調査の結果を指摘して，無条件に脳死を個体死とすることが，一般的に認められているとすることに躊躇を示す。もちろん，世論調査の結果がまったく社会的合意と無関係だとまではいえないであろうが，提案されているような脳死が人々に現実に示されたとき，それが死として受け容れられるであろうか，問題なのである。

◆ II ◆ 死の種類の選択権

とにかく，脳死一般を個体死とすることをあきらめた最終報告は，「脳の死による死の判定を是認する人に，それを認めることについては，広く社会的承認が得られるもの」というモデストな前提から，本人の意思，それが知りえないときには家族の意思を問題とし，それが脳死を認めない場合には，従来通り心臓死をもって人の死とすることを提案する。最終報告は，これは「一種の自己決定権にも通じる考え方」で，彼らの意思を尊重することは「社会的な礼節」であるともいう。

たしかに，患者あるいはその家族が，脳死宣告後も医療を継続することを望んでいるなら，それに従うことは礼節にかなっていることかもしれない。だが，死体への礼節として何が必要かは，死の概念とは直接の関係はない。レスピレイターを動かし続けながらも，「しかし彼は死んでいる」ということが，社会的な礼節を欠く行為であるというわけではない。

さらに，死の概念は「自己決定」あるいは「家族決定」によって左右されるべきものではない。たとえば，植物状態になったら死として扱って欲しい，白骨死体になるまで死を宣告しないでくれ，という希望に法的な効果を認めることが許されないことは明らかである。選択肢が脳死と心臓死であるときも同じである。

おそらく，最終報告書は，社会的合意の範囲内なら，どの死を選ぶかは関係者の自由であると考えているのであろうが，死には彼ら以外の多くの人々の利害が結びついているのであって，死の概念が個人の意思によって不統一になるのは，法律的混乱をもたらすことになろう。最終報告も，相続などの

問題が生じたときは，裁判所は関係者の意思にかかわりなく脳死の時点をとるべきだとする。これは，客観的・統一的な個体死としての脳死には，まだ社会的合意が得られておらず採用しえないという最終報告の基本的立場とは矛盾すると思われるが，やはり死の概念が1つでなければならないことを認めるものである。

◆ III ◆ 脳死と臓器移植

最終報告は，脳死の問題と臓器移植のそれとは「全く別」であるとしつつも，「両者を切り離して論ずることは現実的でない」という。最終報告の提案する患者あるいはその家族の意思による死の相対化には，このような態度も影響を与えていると思われる。

すなわち，最終報告およびそれが採用する日本移植学会の「臓器移植を行なうに当って」（昭和61年12月15日）という指針によれば，移植用臓器の死体からの摘出には，本人の生前の意思あるいは家族の意思がそれに反対するものでないことが要件である。彼らが脳死となったときの臓器の提供を拒否するのであれば，移植手術はできないのであるから，この場合についてまで脳死を個体死とする実益はないことになる。「現時点においては脳死判定の必要があるのは直接には臓器移植のためであるから，臓器の提供を望む人がそれに附随して脳死判定を承諾し，その人について脳死の判定をすれば，当面の必要性はみたされるはずである」[2]。最終報告の脳死論が臓器移植の必要性と緊密に結び付いていることは，脳死立法が「臓器移植法」の制定によって行われるべきことを示唆している点にも現われている。

しかし，やはりこれは好ましくない態度である。脳死概念の登場は必ずしも臓器移植の必要性のみによるのではないし，そもそも死の概念は医学的合理性に尽きるものではないはずである。

「移植のため必要だから死んでいることにしよう」とはいうべきではない。脳死を個体死とすることに立法が不可欠であるわけではなかろうが，もし，脳死立法を行うとするなら，それは臓器移植と切り離された形式においてで

---

(2) 加藤・前掲注(1)45頁。

なければなるまい。

◆ IV ◆ 判定基準，手続

　最終報告は，「全脳の機能の不可逆的停止」という脳死概念を採用し，その「必要最小限度の判断基準」として竹内基準を採用する。医学の門外漢である私にはその信頼性を云々する資格はないのかもしれないが，現在のところ大きな問題はないと思われる。そこに列挙されている様々なテストの総和は，誤診をネグリジブルな限界内にとどめうるものであろう。

　さらに，最終報告のいうように，脳の機能死ではなくその器質死をもって脳死とすべきだとも思われない。脳の細胞の一部が破壊されたとしても，脳機能が不可逆的に喪失するわけではない。器質死の主張としても，細胞レヴェルでの破壊を伴った脳機能の停止がなければ，脳死としてはならないというものである。だが，部分的器質死の存在が直ちに脳機能の不可逆的停止をもたらさない一方，器質死の診断は困難のようである。あえて，この認定を脳死の不可欠の前提とする必要があるとはいえないであろう。心臓死の場合も機能死だったのであり，脳細胞はその新陳代謝を停止すれば回復させられることはないのであるから，脳機能停止の「不可逆性」の診断は，むしろ心臓機能の停止の場合より確実であると思われる。

　判定基準は，脳死の存在を判断するための臨床的テストである。もちろん，その優劣の問題はあるが，学力テストの方法が１つでないのと同じように，複数の判定基準が存在すること自体が，直ちにその前提とする脳死概念に相違があることを意味するものではない。最終報告書が，判定基準を統一する必要はないとしていることも理解できないわけではない。

　さらに，ある判定基準に違反して脳死を判断し，その心臓等を移植のために摘出したとしても，それが直ちに，脳死ではない生きていた人間から摘出したということになるわけではない。行為者の刑事責任を問うためには，彼が脳死ではなかったことを確実な証拠をもって証明しなければならない。「疑わしい場合は被告人の利益に」，被摘出者は死んでいたとみなされるのである。「和田心臓移植事件」のときには，心臓死説を前提としつつも，心臓提供者が生きていたことが証明できないとして，手術者が不起訴処分を受け

ている。

　脳死を人の死としたときには，心臓死を人の死とした場合よりも，さらに生きていたことの証明が困難になるのではないかと思われる。医師の倫理性に対する不信と，「不当な」あるいは「疑わしい」死の判定が行われていたとしても，医師の刑事責任を追及しえないという事態が到来することへの恐れが，脳死採用への大きな抵抗となっていることは否定しえない。むろん，これは脳死そのものが不当であるということではないが，「医師への信頼を取り戻す努力」（最終報告）のみで，このハードルを乗り越えられるとも思われない。脳死の判定基準・手続の遵守，それに関する診断書・記録などの証拠の作成・保存を法律的に義務付け，その不履行には，何らかの，ときには刑法による制裁を加えることが必要であろう。倫理委員会などによる内部的チェックだけでは，おそらく不十分であろう。

◆ V ◆ 脳死と心臓死

　Ⅱで見たように，最終報告は，本人側の選択しうる死の概念として心臓死を認めるが，さらに，脳死は，「人工呼吸器を備え，しかも経験豊かな複数の医師がいる医療機関においてのみ判定できることである」として，「それ以外の通常の場合には，医師が，従来どおり，既述の徴候を確認して死を判定し，死の宣告をすることは，いうまでもない」としている。すなわち，人が死亡する状況に応じて脳死と心臓死とを使い分けるダブル・スタンダードである。しかし，死の概念は１つでなければならない。脳死を判断できないときは，「仕方がないから心臓死にする」というわけにはいかない。

　脳幹を含めた全脳の不可逆的機能停止，すなわち脳死を人の死とする理由付けには，２つある。１つは，脳は人の生命現象を統轄する最重要の器官であり，その機能停止は不可避的に，人体の各器官の機能停止，さらには細胞レヴェルの死を招くことを理由とするものである。これによれば，全脳という器官の死が個体死とされ「死の局部化」が行われるとともに，脳死以外の人の死はありえず，心臓の死が先行する場合には，脳への血流の停止後10－15分で全脳の機能停止がもたらされることから，脳死，従って人の死亡時点を推定することになる。だが，そうなると循環・呼吸機能が完全に停止し

た人間もしばらくの間は生きていることになり，刀で切りつけたとき，あるいは水中に投棄したとき，それが生体であったか死体であったかについて，これまで刑事判例が基準としてきた，「細胞の生活反応」の有無[3]，あるいは「心臓の搏動」の停止[4]も用いえなくなる。

　これに対して，心臓・脳・肺という3つの器官は相互に密接に関連し合い，そのうちの一つが不可逆的に停止すると他の2つも停止し，人間の生体の統一的な機能も停止することを根拠として，このような「トライアングル」，あるいは「生命の環」を構成する器管の1つの不可逆的停止をもって人の死と認めるものである。このような考え方は医師により古くから主張されていたものであり[5]，アメリカ大統領委員会の『報告書』[6]のとるところでもある。これによれば，脳死も心臓死も生命の環の切断をもたらすものとして，いずれも死と認めてよいことになる。アメリカの「死の決定に関する統一法」モデルは，このようにして脳死とともに心臓死をも死とすることとしている。概念的にいえば，人間の死は生命の喪失であり，それを認定するためのオルタナティヴなスタンダードが存在するだけである。注意すべきことは，人の死は，心臓死，脳死のいずれかが生じた時点で直ちに存在するのであり，そのどちらの時点を選ぶのも自由というわけではない，ということである。脳死をも人の死とすることは，人工呼吸器の登場によって，従来の心臓死に加えて，生命の環を断ち切る存在としての脳死が独自のものとして認識されてきたためにすぎない。このように理解するなら，脳死は循環の停止という従来の死の概念に代わるものではなく，それを補充するものにすぎない。

　後者の脳死論は，伝統的な死の概念との連続性を維持しており，法的にも妥当な解決を可能とするものである。また，Ⅰで述べたような「社会的合意」も，この脳死概念についてなら十分可能なものであると思われる。生命

---

(3) 広島高判昭和36年7月10日高刑集14巻5号310頁。
(4) 札幌高判昭和32年3月23日高刑集10巻2号197頁。
(5) 錫谷徹「脳死と個体死」日本医事新報3131号（1987年）53頁，日本医師会生命倫理懇談会編『脳死および臓器移植についての講演・質疑記録集』（日本医師会，1988年）67頁以下における船尾忠孝教授の講演。
(6) President's Commission for the Study of Ethical Problems in Medicine and Biomedical and Behavioral Research, Defining Death. Medical, Legal and Ethical Issues in the Determination of Death 33-38, 56-59 (1981).

の環に言及する最終報告も，あるいはこのように考えているのかもしれない。だが，人工呼吸器を装着した人体からの臓器摘出に意を用いすぎたため，「通常の死」と脳死との関係が不明確になり，後者が突出したような印象を与えたように思われる。

第2章　「死」の決定の必要性？

◆ I ◆ 法適用の先決問題としての人の「生・死」の概念

　素朴な疑問は，人の死とは何であり，人がいつ死亡したかを決めなければ，我々の法，倫理においては，臓器の摘出の許容性に関して，本当に解答しえないものだろうか，というものである。

　1　「伝統的」(？)法思考
　伝統的な思考方法は次のようなものであったと思われる。

　「死」の到来は，権利主体である人の存在を一瞬にして奪う出来事である。移植用臓器の摘出のために人体に加えられる侵襲に関する法的ないしは倫理的評価は，その権利主体たる人が存在しなくなったという一瞬の出来事によって決定的に異なる。人が存在するときは人に対する攻撃であり，そうでないときは死体の侵害が存在するにすぎない。前者の場合であれば人の傷害，さらには殺人であり，正当防衛，死刑執行など，それが許容されることがないとはいえないが，基本的に彼〔被害者〕のうちにそれを招致するに足りる十分な事情が存在するという例外的な場合に限られる。移植用に臓器を摘出して殺すことなど，到底許されない。これに対して後者の場合であれば，犯罪捜査の目的で，あるいは医学教育の目的で解剖できることからもわかるように，社会的にそれを必要とする理由があれば大幅に許容される。当然，移植医療のためという正当な目的があれば許容される。

2 「日本に固有の」(?)法思考

ところが，近時には，人が生きていても臓器を摘出することが許される，摘出してこれを死に至らしめることも許されるという見解が極めて有力になってきている。このような考え方を採用する脳死臨調の少数意見もいうように，これは「諸外国には例がない」考え方であり，あるいは，日本に固有のものかもしれない。先の伝統的法思考が人の生・死という事態から行為の許容性を導き出すものであったのに対して，これは，むしろ行為の目的から直接に行為の許容性を確定しようとするものである。

◆ II ◆ 生けるが如く，死せるが如く

1 「死せるが如く」——脳死と臓器移植

(1) 周知のように，このような論理は次のような事情から主張されるようになった。

臓器移植，特に心臓移植のために人体から適法に臓器を摘出するためには，それが死体でなければならない。それを死体と認めるためには，死の概念に関して，心臓死説ではなく，脳死説をとらなければならない。しかし，脳死を人の死とすることについての「社会的合意」が存在しないときには，脳死説はとれない。もっとも，「社会的合意が存在する」とはどのような事態をさすのかについては，必ずしも明らかでない。「世論の動向を考え」総理府の行った世論調査の結果を援用する生命倫理懇談会の最終報告書は，これを世論の反対の強くない状態と考えているようである。他方，矢崎光圀教授は「容認 acceptance は，常識とか社会通念に近いのではないか？」とされ[1]，星野英一教授は「社会的合意」を社会通念の意味に理解されておられる[2]。法律家にはこのような見解が多いのではないかと思われる。しかし，いずれの意味にせよ，現在の日本でこのような「社会的合意」を認めることは困難であると考える人が多い。星野英一教授も，「わが国の一般国民の通念は未

---

[1] 矢崎光圀「医療技術をめぐる法と倫理——一つのおぼえがき」法律時報59巻12号（1987年）6-10頁。
[2] 星野英一「脳死問題を考える筋道と『社会的合意』論」ジュリスト904号（1988年）57-59頁。

だそれを認めていない」とされている(3)。しかし，これによって臓器移植の道を閉ざしてはならないと考えるところから，違法阻却論が展開されることになる。すなわち，脳死者は生きているとしても，本人の事前の意思にそれが反しないものであるときには，彼から臓器を摘出して心臓死を招いても合法であるとされるのである。

(2) このような違法阻却論にも狭いものがある。日本弁護士連合会は，脳死臨調に対する意見書において，脳死を人の死と認めることはできないが，脳死者からの移植用臓器の摘出が行われたときにも事後的に刑罰を加えることはできないことがある，死が切迫している人の命をすくうために必要であったような状況がそれに当たるとした。これは，一般的に脳死者からの臓器摘出を合法とするものではない。ただ，処罰することが許されない緊急の状況があるときに，例外的に処罰を差し控えるというにとどまる。学説にもこのようなものがある。しかし，生命倫理研究会の「試案」を始め，多くの見解は，脳死体からの臓器の摘出を死体からのそれとほぼ同じように扱おうとする。脳死臨調少数意見もそうである。このような考え方においては，脳死が死であるか生であるかを必死になって議論することは殆ど無意味ということになる。そして，臓器移植法案の作成作業を行っている各党協議会では，脳死が死であるか否かについての態度決定をしない臓器移植法案も出てきたことがあることは，しばしば報道されるところである。

(3) 私も含めて，自分は法律学の伝統的な考え方の中にあると思っている人たち，特に刑法学者の多くにはこのような議論は暴論であるとしか考えられないものであった。人を殺して心臓をとっても合法だという議論は，乙姫様のために「猿の生き肝」をとりにいったクラゲの話とおなじではないか。生きている人の病気を治すためなら人を1人殺してもよいというのは，単なるご都合主義にとどまらない，「恐るべき議論」ではないか，というのである(4)。各党協議会においては，脳死が人の死であることを前提としなければならないとして，脳死臨調の多数意見を支持することからスタートすることにしている。

---

(3) 星野・前掲注(2)
(4) 町野朔「脳死者からの臓器の摘出——許される殺人？ II」法学教室153号（1993年）53-59頁。

だが，論者は当然次のように反論するであろう。——脳死説の論者は，臓器移植のために死の概念を操作し，これまでの慣行，社会の通念であった心臓死説を無理やりに否定しようとしている。自分たちが，臓器移植の必要性を肯定するために生きている人を殺すことを認容するのが反倫理的であるというのなら，臓器移植のために人が死んでいるということの方こそ反倫理的ではないか。

2　「生けるが如く」——若干の刑法解釈論

しかも，刑法でも，人が生・死が結論に影響を持たないとされる場合，そのどっちかに決めなくてもよいとされる例が結構ある。最近の例では，既に死んでいると思って人体を遺棄したが，実は生きていた可能性も否定できないという場合において，このような場合は死んでいると認定してよいといった判例がある。古典的な例は，「死者の占有」である。日本の判例は，喧嘩などで殺してしまった人の死体から財物を盗むと，占有離脱物横領罪ではなく窃盗罪になるとしている。これは，死後間もなくの死体は「行けるが如く扱う」という日本の伝統に合致するともいわれる。最近では，人を殺したあと，被害者の独り住まいのマンションに，その財産を奪う目的で立ち入ると住居侵入罪が成立するという，「死者の住居権」を肯定する判例もある。人体遺棄の場合には，「脳死と臓器移植」の場合と同様，生きていても死んでいるのと同じように扱うのであるが，死者の占有，死者の住居権においては，死んでいても生きているのと同じように扱っているのである[5]。

要するに，概念にこだわらず，あるいは，それを弾力的に操作することは，何も「脳死と臓器移植」における死の場合に限って見られる現象ではないのである。

3　概念の相対化

(1)　概念に重大な意味を与えないという態度は，目的論的に概念を構成するため，目的に応じた概念の相対性を認める見解にきわめて顕著だといえる。

---

[5] 以上については，町野朔「死の概念と死の認定——死者と死体について I」法学教室154号（1993年）55–57頁，同「死者の奢り——死者と死体について II」法学教室155号（1993年）46–47頁。

この代表的な試みは唄孝一教授の「a 期間説」であった[6]。これによるなら，脳死は，生と死の間にあって，そのいずれともきめられない「a 期間」である。「a 期間」である脳死状態のときに遺族等の承諾を得て移植用の心臓を摘出すれば，死体から臓器を適法に摘出したことになる。しかし，そうでないとき，例えば遺産相続の目的で脳死体に攻撃を加えれば殺人罪である。唄教授がこの説の凍結を宣言されて久しい[7]。

しかし最近でも，例えば長尾龍一教授が，遺族の同意に基づく臓器移植はみとめられるべきである，この場合，殺人罪の構成要件該当性がないという意味では脳死説である，とされておられる[8]。これも，遺族の同意に基づく移植目的での心臓摘出の場合に限っては，脳死者は死体であるというものであり，「a 期間説」と同じものだといってよい。このように，概念が行為に連動して変化させられている例はほかにもある。先程出てきた「死者の占有」でも，実はそうであった。すなわち，大審院・最高裁の判例の基本的な立場では，被害者の死を惹起した人にとっては死者はまだ生きていて，その財物を盗めば窃盗罪になるが，そうでない人にとっては彼は死者であり，その財物を盗んでも占有離脱物横領罪が成立するにすぎない。

(2) このように，客体である人体の性質そのものからではなく，行為の態様によって客体が死んだり生き返ったりするとすることには，「法律的不自然さ」があることは否定できない。これより，脳死者は生きていることを認め，脳死体からの臓器摘出の合法性を違法阻却で考えることの方がまだ素直で，自然であるといえるかもしれない。また，移植用臓器の目的で行為が行われるときには，脳死者は死んでいるとしてよいとすることは，「必要があるから死んでいることにしよう」ということである。脳死説一般にこのような批判があることは既に述べたが，移植目的のときに限って脳死を死とする相対的脳死説には，この批判がまともに妥当することになる。これよりは，脳死者は生きている，しかし，移植手術のためには生きている人でも殺してよい，として，概念の相対化は認めず，行為の許容性を目的に応じて相対化

---

(6) 唄孝一「心臓移植への法的提言」『脳死を学ぶ』(日本評論社，1989 年) 33–46 頁。
　　唄教授のこの論文は，最初，1968 年に発表されたものである。
(7) 唄・前掲注(6) 15–16 頁参照。
(8) 長尾龍一「脳死について」ジュリスト 904 号 (1988 年) 49–51 頁。

することの方が，法学の解釈論としてまだ伝統的なものと思われる。

要するに，「違法阻却論」は，「相対的脳死論」に比べると，まだ「素直な」解釈論とはいえるのである。

◆ III ◆ 社会的プロセスとしての死

1 日本社会における死

(1) 死の概念が「社会的合意」，「社会通念」に反してはならないとするなら，日本社会はどのように「死」を観念しているかは問題である。

社会学者たちは，日本においては，生も死も点ではなく，人々がそれを受け入れるプロセスなのが伝統であり，それは依然として日本人の中に残っているとしている。例えば，波平恵美子教授は，タマヨバイ，湯潅，通夜，葬列などの儀礼は，「一人の人間がある集団から消滅してしまうということの重大さを確認するための手続き」であり，「日本人は死を段階的に認めるのであって，瞬時におこるものとは認めない」ことを早くから指摘されていた[9]。

近時には，粟島氏が，「日本人の生と死の本質に関する見方は，産育や葬送をめぐってそのつど行われる，生活共同体による通過儀礼を不可欠な要素として成り立っている」とされ，「アメリカで人の生と死の境を基準とされた『人格』の概念に相当するものとして，産育と葬送をめぐる通過儀礼が体現する生と死の論理に注目」すべきである，といわれる[10]。粟島氏は，波平教授とは異なり，日本の社会において，死の定義としての脳死と臓器移植の受容を阻んできた主な要因は特殊な死生観ではない，医療体制や社会制度の不備であるされる[11]。

(2) しかし，もし日本社会における死が，死を受け入れるプロセスであるとするなら，それが，「すべての死は即死である」という法律的な概念に抵抗するものとなりうることも事実である。河上倫逸教授が，「死についての

---

(9) 波平恵美子『脳死・臓器移植・がん告知——死と医療の人類学』（福武書店，1988年）51-59頁。
(10) 粟島次郎『脳死・臓器移植と日本社会』（弘文堂，1991年）23頁，168頁。
(11) 粟島・前掲注(10)188頁。

《自然的な考え》が多かれ少なかれ，法律上の扱いの基礎になる」，脳死説は「不自然」「人為的」である，臓器移植のために自然の死の概念を操作するものであるとされる[12]のは，このようなことの現れであろう。また，脳死臨調少数意見が，「太古から人間は親しい人の死に直面して，生命が死者に戻ることを切に願ってきた。日本にも古くからあったもがりの習慣がそれであるが，人は魂が死者の体に戻り，死者が蘇ることを願った。……『脳死』を死とするのは，『脳死』者から新鮮なる臓器を取り出そうとするがために，死の判定をできるだけ早くしようとするものであり，この人間の太古からのゆかしい風習にもとるものである」としているのも，「線」の切れてしまう前に「点」を打つことに反対するものと評価することができよう。

そしてもし，河上教授のいわれるように，死の概念は「本来的には解釈学的（ヘルメノイティッシュ）な問なのであって，個々の歴史社会の有り様と密着した解答しかあり得ない」，すなわち社会通念と一致した解釈しかありえないとするなら，そして，日本社会における死の概念が，本当は点ではなく，死を受け入れるプロセス，おぼろげな線であるとするのなら，日本の法における「死」もそのようなものでなければならない，線の途中に点としての死を認めることはできない，線も消えたときに初めて死を認めることが可能となる，ということになるであろう。日没も，太陽が完全に地平線の下に没した「瞬間」ではなく，それからしばらくして，暗くなったことを皆が認めるようになったとき，ということになるのかも知れない。

2 違法阻却論と死の概念

生きている人体にメスを入れて臓器を摘出し，殺すことも許されるという，おそらくはわが国に固有の違法阻却論は，このような死についての考え方を前提とするものでもあろう。それは，日本人の通念からするなら脳死を人の死とすることはできない，だから違法阻却論によらざるを得ない，ということでそうであるということだけではない。それは，生が徐々に死に移り変わっていくという生物学的・自然的な事態を，そのまま倫理的・法的な意味

---

(12) 河上倫逸「社会問題としての脳死と法——新しい死の概念の受容のために」法律時報59巻12号（1987年）18-22頁。

を持つものとすることにおいてそうなのである。そうであるからこそ，生という線がフェイド・アウトする前に存在する脳死，脳死臨調の少数意見のいう「限りなく死に近い状態」を死と同じように扱うことも許されると考えられるのである。わが国の違法阻却論は伝統的法律学からは「暴論としか考えられない」ものであろうといったが，それはこのような，生から死への移行を断絶と考えないことから来ているのであろう。

◆ Ⅳ ◆ 権利主体としての人，死者

　脳死説も違法阻却論も，脳死状態にある人から，心臓死以前に，心臓を含む臓器の摘出を認めるのだから，結論が同じならどちらでもよいではないか，日本固有の暴論か否かなどと目に角たてて議論するのはエネルギーの浪費ではないか，という声もそろそろ聞こえてきそうである。

　しかし，私にはどうしても違法阻却論の考え方を認めることはできない。死者の占有，死者の住居権では，死んでいる人を生きているかのように扱うのであり，日本人はそのような扱いを欲しているのだからといわれれば，そこまでいうのならあえて争わなくてもいい，という感じもする。しかし，違法阻却論の論理は，生きている人でも死んでいるのと同じように扱うことができるというものである。およそ，人は人である以上，生きる権利を持つ。その人は死人と同じで，そのような権利がないとすることは，やはり，すべての人格は平等に基本的人権を持つという我々の前提とする法の理念を基本的に否定するものではないだろうか。これは，単に，趣味の差にすぎないというわけには行かない問題ではないだろうか。脳死者も生きているというのなら，彼に生きる権利を保障すべきではないだろうか。本人の推定的な意思で，あるいは家族の承諾で，彼の命を絶ち，臓器を摘出することを認めることなど絶対にすべきではないのではないか。

　私には，やはり違法阻却論は，不当な考え方であるとしか思えない。

第3章 脳死と個体死

I はじめに

　本章は法律的観点から「人個体の死」としての「脳死」を検討する。日本社会における死の観念と法的な死との関連については秋葉悦子「我が国固有の倫理観と脳死下臓器移植」（日本臨牀68巻12号〔2010年〕2234頁）が，現行法である改正臓器移植法における脳死の位置づけの詳細については中田良「改正臓器移植法における死」（上掲2223頁）が，それぞれ詳細に検討することになると思われる。

II 法律における死

　まず，法律において死とはどのようなものと理解されているかである。

1 死の法律効果
　死からは様々な法律効果が生じる。民法では相続が開始し（民法822条），刑法では殺人罪・傷害致死罪・過失致死罪（刑法199条・205条・210条・211条）が完成する。虚偽を摘示した場合でなければ死者の名誉毀損は処罰されない（刑法230条の2）。死者の名誉毀損が不法行為（民法709条）になるのも，「故人に対する遺族の敬愛追慕の情」を侵害する場合に限られる[1]。死によって人体は「死体」となり，それを傷つける行為は，殺人や傷害ではな

---

[1] 東京高判昭和54年3月14日高民集32巻1号33頁。「落日燃ゆ」事件。これは民法学では「間接保護説」と称されている。

く，死体損壊罪（刑法190条）として軽い法定刑によって処断されるにとどまる。死体からの移植用臓器の摘出は死体損壊の違法性が「阻却」され，合法となる一場合であり，臓器移植法がそれを定めているところである[2]。伝統的な法理論においては，脳死体は臓器の提供については死体だが，それ以外の場合にはまだ生きているのであり，恨みを晴らすために心臓を止めれば殺人である，脳死になっても相続は開始しない，などということはないのである。

このように，性質を異にする複数の法律効果が単一の死によって同時に生じると考えるのは，われわれが，「人間存在と個人の権利に関する社会の確固たる価値および認められた観念」を基盤としているからである[3]。死によって，人はこの世における存在であることを止め，彼を死者として尊重する。われわれは，相続の観点からは彼は死んでいる，あるいは生きている，などとし，人間の死をその法律効果の目的から相対化することはない。

2 相対的脳死論の行方

改正臓器移植法は，脳死体からの臓器摘出は死体からのそれであることを明確にするために，つまり「違法阻却論」を否定するために，旧6条2項の「その身体から移植術に使用されるための臓器が摘出されることとなる者であって」を削除した。だが，脳死が人の死として認められるのは臓器移植の

---

[2] 日本では，脳死者は生きているが，移植手術のためにその心臓を摘出して提供者を死に至らしめても合法であり，そのことを認めたのが臓器移植法だとする「違法阻却論」が有力であった。英米でも，脳死を死とすることを拒絶しつつ，"dead donor rule"を放棄することにより脳死・臓器移植を認めるべきだという見解がある。See e.g. Truog R. D. & Robinson W. M., Role of Brain Death and the Dead-donor Rule in the Ethics of Organ Transplantation. Crit Care Med 31: 2391-2396. 2003. しかし，これは刑法理論の上では常軌を失した考え方であるばかりか，「人の命を他人のための道具として使う」ことを認めるという，倫理的にも到底是認しがたい考え方である。President's Council on Bioethics, Controversies in the Determination of Death. A White Paper, p 71, 2008. 本書はPresident's Council on BioethicsのHPからダウンロードすることができる。http://bioethics.georgetown.edu/pcbe/index.html

[3] President's Commission for the Study of Ethical Problems in Medicine and Biomedical and Behavioral Research: Defining Death. A Report on the Medical, Legal and Ethical Issues in the Determination of Death, p 46, 60, 1981. http://www.bioethics.gov/reports/past_commissions/defining_death.pdf

場面だけであって，それ以外では脳死は人の死とすべきではない，この削除は脳死をどの場面でも死としてしまうもので妥当ではないとして，削除部分を復活させるべきだという案（いわゆる「修正A案」）が参議院で提案された。

　この修正案は否決され，改正法が成立した。もっとも改正法によってこのような「相対的脳死論」が完全に否定されてしまったかには，まだ議論はある。しかし，"脳死体は臓器移植の場合には死体だが，ほかの場合には生体である。"ということは，"臓器移植のために死んだことにしよう。"という論理を認めることである。これは倫理的に許されないことであろう。「大統領倫理委員会」（PCBE）の報告書は次のように述べる[4]。

> 　死が到来したことを認識することは，……いま死んだ人（newly dead human being）に対してこれまでとは違って考え，違って行動すべきときが来たことを知ることである。死者に対しては敬意を払い，その逝去を悼むときである。その遺体に対面し，心かららの尊敬をもってそうするのである。それはまた，いま死んだ人に対しては残酷な取扱い（mistreatment）になってしまう医療を差し控え，中止するときである。最後に，患者・家族の意思に従って，病者を助けるという道徳的に正しい目的のために臓器の摘出を開始するときでもある。

3　死の到来
(1)　死の受容と死

　人々の意識の中では，死は一瞬には来ない。社会がその人の死を受容したときに初めて，社会にとって死んだことになるともいえる[5]。また，自分の死，親しい人の死と，そうでない人の死とはその受容において異なり，1人の人間の死も「一人称の死」「二人称の死」「三人称の死」として異なるということもできるだろう[6]。さらには，人には心臓死，脳死を選択する

---

(4) President's Council on Bioethics, *supra* note (2), at 76.
(5) 日本社会における死の受容プロセスについての興味深い叙述は，橳島次郎『脳死・臓器移植と日本社会——死と死後を決める作法』（弘文堂，1991年）にある。
(6) 柳田邦男『犠牲（サクリファイス）わが息子・脳死の11日』（文藝春秋，1995年）。もっとも柳田邦男氏の「人称形式の死」の概念は「自分から見たときの個人の死」の表現であり，氏が参考にしたジャンケレヴィッチ（Vladimir Jankélévitch）のそれとは異

◆ 第6部 ◆ 死

権利があり，旧臓器移植法の脳死判定同意権，改正臓器移植法の脳死判定拒否権はそれを認めたものだと理解する人もいるだろう。

　しかし，法律的な死は，その死が人々によって具体的に受容されたこととは無関係に，一律に，瞬時にやってくる。まさに，「主の日は盗人の夜来たるが如くに来たる」（テサロニケ前書5-2）。これは，死の時期が人々の意思によって左右されることによって法的安定性が損なわれ，混乱を招くという理由によるばかりではなく，1で述べたような，死が社会全体の中に確固として存在すると観念されるものだからである。生と死は個人の感覚，自己決定によって変更されるには，あまりにも重大な存在である。

(2) 点としての死

　社会的には，死はその受容過程と見ることができる。また，生物学的には臓器，組織，細胞が徐々に破壊され，腐敗して行く緩慢な過程である。しかし法的には，死は線ではなく点である。生と死は時間的に接している存在であり，生から死への移行の間には時間という観念を容れる余地がない。このことは，不法行為により死亡した者の慰謝料請求権が相続されることを否定した，次の有名な大審院判決(7)の中で述べられていることである。

　　夫［そ］れ生死の境は間髪を容れず。所謂［いわゆる］即死の場合たると爾［しか］らざる場合たるとを問はず総［すべ］て一如たり。故に死そのものより観れば死は常に即死なり。即死ならざる死は之［これ］を想像するを得ず。……死亡に因りて始めて生ず可き損害を已に生前に於て被れりと云ふに外ならざる原判示は，則ち死前に死あり，若くは死後に死ありとの前提を置きて始めて可なるもの聊［いささ］か了解に苦まざるを得ず。

なっている。ジャンケレヴィッチは，死の本質は体験によってのみ理解しうるという前提から，その体験の態様を人称形式を用いて記述している。ウラディミール・ジャンケレヴィッチ（仲澤紀雄訳）『死』（みすず書房，1978年），同（原章二訳）『死とはなにか』（青弓社，1995年）。
(7) 大判昭和3年3月10日民集7巻152頁。原文の片仮名を平仮名にしたほか，句読点，濁点を補った。なおこの判例は変更され，最判昭和42年11月1日民集21巻9号2249頁以来，現在は他人の不法行為により死亡した者は慰謝料請求権を取得し，それは遺族に相続されるというのが判例である。

4 死の概念と死の判定
(1) 死の決定統一法

死とその判定とは別のことである。死があると判断される前に死は存在していることは，発見された死体について死亡時期が判断されることがあることからも理解できる。これは，死の概念を心臓死とするか脳死とするか，あるいは双方とするかとは関係がない。

たとえば，アメリカの「死の決定統一法」(1981年)[8]は次のように規定している[9]。

> 第1条（死の決定）　人は次の各号のいずれかに該当する場合に死亡したものとする。
> 　一　循環及び呼吸機能の不可逆的停止
> 　二　脳幹を含む全脳の全機能の不可逆的停止
> 　2　死の決定は承認された医学水準に従って行われなければならない。

1項が死の概念，2項が判断基準である。

(2) 日本法における概念と判断

しかし日本の臓器移植法（6条）は「死体」を「脳死した者の身体を含む」としつつ，「前項に規定する「脳死した者の身体」とは，脳幹を含む全脳の機能が不可逆的に停止するに至ったと判定された者の身体をいう。」（法文は改正法のそれであるが，傍点部分は旧法とは変わっていない）として，脳死の判定がなければ脳死が存在しないかのようにしている。このために，次のような理解が生じた。

---

[8] National Conference of Commissioners on Uniform State Laws (NCCUSL), Uniform Determination of Death Act (UDDA), 1981. http://people.bu.edu/wwildman/Weird-WildWeb/courses/thth/projects/thth_projects_2003_lewis/udda.pdf　アメリカの殆どの州がこの「死の統一決定法」をそのままか，あるいは少しの修正を加えて採用しているという。President's Council on Bioethics, *supra* note (2), at 6.

[9] 本文では日本の法律の条文の体裁に合わせて訳してある。原文は次のようなものである。
Section 1 Determination of Death. An individual who has sustained either (1) irreversible cessation of circulatory and respiratory functions, or (2) irreversible cessation of all functions of the entire brain, including the brain stem, is dead. A determination of death must be made in accordance with accepted medical standards.

◆ 第6部 ◆ 死

① 脳死判定は「脳死臓器移植」のときしか行われない。従って，脳死は臓器移植のときだけの存在である。脳死は臓器移植のために作られた死である。
② 脳死判定を拒否したとき（6条3項）には脳死は存在しないから，人々には脳死と心臓死を選択する権利があることになる。
③ 脳死の判定は，いわゆる「臨床的脳死判定」（改正ガイドラインでは，「患者の状態について，法に規定する脳死判定を行ったとしたならば，脳死とされうる状態にあると判断した場合」），1回目の脳死判定，2回目の脳死判定の計3回行われるから，3つの脳死が存在する。
④ 脳死の場合の人の死亡時期を1回目の脳死判定の時期とするか2回目とするかは問題である[10]。

しかし，脳死は脳死判定と関わりなく存在するのであり，以上はいずれも誤解である。脳死が臓器移植の前から医学的に認識されていた存在であり，①が誤りであることは，すでに多くの人によって語られている[11]。④についていうなら，これは死亡診断書に書くべき死亡時期に関する取り決めであり，法律的な死がその時点で生じたということを意味しない。裁判で相続が問題になったときに，2回目の脳死判定の時期が死亡時期であり，そのときに相続開始が開始するとされるわけではない。脳死はその時点以前のどこかで到来しているとされることもあるのである。

◆ Ⅲ ◆ 脳死は法的な死か

1 脳死と個体死

人の死とはこのように重い存在である。そこで問題は，「脳死」は法律的な意味で人の「死」と理解するのが妥当かである。

臓器移植法によると，「脳死した者の身体」は「死体」に含まれ，それは

---

[10] 厚生労働省のガイドライン（第9・第10）は不可逆性を確認した時点である2回目の脳死判定を「死亡時刻」とすべきだとしている。これは，旧法時から維持されているところである。
[11] ここでは，竹内一夫『不帰の途——脳死をめぐって』（信山社，2010年）をあげるだけで十分であろう。

「脳幹を含む全脳の機能が不可逆的に停止するに至ったと判定された者の身体」である（文言のこの部分は改正法においても変わっていない）。もし心臓死だけが人の「死」であり，脳死はそうではないとするなら，少なくとも心臓移植は絶対に行うべきではないことになる[12]。そして以上のような臓器移植法は，生きている人の心臓を摘出することを認める恐るべき法律ということになり，憲法13条に違反して無効としなければならない。

2　統合機能論，有機体としての統合性，不可逆的な生命の喪失
(1)　大統領委員会（1981年）から脳死臨調（1992年）

「脳死臨調報告書」[13]は，脳死を人の死とする理由を，脳が人個体の有機的統合性を維持する機能を有している点に求めた。

　近年の医学・生物学の考え方では，「人」を意識・感覚を備えた一つの生体システムあるいは有機的統合体としての個体としてとらえ，この個体の死をもって「人の死」と定義しようとするものが主流となってきている。具体的には，身体の基本的な構成要素である各臓器・器官が相互依存性を保ちながら，それぞれ精神的・肉体的活動や体内環境の維持（ホメオスタシス）等のために合理的かつ合目的的に機能を分担し，全体として有機的統合性を保っている状態を「人の生」とし，こうした統合性が失われた状態をもって死とする考え方である。……したがって「脳が死んでいる」場合，すなわち意識・感覚等，脳の持つ固有の機能とともに脳による身体各部に対する統合機能が不可逆的に失われた場合，人はもはや個体としての統一性を失い，人工呼吸器を付けていても多くの場合数日のうちに心停止に至る。これが脳死であり，たとえその時個々の臓器・器官がばらばらに若干の機能を有していたとしても，もはや「人の生」とは言えない。

---

[12] ところが，日本弁護士連合会『臨時脳死及び臓器移植調査会「答申」に対する意見書』（1992年）（町野朔＝秋葉悦子『脳死と臓器移植　資料・生命倫理と法1』（信山社，第3版，1999年）319-328頁など，殆どの脳死反対論は，問題のある違法阻却論に拠って心臓移植を認める。例外としては，小松美彦『脳死・臓器移植の本当の話』（PHP新書，2004年）があるくらいである。

[13] 臨時脳死及び臓器移植調査会『脳死及び臓器移植に関する重要事項について［答申］』（1992年）（町野＝秋葉・前掲注(12)282-319頁）。

これは，アメリカの「大統領委員会報告書」（1981年）が，脳は身体統合機能を有する器官であることを理由として，全脳死を死としていた[14]ことと同趣旨に出たものである。

(2) 大統領倫理委員会（2008年）

だが，アラン・シューモンらはこのような「脳の統合機能論」を批判し，脳死と診断されても，身体にはある程度の動的安定性が維持され，体温，体重の減少，感染に対する免疫機能，臓器摘出に対するストレス反応が見られるなどのことから，脳によって身体の統合性が保たれているのではなく，肉体の弾力性という身体そのものがその全体的統合性を保っているのだと主張した[15]。また，特に小児について「数日」をはるかに超える「長期脳死」の例があり，胎児が母体外で生存できるまでの間，脳死と診断された妊婦の呼吸・循環を維持することが行われた場合にも長期脳死が存在し，このような脳死者も出産に至ることがあることなども指摘され，「統合機能論」からの脳死論については多くの批判が浴びせられることとなった[16]。

「大統領倫理委員会」(PCBE) の報告書（2008年）はシューモンらの批判に正当な点があることを認めながらも，依然として脳死（その報告書は brain death ではなく total brain failure という言葉を使う）は人の死とすることができるという。もともと脳は有機体全体の統合機能を持っているわけではないから，脳死によってそれが失われるわけではない，しかし脳死によってその「基礎的な生命活動」(fundamental vital work) は失われ，身体は有機体全体

---

[14] President's Commission, *supra* note (3), at 32-38.

[15] See e.g. Shewmon D. Alan: The brain and somatic integration: insights into the standard biological rationale for equating "brain death" with death, Journal of Medicine and Philosophy 26: 457-478, 2001.

[16] ヨナスはかなり昔から（1974年），人工呼吸器を付けられた脳死者においても生的部分が多く存在する以上，この状態を死とすることは倫理的に許されないとしていた。ハンス・ヨナス「死の定義と再定義」H.T. エンゲルハート＝H. ヨナスほか著・加藤尚武＝飯田亘之編『バイオエシックスの基礎——欧米の「生命倫理」』（東海大学出版会，1988年）223-234頁。ヨナスの見解も引用しながら，日本では特に，丸山英二「脳死説に対する若干の疑問」ジュリスト844号（1985年）51-57頁；浜崎盛康「脳死と人の死（上）——統合性の概念を中心に」琉球大学法文学部紀要人間科学10号（2002年）1-18頁；同「脳死と人の死（下）——視床下部・下垂体系ホルモンと統合性」琉球大学法文学部紀要人間科学13号（2004年）287-300頁が統合機能論を批判していた。もっとも丸山英二は脳死説に反対するわけではないともしていた。

としての統一性を失うから，やはり脳死は人の死だというのである[17]。

　すべての有機体は貧しい態様の存在である。無生物は内的に，努力することなく存在し続けるが，すべての有機体は自分の力を使うことによってのみ存続する。自分自身を維持するためには，有機体は周辺世界と交渉しなければならない。交渉することができ，現に交渉するのである。……これが生きている有機体を死体から区別するものであり，それが死んだとき死体になるのである。

　しかし，個々の臓器，組織，細胞にこのような有機体としての機能が残存している以上，身体が全体としてこのような機能を持っていないから，身体は無生物であるとすることはできない。

3 「生命の輪」の切断としての脳死・心臓死
　死の概念は機能喪失の不可逆性である。脳死が心臓死と同じように人の死であることもこのことによる。
　脳幹を含めた脳，心臓，肺は相互に依存し合い，そのうちの1つが不可逆的な機能停止に至れば，すぐに他の2つも停止する。心臓が最初に停止すれば循環が停止し脳幹機能が停止し，自発呼吸機能が失われる。脳幹機能が停止すれば自発呼吸が停止し，心臓も止まる。そして，人体の有機的機能の喪失は不可逆的に失われたことになる。そうすると，3器官の1つが死を迎えたことによって，すなわち生命の輪（vital triangle）が切断されたときに人の死を認めるべきであるとになる。
　3徴候説によって，すなわち「脈拍の終止，呼吸の終止，瞳孔反射の喪失」によって臨床的な死の判断を行うことは，心蔵・肺・脳幹の3つの死によって，臨床的に死を判定することであった。もちろん，3徴候説は瞳孔反射以外の脳幹機能の喪失しか確認しないので，臓器移植法施行規則の定める脳死判定の手続ではない。通常の死の場合には，このような判断により死を認定することは当然のことである。そこでは，心・肺機能，脳機能の不可逆的停止が一括して認定されて死が宣告されている。要するに，3徴候説は脳

---
[17] President's Council on Bioethics, *supra* note (2), at 59-64.

死説とも心臓死説とも同じではないのである。

　しかし人工呼吸器が装着されているときには，脳機能の喪失が直ちに心肺の停止には至らない。しかし，かつて考えられていたほどの短い時間ではないとはいえ，やがて心肺は不可逆的に停止する。従って脳死の判断によって人の死を判断することになる。3徴候説による臨床的な死の判断が，生命の輪全体の喪失を肯定するものだったのに対して，個々では脳死の到来という，生命の輪の切断によって死が生じたと判断されるのである。

　大統領委員会の報告書（1981年）は，脳の統合機能論の立場から，「脳を頂点とした脳・心臓・肺の統合の喪失」が死であり，通常は循環機能，呼吸機能の存否によってそれが判断されたが，人工呼吸器が使用されているときにはこのような「窓」にはカーテンが掛けられ，そこから死を見ることができなくなった状態なのであるから，神経学的な死の判断基準，脳死判断を行うに過ぎないとした[18]。

　これは脳死だけが人の死であり，3徴候も，神経学的な基準もそれを判断する一方法であるというものである。しかし，心臓死も脳死も人の死なのであり，それは単なる「窓」ではない。

---

(18) President's Commission, *supra* note (3), at 33.

〈著者紹介〉

町野　　朔（まちの・さく）

　　1943年9月　東京生まれ
　　1962年3月　東京都立井草高等学校卒業
　　1966年3月　東京大学法学部卒業
　　　　4月　東京大学法学部助手
　　1969年4月　上智大学法学部講師
　　2010年4月　上智大学生命倫理研究所教授
　　2014年4月　上智大学名誉教授

〈主要著書〉

『児童虐待の防止——児童と家庭，児童相談所と家庭裁判所』（共編，有斐閣，2012年）
『移植医療のこれから』（共編，信山社，2011年）
『ブリッジブック刑法の基礎知識』（共編，信山社，2011年）
『生殖医療と法』（共編，信山社，2010年）
『触法精神障害者の処遇（増補版）』（共編，信山社，2006年）
『臓器移植法改正の論点』（共編，信山社，2004年）
『環境刑法の総合的研究』（編者，信山社，2003年）
『刑法1（総論）（第2版）』（共編，有斐閣，2003年）
『刑法2（各論）（第2版）』（共編，有斐閣，2003年）
『脳死と臓器移植（第3版）——資料・生命倫理と法1』（共編，信山社，1999年）
『現代社会における没収・追徴』（共編，信山社，1996年）
『刑法学のあゆみ』（共著，有斐閣，1978年）

学術選書
132
医事法・刑法

❀ ❀ ❀

生と死，そして法律学

2014（平成26）年6月22日　第1版第1刷発行

著　者　町　野　　朔
発行者　今井　貴　渡辺左近
発行所　株式会社　信　山　社

〒113-0033　東京都文京区本郷6-2-9-102
Tel 03-3818-1019　Fax 03-3818-0344
info@shinzansha.co.jp
笠間才木支店　〒309-1611　茨城県笠間市笠間515-3
笠間来栖支店　〒309-1625　茨城県笠間市来栖2345-1
Tel 0296-71-0215　Fax 0296-72-5410
出版契約2014-6732-7-01010 Printed in Japan

©町野朔，2014　印刷・製本／亜細亜印刷・渋谷文泉閣
ISBN978-4-7972-6732-7 C3332　P416/328.700-a001 医事法・刑法
6732-0101:012-050-015《禁無断複写》

JCOPY　〈(社)出版者著作権管理機構　委託出版物〉
本書の無断複写は著作権法上での例外を除き禁じられています。複写する場合は，そのつど事前に，(社)出版者著作権管理機構（電話 03-3513-6969，FAX03-3513-6979，e-mail:info@jcopy.or.jp）の許諾を得てください。また，本書を代行業者等の第三者に依頼してスキャニング等の行為によりデジタル化することは，個人の家庭内利用であっても，一切認められておりません。

ロクシン刑法総論

クラウス・ロクシン 著

監修 平野龍一
監訳 町野朔・吉田宣之

◆ 第1巻 基礎・犯罪論の構造
　第3版 翻訳第1分冊

監訳 山中敬一

◆ 第1巻 基礎・犯罪論の構造
　第4版 翻訳第2分冊

◆ 第2巻 犯罪の特別現象形態
　第4版 翻訳第1分冊／翻訳第2分冊

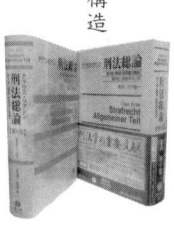

信山社

◆ 脳死と臓器移植［第3版］ 資料・生命倫理と法Ⅰ

町野　朔・秋葉悦子　編者

　　死の概念、臓器移植に関する資料集

法学概論、医事法学、刑法各論、生命倫理学などのサブ・テキスト。
臓器移植法／臓器摘出をめぐる諸問題／組織移植／法令における死の概念／
刑法判例における死の概念／臓器移植事件における死の概念／脳死

◆ 安楽死・尊厳死・末期医療　資料・生命倫理と法Ⅱ

町野 朔・西村 秀二・山本 輝之・秋葉 悦子・丸山 雅夫・安村 勉・清水 一成・臼木 豊 編

　　生命の終末期に関する資料集

第1部 安楽死（判例　安楽死論の系譜　オランダの安楽死問題　自殺幇助処罰と安楽死・尊厳死）／第2部 尊厳死と末期医療（植物状態と末期医療　アメリカの尊厳死立法と尊厳死判例　医療の打ち切り―イギリスの場合　死を選ぶ権利、自殺関与、臨死介助―ドイツの尊厳死問題）

◆臓器移植法改正の論点◆

町野 朔・長井 圓・山本輝之　編

　　臓器移植法改正案検討の必読文献

信山社

町野朔先生古稀記念
◆**刑事法・医事法の新たな展開**
岩瀬徹・中森喜彦・西田典之 編集代表

◆**人の法と医の倫理** 唄孝一先生賀寿
湯沢雍彦・宇都木伸 編

◆**死ひとつ** 唄孝一 著

第1編 母亡ぶ
 発病から死亡までの3日間の記録
 診断及び看護における問題点をふりかえる
 主治医との話しあいを求めて
 解剖結果を求めて
第2編 自我と母と家と世間
 「孝行息子」の親不孝
 三つの映画―扶養問題を解決するのは法ではない
第3編 医療の前後
 医療における法と倫理
 医療をいかに裁くか―法律の立場と医療の進歩

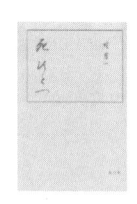

◆**環境刑法の総合的研究** 町野 朔 編
環境というとらえ所のない概念を刑法上の保護法益とし、個別の環境財についての議論・検討から、刑罰法規を含む法システムを構築。

信山社

町野　朔・山本輝之・辰井聡子 編

移植医療のこれから

2009年臓器移植法改正を踏まえた今後の展望

【目次】
◆第1部◆　臓器移植法の改正
1　改正臓器移植法と今後の課題〔町野　朔〕
2　改正脳死〔井田　良〕
3　日本における臓器移植の現況
　　―死体・生体臓器移植，法とガイドライン
　　〔高橋公太〕
4　脳死判定基準　成人から小児まで
　　〔武下　浩・又吉康俊〕

◆第2部◆　臓器移植法の基本問題
Ⅰ　生体臓器移植と死体臓器移植
5　生体移植と死体移植　臓器売買事件から見た
　　「常識的見解」への疑問〔奥田純一郎〕
6　売腎移植と病腎移植〔高橋公太〕
7　病腎移植と倫理〔相川　厚〕
8　臓器移植と倫理委員会〔塚田敬義〕
Ⅱ　脳死, 小児臓器移植
9　脳死論再考〔辰井聡子〕
10　自己決定と小児臓器移植〔中山茂樹〕
11　小児臓器移植と児童虐待防止法〔石井トク〕
Ⅲ　臓器移植・組織移植・再生医療

12　ヒト組織の移植〔磯部　哲〕
13　臓器移植・組織移植から再生医療へ
　　―臓器・組織・細胞のprocurement
　　の観点から　〔松山晃文〕
14　再生医療と薬事法〔松山晃文〕
15　再生医療の保険診療化 path〔松山晃文〕

◆第3部◆　国際的に見た日本の臓器移植
Ⅰ　世界の動向
16　イスタンブール宣言と世界の動向〔小林英司〕
Ⅱ　ヨーロッパ
17　EUにおける臓器移植関連政策の概況
　　〔神馬幸一〕
18　ドイツの改正臓器移植法〔日木　豊〕
19　スイスにおける臓器移植関連立法〔神馬幸一〕
20　フランスの臓器移植〔近藤和哉〕
Ⅲ　英　米
21　アメリカ合衆国における移植の現状
　　〔佐藤雄一郎〕
22　イギリスにおける移植の現状〔佐藤雄一郎〕
Ⅳ　アジア
23　韓国の臓器移植法の最近の動向について
　　―臓器移植法の改正案を中心として〔趙　晨容〕
24　台湾における臓器移植の光と陰〔李　茂生〕

信山社

町野　朔・水野紀子・辰井聡子・米村滋人　編

生殖医療と法

生命倫理・医療と法を考える素材を提供する重要資料

◆目　次◆
第Ⅰ章　政府の報告書等
　解　題（辰井聡子）
　1　厚生省／厚生労働省
　2　法務省［平成15年7月15日、法制審議会生殖補助医療関連親子法制部会第18回会議］
第Ⅱ章　弁護士会の意見書
　解　題（辰井聡子）
　1　生殖医療技術の利用に対する法的規制に関する提言［平成12年3月、日本弁護士連合会］
　2　「厚生科学審議会先端医療技術評価部会生殖補助医療技術に関する専門委員会報告書」に対する意見書［平成13年3月9日、日本弁護士連合会］
　3　「生殖医療技術の利用に対する法的規制に関する提言」についての補充提言
　　　―死後懐胎と代理懐胎（代理母・借り腹）について―
第Ⅲ章　医学会の指針等
　解　題（町野　朔）
　1　日本医師会「生殖医療」『医師の職業倫理指針［改訂版］』
　2　日本産科婦人科学会告
　3　日本生殖医学会
　4　日本生殖補助医療標準化機関（JISART）
第Ⅳ章　日本学術会議の報告書等
　解　題（辰井聡子）
　1　代理懐胎を中心とする生殖補助医療の課題―社会的合意に向けて〈対外報告〉
　2　日本学術会議からの法務大臣、厚生労働大臣への回答
第Ⅴ章　親子関係をめぐる裁判例
　解　題（水野紀子）
　1　法律上の親子関係と血縁上の親子関係
　2　AID児
　3　凍結精子による死後懐胎
　4　ドナーの卵子を用いた借り腹型代理懐胎
　5　借り腹型代理懐胎
第Ⅵ章　着床前診断、ロングフル・バースに関する裁判例
　解　題（米村滋人）
　1　着床前診断の学会規制
　2　ロングフル・バース訴訟

不帰の途 ― 脳死をめぐって　　竹内一夫　著

日本の脳死判定基準を作成した著者が、「脳死」概念の議論背景から、医学の発展、判定基準に対する社会の反応までをまとめるとともに、近代医学の両価性と「脳死」の心を説く。医学、生命倫理、法律等に広く関わる「脳死」の歴史と著者の思想をみる。

―信山社―